美容と健康の鍼灸

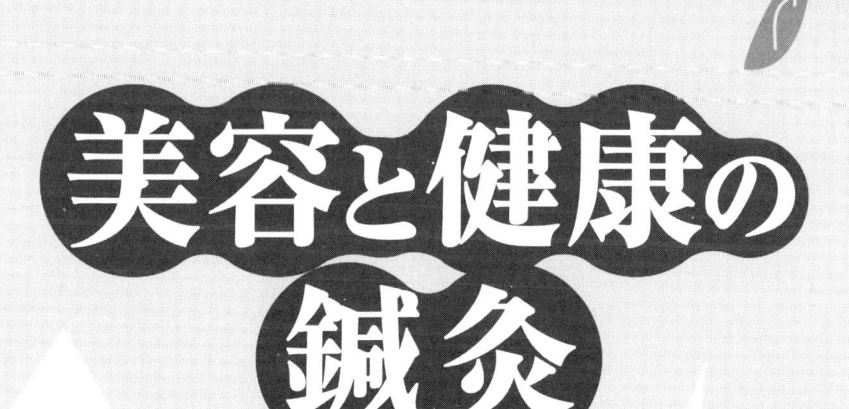

張 仁 編著
淺野 周 訳

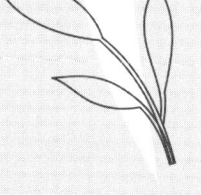

三和書籍

美容と健康の鍼灸
目次

1篇　入門篇

1章　時代とともに歩む鍼灸の健康維持と予防

　　1. 古代の状況 …………………………………………………… 3
　　2. 現代 …………………………………………………………… 7

2章　鍼灸の健康維持や予防に対する作用の特徴

　　1. 鍼灸の健康維持や予防作用 ………………………………… 11
　　2. 鍼灸の健康維持や予防の特徴 ……………………………… 12
　　3. 健康維持と予防の鍼灸法の特徴 …………………………… 16

3章　健康維持や予防に常用される穴位

　　1. 常用体穴
　　（1）百会 ………………………………………………………… 23
　　（2）印堂 ………………………………………………………… 24
　　（3）素髎 ………………………………………………………… 24
　　（4）風池 ………………………………………………………… 25
　　（5）太陽 ………………………………………………………… 26

- (6) 中脘 …… 26
- (7) 神闕（臍中）…… 27
- (8) 気海 …… 28
- (9) 関元 …… 28
- (10) 中極 …… 29
- (11) 天枢 …… 29
- (12) 大椎 …… 29
- (13) 身柱 …… 30
- (14) 命門 …… 30
- (15) 風門 …… 31
- (16) 肺兪 …… 31
- (17) 心兪 …… 32
- (18) 膈兪 …… 32
- (19) 胰兪（膵兪）…… 32
- (20) 肝兪 …… 33
- (21) 胆兪 …… 33
- (22) 脾兪 …… 33
- (23) 腎兪 …… 34
- (24) 膏肓 …… 34
- (25) 次髎 …… 35
- (26) 章門 …… 35
- (27) 期門 …… 36
- (28) 曲池 …… 36
- (29) 孔最 …… 37
- (30) 内関 …… 37
- (31) 合谷 …… 38
- (32) 魚際 …… 38
- (33) 少商 …… 38

- (34) 血海 ……………………………………………………… 39
- (35) 足三里 …………………………………………………… 40
- (36) 陽陵泉 …………………………………………………… 40
- (37) 委中 ……………………………………………………… 41
- (38) 行間 ……………………………………………………… 41
- (39) 至陰 ……………………………………………………… 42
- (40) 三陰交 …………………………………………………… 42
- (41) 湧泉 ……………………………………………………… 43
- (42) 正光 ……………………………………………………… 43
- (43) 四縫 ……………………………………………………… 44
- (44) 命関 ……………………………………………………… 44

2. 常用耳穴

- (1) 口 ………………………………………………………… 45
- (2) 心 ………………………………………………………… 45
- (3) 肺 ………………………………………………………… 45
- (4) 内分泌（現在名は「屏間」）………………………… 47
- (5) 胃 ………………………………………………………… 47
- (6) 十二指腸 ………………………………………………… 47
- (7) 肝 ………………………………………………………… 48
- (8) 脾 ………………………………………………………… 48
- (9) 皮質下 …………………………………………………… 48
- (10) 腎 ………………………………………………………… 49
- (11) 大腸 ……………………………………………………… 49
- (12) 平喘（現在名は「対屏尖」）………………………… 49
- (13) 外鼻（「飢点」とも呼ぶ）…………………………… 50
- (14) 腎上腺（現在名は「下屏尖」）……………………… 50
- (15) 神門 ……………………………………………………… 51

(16) 交感 ……………………………………………… 51
(17) 子宮（現在名は「角窩」）……………………… 51
(18) 風溪（旧名は「過敏点」）……………………… 52
(19) 昇圧点（現在名は「切迹下」）………………… 52
(20) 目$_1$ ……………………………………………… 52
(21) 目$_2$ ……………………………………………… 53
(22) 縁中（旧名は「脳点」）………………………… 53
(23) 眼 ………………………………………………… 53
(24) 扁桃体 …………………………………………… 54
(25) 耳尖 ……………………………………………… 54
(26) 降圧溝 …………………………………………… 54

2篇　健康篇

1章　依存症の矯正

1. 禁煙 ……………………………………………… 57
2. 禁酒 ……………………………………………… 65
3. 麻薬中毒 ………………………………………… 72

2章　美容

1. 円形脱毛症 ……………………………………… 83
2. 白髪 ……………………………………………… 88
3. 眼球突出 ………………………………………… 91
4. 眼型重症筋無力症 ……………………………… 94
5. 斜視 ……………………………………………… 97

6. 酒皶鼻 102
7. 顔面神経麻痺 106
8. 顔面痙攣（チック）.. 114
9. 痤瘡（ニキビ）... 118
10. ソバカス（雀卵斑）... 127
11. 肝斑 132
12. 女子顔面黒皮症（黧黒斑）.................................... 142
13. 老人斑 144
14. イボ 147
15. 顔のシワ 154
16. 痙性斜頸 157
17. 尋常性白斑（白なまず）...................................... 160
18. 乾癬 166
19. 神経皮膚炎（アトピー性皮膚炎乾燥型）..................... 172
20. エリテマトーデス 178
21. 強皮症（進行性全身性硬化症）............................... 180
22. 湿疹（アトピー性皮膚炎湿疹型）............................. 184
23. ヘルペス（蛇丹）... 190
24. ジンマシン 205
25. 下肢の静脈瘤 208
26. うおのめ（鶏眼）... 211

3章　健康

1. ダイエット 215
2. 高血圧の降圧 230
3. 高脂血症 237
4. 血糖降下 241

5. 脂肪肝の改善 ……………………………………………… 247

6. 不健康の調整 ……………………………………………… 251

7. 疲労解消 …………………………………………………… 254

8. 憂鬱の解消 ………………………………………………… 263

9. 安眠 ………………………………………………………… 267

10. 陰萎（インポテンツ）…………………………………… 272

11. 老化防止 …………………………………………………… 277

12. 小児の知能増進 …………………………………………… 282

13. 小児の拒食症 ……………………………………………… 287

3篇　予防篇──病気を防ぐ

1章　内科疾患の予防

1. インフルエンザ …………………………………………… 293

2. サーズ（伝染性非典型肺炎）…………………………… 297

3. 一般の風邪 ………………………………………………… 300

4. 流行性脳脊髄膜炎 ………………………………………… 303

5. 細菌性赤痢 ………………………………………………… 304

6. マラリア …………………………………………………… 307

7. エイズ ……………………………………………………… 309

8. 脳梗塞 ……………………………………………………… 312

9. ショック …………………………………………………… 316

10. 冠動脈硬化症 ……………………………………………… 320

11. 気管支喘息 ………………………………………………… 322

12. 気管支炎の発作 …………………………………………… 326

13. 胆石症 ……………………………………………………… 331

14. 老人性認知症 ･･････････････････････････････ 334
　15. 癲癇 ･･ 337
　16. 薬物毒性反応 ･･････････････････････････････ 340
　17. あがり症 ･･････････････････････････････････ 343

2章　外科疾患の予防

　1. 輸液輸血反応 ･･･････････････････････････････ 349
　2. 外科感染 ･･･････････････････････････････････ 352
　3. 手術後の腹部膨隆 ･･････････････････････････ 354
　4. しもやけ（凍瘡） ･･････････････････････････ 355

3章　産婦人科疾患の予防

　1. 人工妊娠中絶の総合反応 ････････････････････ 361
　2. 習慣性流産 ･････････････････････････････････ 365
　3. 逆児（胎位異常） ･･････････････････････････ 367
　4. 分娩陣痛 ･･･････････････････････････････････ 373
　5. 分娩後出血 ･････････････････････････････････ 376
　6. 生理痛（月経困難症） ･･････････････････････ 377

4章　小児科疾患の予防

　1. 急性灰白髄炎 ･･･････････････････････････････ 383
　2. 流行性耳下腺炎（おたふく風邪） ･･････････ 384
　3. 麻疹（はしか） ････････････････････････････ 386

5章　目や鼻，喉の疾患の予防

1. 急性結膜炎 ………………………………………… 391
2. 青少年の近視 ……………………………………… 392
3. 老人性白内障 ……………………………………… 395
4. アレルギー性鼻炎（花粉症）…………………… 398
5. 急性扁桃炎 ………………………………………… 403

訳者あとがき ……………………………………………… 407

1篇 入門篇

入門篇は，本文の内容，鍼灸の保健と予防の簡単な発達史，鍼灸の保健予防の特徴，保健予防の鍼灸法の特徴ならびに保健予防で常用される体穴と耳穴などを含む，鍼灸を使った保健と予防の一般的知識を読者に紹介し，だいたいの概況を知ってもらうためのものである．

1章　時代とともに歩む鍼灸の健康維持と予防

　予防と健康維持は，中医学の重要な内容の1つであり，中国では2000年以上の歴史がある．特に20世紀の中頃から，中国では鍼灸を使った予防治療が始まった．この30年で，鍼灸を健康維持に応用することは世界的に流行している．そうした分野における流れを紹介する．

1．古代の状況

(1) 古代の文献

　古代の予防文献は『黄帝内経』（略称『内経』）である．そこには鍼灸による予防だけでなく，良医は発病を防いだり，初期のうちに刺鍼して，病気の治療より予防を重視し，また鍼灸には滋養強壮の作用があることを強調している．そのなかで具体的な予防方法として，五臓の急性熱病，マラリアなどで発作の起きる前に刺鍼することを記載している．そのため『内経』は健康維持をおこなう鍼灸の理論的基盤となっている．

　後漢時代の張仲景も『内経』の予防治療思想を受け継いでいる．彼は薬物治療を主にしてはいるが，鍼灸による予防も記載している．『金匱要略』は「人が養生していれば，邪風は経絡に入れない．経絡へ入ったら，臓腑へ流れないうちに治療する．手足が重ければ，導引，吐納，鍼灸，膏摩を使って九竅を閉塞させない」と，日頃は健康に注意し，発病したら早期に治療することを強調している．

(2) 晋唐時代は灸が重んじられた

　晋唐時代は鍼灸の予防が大きく発展した．とりわけ灸による予防は，後世に深く影響する．灸で各種の疾患を予防することにポイントがある

が，その内容は次のようなものである．

①予防治療

現代の空気消毒により伝染病を予防するような方法である．例えば晋代の『肘後備急方』は「患者のベッドの四隅に施灸する」ことで瘴癘の病を予防している．また唐代の孫思邈は「呉蜀の地へ派遣される役人は，身体の2～3カ所へ常に施灸し，灸瘡が乾かないようにすれば，瘴癘や温瘧の毒気が人に着かない」と記載している（『千金要方・巻二十九』）．予防では，当時の医家は因地制宜（風土による違い）にも注意し，隋代の『諸病源候論・巻四十五』は「河洛間の土地は寒く，子供がひきつけの病になりやすい．そこで俗に，子供が生まれて3日目に逆灸して予防する．……江東の地は暖かく，この病気はない．しかし古方として逆鍼灸の法が伝来している．今の人は南北の違いが分からず一律に逆灸し，小児を害することが多い」と指摘している．「逆灸」や「逆鍼灸」は，予防的な鍼灸の意味であり，やはり晋代に現れた．

②早期治療

初期のうちに積極的に治療することも予防の内容となる．当時の医家は日頃の予防だけでなく，発病初期や徴候の現れる前，鍼灸で病気の勢いを断ち，初期のうちに叩いておくこともした．例えば「癰疽の初期は小さく，人は気にも留めないが，実は大変な病気で，すぐに治療しなければ命に関わる」とある（『千金要方・巻二十三』）．早期治療は，効果がはっきりしているだけでなく，予後もよい．『千金要方・巻七』には風毒症を例にして「人を病にさせたくなければ，初期に20～30壮すえる．そうすれば治って再発しない」とある．ここでは予防に灸を重視してはいるが，刺鍼にも触れており，鍼灸を併用したりしている．中風（脳卒中）を例にすると，『千金要方』に「風ならば耳を防げばよい．耳前の動脈と風府へ刺鍼すれば，神のような効果がある」とあり，また「さまざまな急病は，風が多い．初期には軽微で，人が気付かないうちに，すぐに続命湯を与え，穴位に施灸する」と，薬灸併用の治療が記載され

ている．健康維持の鍼灸について，晋唐時代は養生に関する文献が多いものの，鍼灸分野の内容が少ない．『旧唐書』には，柳公が80歳を越えているのに軽やかに歩いたが，彼の養生術は気海穴への温灸だったと記されている．『千金要方』は膏肓穴に不老長寿の効果があり，「この灸をすれば，人の陽気が盛んになる」としている．『外台秘要・巻三十九』は，足三里が老眼を予防すると紹介し，「30歳以上になり，足三里へ施灸せねば，人気が上がって眼が暗くなる」と書き，老化防止の効果を示している．

（3）宋代から鍼灸の健康維持は重視された

宋代からは，鍼灸による予防や健康維持が進歩した．

①灸が主要な健康維持法となった

灸には温陽散寒や助元固本の作用があり，モグサは安価なうえ，灸法は簡単だから自分でできるメリットがあるため，灸は民間に広まって不老長寿の手軽な方法となった．明代の李梴は『医学入門』で「1年の四季に，それぞれ1回施灸すれば，元気が堅固になり，万病にかからない」と「不老長寿」を語っている．鍼灸の健康維持効果を証明するため，自ら試した医家もある．宋代の王執中は『鍼灸資生経』に「私は以前に病気ばかりしており，いつも息切れを恐れていた．医者に気海の灸を教わった．呼吸がスムーズでなければ，自分で毎年1～2回施灸する」と書いている．また竇材は50歳以降に「常に関元へ灸500壮」をすえ，「そして老年で健康になった」と『扁鵲心書・巻上』に記載している．健康維持の灸には，普通の灸（直接灸や隔物灸）や熏灸（現代の棒灸のようなもの）などさまざまな灸法がある．さらに鼠糞灸もあって，『鍼灸資生経・巻三』に「言い伝えによると，年齢は老人なのに顔は子供のような人がいた．毎年，臍中に鼠糞灸を1壮すえるからだ」とある．健康維持灸の壮数は，当時では年齢と関係があると考えられており，「人が30歳ならば3年に1回，臍下へ300壮施灸する．50歳なら2年に

1回，臍下へ300壮施灸する．60歳なら1年に1回，臍下へ300壮施灸する」と『扁鵲心書・巻上』に記載されている．健康維持灸では，神闕，気海，関元，足三里，膏肓などが常用されている．

②鍼灸の予防が完全になる

　中風予防を例にすると，脳卒中に対する病因病機の知識が深まり，予防法も進歩した．宋代の王執中は，絶骨や足三里などの灸を「春秋になったら常に施灸して気を漏らす．日頃から脳卒中タイプの人は，これで心配がない」と『鍼灸資生経・巻四』に書いている．元代の『衛生宝鑑』は脳卒中に対し，中臓と中腑の証候に分け，「手足の麻痺や痛みが長いこと治らなければ，それは腑にあたった証候……病が左にあれば右へ施灸し，右なら左へ施灸する．心中が乱れて意識が悪く，手足が麻痺していれば臓にあたった証候である．病因が風であろうが気であろうが，中風七穴（百会，大椎，風池，肩井など）に施灸する」と記載している．明代の楊継洲は『鍼灸大成・治症総要』で，灸と漢方薬の併用を主張し，「中風を発病する1カ月か3～4カ月前，しょっちゅう足脛の上が重だるくて痺れ，長い時間たたないと治らなければ，それは中風の証候である．すぐに足三里と絶骨の4カ所に3壮ずつ施灸し，生ネギ，ハッカ，桃柳葉を煎じた湯で洗う」という．次に予防灸する時期について「春夏の端境期，夏秋の端境期に施灸するとよい」，「常に両足の灸瘡があれば妙である」としている．最後に飲食や生活起居などにも注意すると，さらに予防になるとし，そうでないと「この方法を信じずに，飲食に注意せず，色や酒に溺れると，急に脳卒中になる」と述べている．絶骨や足三里の灸による脳卒中予防の効果は，現代の検証により証明されている．

　この時代には，鍼灸による健康維持と予防の概念が，ますます医家に受け入れられるようになった．明代の著名な鍼灸家である高武は，「病気でないのに鍼灸することを逆と呼ぶ．まだ来る前に迎え撃つ準備をする」（『鍼灸聚英・巻三』）とまとめている．

2．現代

鍼灸の健康維持と予防は，現代において急速に発展した．20世紀の1920〜30年代，日本では灸を国民的な健康維持法として推奨していた．1937年の元旦，日本では国民による足三里の灸運動が湧き興り，国民の身体を丈夫にした．それを彼らは養生灸と呼び，1年の一大イベントとしておこなった．また「足三里に施灸しない者と旅をするな」という諺もある．中国で予防や健康維持の鍼灸が始まったのは，20世紀の1950〜60年代になってからである．最初は鍼灸による疾病予防が主であり，しかも各種の急性伝染病予防が中心だった．最近の30年で，健康維持に対する鍼灸はますます重視されるとともに，心臓や脳血管疾患など慢性で非伝染性の疾患へと予防に重点が移った．また1970年代からは欧米など，西洋諸国で鍼灸が盛んになり，鍼灸の健康維持は世界的に発展している．

(1) 鍼灸で予防できる疾患は，ますます増えた

大ざっぱな統計だが，この50年間に公開された文献からすると，鍼灸で予防できる疾患は内科，外科，婦人科，小児科，耳鼻咽喉科，眼科などの臨床各科にわたる．それにはインフルエンザ，流行性脳炎，細菌性下痢，急性灰白髄炎，マラリアなど多くの急性伝染病だけでなく，脳血管疾患，冠動脈心臓疾患，ショック，破傷風などの危険な疾患の発生を防止したり軽減でき，外科の感染，輸液輸血反応，産後の出血など急性徴候に対しても予防作用がある．近年では癌の化学療法によって発生する毒性反応にも使われる．あがり症は，最近になって応用されるようになった分野で，特に試験場でのあがり症には明らかな効果がある．最近はサーズ（SARS）など新型肺炎が突然発生したが，鍼灸は重要な予防措置となる．

(2) 鍼灸の健康維持分野が常に広がっている

　現代の科学技術が急速に発達し，物質と精神の生活水準が急激に向上するなかで，健康と長寿に対する人々の需要はますます高まっている．安価なうえ簡単で，いかなる副作用もない鍼灸療法は，極めて高い関心を寄せられている．古代の健康灸を基に，現代では健康維持であれ刺灸法であれ，大きく進歩している．灸法についていえば，ある種の老人病を予防するだけでなく，老化を遅らせるためにも使われている．近年は経穴灸療儀を健康維持穴位へ照射して，老人の免疫機能を高めている．また日本では健康維持の灸を非常に重視し，臨床面でもいくらか発展させ，17歳では風門へ施灸してインフルエンザと肺結核を予防し，24～25歳では三陰交へ施灸して生殖系の健康と発育を促し，30～40歳では足三里へ施灸して老化と病気を予防する．老人になると曲池へも施灸して，歯を丈夫にして目をはっきりさせ，血圧を正常に保っている．人々を健康な心身状態にし，生命の質を高めるため，鍼灸による禁煙，ダイエット，美容，疲労解消などの健康維持が，近年になって誕生した．麻薬中毒は，日ごとに世界的な問題となり，鍼灸による治療は大きな関心を集めている．こうした内容は古代の文献には記載がなく，ほとんどが中国以外の国で始まったものである．20世紀の1970年代中期から体鍼，耳鍼，レーザー鍼，火鍼，穴位注射を含めた方法が生まれ，さらに多くの有効な穴位が発見された．鍼灸を使った健康維持の範囲は，現在も拡大しつつある．

(3) 効果の再現性を重視する

　現代鍼灸の予防と健康維持において，もう1つの進歩といえることは，治療効果を多量のサンプルを使って比較観察していることであり，それによって効果が信頼性のあるものとなっている．一般に3種類の方法がある．その1つが対照群を設けて比較することである．こうした方法は20世紀の1950～60年代に始まった．当時インフルエンザを鍼灸

で予防していたが，さまざまな薬物を使った予防群とも比較し，鍼灸が現代薬の予防効果より優れていることが統計的に証明された．次に，長期に蓄積された膨大な症例が，効果が確実なものであることを証明した．鍼により炎症を予防した症例観察は7000例以上あるが，それは予防者の身体反応機能を改善しただけでなく，病気を防ぐ作用も発揮した．また流行性脳炎では一度に6000例以上，延べ2万人以上の鍼灸による予防状況を観察している．3つ目に厳格な科学的デザインによって観察していることである．例えば禁煙の鍼灸では，ブラインドテストを使って治療し，鍼灸で禁煙できることを明らかにした．禁煙は心理的作用もあるが，さらに重要なことは鍼灸の調節作用が効果を現していることである．

(4) 予防メカニズムを探求する努力

　この分野は2つある．1つは信頼性の高い基準を設けることである．例えば脳卒中の鍼灸予防では，さまざまな指標があるが，鍼灸には血液凝固を防止し，血液粘度を改善させ，人体の血管をある程度拡張する作用を持つ．もう1つは動物実験である．どのようにして鍼灸はショックを防いでいるのか？　多量の動物実験により，刺鍼群では対照群と比較して次の結果を得た。出血後の血圧低下が小さい．また出血を止めたあとで血圧が上昇するのも早い．出血ショック動物に輸血したあとの生存率も高い．こうしたことから鍼灸には，確実にショックを防ぐ作用があると分かる．研究を進めることによって，鍼灸でショックを防ぐ効果は，主に神経系によって発生していることが証明された．

　まとめると鍼灸による予防や健康維持は，昔から医家が努力してきたことで，それは鍼灸学の重要な構成部分になっており，現代の予防医学の発展に影響を与えている．もちろん全体からすれば，いろいろな面で不足しているが，鍼灸の作用メカニズムは主に人体全体の機能を調整することにあり，それが人々を脅かす難病を予防するうえで大いに活躍す

る．すでに鍼灸は，ある種の癌患者の免疫機能を向上させることが明らかになっており，鍼灸でエイズを防ぐことにも関心が持たれている．また世界の老人人口が増加するに伴い，鍼灸による健康維持もますますその優越性を顕わにしている．最近，国外では鍼灸を使って宇宙酔いを予防しているとの報道もある．こうした事実は，鍼灸の予防や健康維持分野における発展にとって輝かしい未来を示している．

2章　鍼灸の健康維持や予防に対する作用の特徴

　鍼灸による健康維持や予防は，有効で安全な非薬物療法というばかりでなく，数千年にも及ぶ豊富な臨床経験を積んでおり，古代だけでなく，現代でも応用できる．常に発展し続ける前途有望な健康維持，予防法であることに間違いない．

1．鍼灸の健康維持や予防作用

　鍼灸の健康維持や予防の作用は，次のような面に現れている．
①鍼灸は各級の健康維持や予防に適合する
　現代の予防医学は，一般に3級に分かれている．1級予防は「病因学予防」とも呼ばれ，発病する前に，健康の増進と特殊な防護措置によって，発病させないものである．2級予防は「発病学予防」とも呼ばれ，発病初期でただちに診断して措置を講ずることにより，病気の進行と悪化を抑え，再発や慢性化を防ぐ．3級予防は「後遺症予防」とも呼ばれ，発病したあと健康を取り戻す措置を講じ，発病しても後遺症を残さず，障害が残らないようにする．鍼灸療法は，こうした3種の予防に対し，優れた効果がある．本書では1級と2級の予防について主に紹介する．鍼灸は，急性伝染病を予防でき，また難病で重症な疾患にも応用できる．さらに小児や老人にも適用できる．1つの方法で，これほど広く健康維持や予防に適用できる治療法は，他にない．
②鍼灸は現代の予防に適している
　この100年間に，予防医学は2回の革命があった．最初の革命は19

世紀の後半から20世紀の前半にかけてであり，急性や慢性の伝染病を主な対象としていた．20世紀の後半から2度目の革命があったが，その主な対象は心臓や脳血管の疾患，腫瘍，不慮の死亡などで，それが人類を脅かす病気と要因である．現在では，すべての疾病は総合による病であり，それは身体の内外環境刺激の下で，身体内部と環境バランスが破壊された結果だと考えられている．そして腫瘍や心臓，脳血管疾患，免疫性疾患などは，こうした特徴がはっきりしている．鍼灸の根本的作用は陰陽バランスであり，全身機能を調整することにある．だから鍼灸は，第1次革命の対象である予防だけでなく，第2次革命の対象も予防する．また，現代人の生命の質を高め，不老長寿の願望も満たす．

③鍼灸の予防は，安全，安価，簡便

　20世紀の60年代初期の統計だが，アメリカの入院患者のうち1/3は「医源」か「薬源」性の疾患だった．これは現代医学と生命医学の進歩に伴う副作用であるが，現在でも増えることがあっても減ることはない．それは臨床治療だけでなく，予防医学の直面している問題である．鍼灸という伝統的手段は，正確に操作しさえすれば，ほとんど副作用がない．器具も簡単で，価格も安く，方法も簡単なので，医師の予防手段となるばかりでなく，一般の人々も自分で健康維持に使うことができる．鍼灸は短時間のうちに広範囲の地域で迅速に予防でき，また10年や数十年の永きにわたって健康維持ができる．そのため他の方法に比較し，より現代の求めに適っている．

2．鍼灸の健康維持や予防の特徴

(1) 鍼灸の身体に対する調節作用

　鍼灸は身体自体の機能を調整して，健康維持や予防の目的を達する．中国医学は，人体を1つの有機的整体とし，経絡が人体の気血を運行す

る通路であり，それをスムーズに通れるようにすることが，人体の正常な生理活動の基本となると考えている．鍼灸は経絡を流通させ，気血を調和させ，身体の抵抗力を強くし，それによって疾病を予防したり身体を健康に保ったりする．

①身体の免疫機能を調整する

現代医学は，発病や進行，治癒が，人体の抵抗力と関係があると考えているが，それが免疫機能である．鍼灸は，正常な人体と動物に対して免疫力を高めるが，それがさまざまな原因で発生した免疫異常をある程度回復させる．体液性免疫物質に対する影響を例に挙げれば，鍼灸は正常血液中に存在する，ある種の殺菌物質の殺菌能力を高め，血清のコエンザイムやリソチームの含有量を増やし，血清 α，β，γ グロブリン量を上昇させ，オプソニン，インターフェロンなど非特異性免疫物質を増加させることが分かっている．とりわけ鍼灸は，長期に低下した抗体を復元して効力を高めるが，こうした現象は鍼灸による予防，とりわけ伝染病の予防に科学的根拠となる．近年になると免疫学の立場から老化予防の鍼灸メカニズムが研究され，鍼灸が細胞免疫と体液免疫を調節することが発見されたが，それは主に身体全体の免疫機能を高めることから発生しており，それで老化による免疫機能低下を全体的に改善する．

②心臓血管と神経系の機能を改善する

鍼灸が心臓や脳血管の疾患を予防するのは，鍼灸に心臓血管や神経系の機能を調整する機能があることと関係がある．多くの研究により，鍼灸は血中脂質を低下させて血圧を調整し，血液成分と血液粘度を改善し，血管を拡張することが証明された．世界中の科学者も，鍼は血管矯正因子の1つであり，血管の危険因子の累積による失調を矯正できるが，薬物のように1つ1つ処理するのではなく，失調している身体全体に作用することを認めている．鍼灸を一種独特な情報刺激と見なし，人体解放システム内のエネルギーと物質を変化させ，血管の危険因子を排除して，心臓や脳血管の疾患を予防する．長年にわたるショック防止の研究

でも，鍼灸は一種の非特異的な求心性刺激として，神経系やいくつかの内分泌活動を調整することにより予防効果を発生させることが分かっている．

③体液物質と微量元素の含有量を調整する

この分野の研究は多くない．国外における鍼灸の禁煙では，関係穴位の刺激により人体組織自体にニコチンに似た物質が分泌されることを発見した．近年では，老人の頭髪中の血清銅含有量がはっきり中年や若者より高く，血清亜鉛含有量は加齢とともに低下することが発見された．そして足三里に施灸すると，老人の血清亜鉛含有量がはっきりと増え，銅含有量が著しく低下する．これは灸に微量元素を調整する作用があり，それが不老長寿をもたらしていることを示している．

(2) 鍼灸の調節作用の特徴

①人体が異なった機能状態にあれば，鍼灸も異なる影響を生み出す

鍼灸で正常人の体の疲労を消すとき，血漿グロブリンが低下して，アルブミンが上昇する．感染や伝染の脅威に晒されている健康人では，刺鍼すると末梢循環している白血球数が一時的に増加し，核が左方推移して，食作用が増加し，特異性と非特異性免疫物質の濃度が増し，感染に対する抵抗力が増強する．また鍼を受ける者の精神状態，神経系の型，栄養状態，体質の強さが違えば，鍼灸の予防効果にも影響する．同様に血圧が過度に低下した場合，鍼灸で昇圧してショックを防止でき，また血圧が高くなりすぎた場合も下げて高血圧を防止できる．

②異なる穴位に鍼灸すれば，作用も変わる

疾病の治療では，穴位の作用に相対的特異性があるが，健康維持と予防では，それがさらにはっきりしている．足三里は有名な健康維持，病気予防の穴位だが，それらは長期の臨床によって選び抜かれてきたもので，その効果を他の穴位で代えることはできない．たとえ同じように健康維持，病気予防の穴位だったとしても，その作用は異なっている．例

えば抗体産生に対する影響では，動物実験によれば「大椎穴」に施灸したほうが「百会穴」より効果がある．そのほかウサギの足三里に刺鍼すると血液中の抗体効力を延長できるが，それは対照群より 2～4 倍も増加している．だが大杼穴へ刺鍼しても抗体効力には影響がない．

③ **手法が異なれば，影響も変わる**

　各種の補瀉手法が生体に作用するとき，それぞれ法則性のある効果が発生するが，それが鍼灸の健康維持や予防作用にも顕著な影響を及ぼす．健康人に補法すれば，大多数は脈拍伝達速度が遅くなるが，それは血管の緊張度が低下したことを示している．そして補法から瀉法へ変えると，大多数は脈拍伝達速度が速くなる．動物でもウサギの大椎穴へ刺鍼して，呼吸補瀉と軽刺激をすれば細網内皮細胞の食作用が強まり，瀉法と強刺激では食作用が抑制される．そのため選穴ばかりでなく，正確に手法を把握することも重要となる．

④ **刺灸法の違いにより，作用も異なる**

　刺鍼と施灸には，どちらも健康維持や予防作用があるが，その運用面では違いがある．一般的に刺鍼は予防に使われ，祛邪が重点である．また禁煙，麻薬治療，美容などにも鍼が多用される．灸は健康維持に使われることが多く，補虚が重点である．だから不老長寿や不健康の解消などに灸が常用される．耳鍼は他の刺灸法と併用されるだけでなく，単独でも使用され，禁煙やダイエットなどに特殊な効果がある．

　以上をまとめると，鍼灸療法は予防や健康維持において重要な意義がある．現代予防医学の内容は非常に広範囲で，生理，心理，社会など多方面に及び，国外の学者は現在でも予防医学と臨床医学，リハビリテーション医学，老人医学，家庭医学，バイオテクノロジーなど各医学関係学科との連絡を強め，健康維持や予防が治療において貫かれるように努力している．そのなかで鍼灸という古くて新しい学科が，現代予防医学に対して，ますます大きく貢献することが予見できる．

3．健康維持と予防の鍼灸法の特徴

　健康維持と予防の鍼灸は，鍼灸治療と方法が変わらないが，特殊な部分もある．それを簡単に紹介する．

(1) 健康維持と予防する時期
　時期を把握することは，予防効果に直接関係するので，かなり重要である．それには次の4つがある．
①日常の健康維持
　健康人が日頃から鍼灸を使って予防したり身体を丈夫にし，不老長寿になること．これについて古人は早くから知っていた．例えば宋代の医者である竇材は「無病のとき，常に関元，気海，命関，中脘に施灸する」と書き，それは陽を強くして腎元を助け，老衰を遅らせ，身体を強くして健康にすると述べている．現代における無病時の健康維持鍼灸は，さらに深まって，健康状態で体質を向上させる日本の保健灸のようなもの，また不健康な状態を保健鍼灸によって調整して正常状態にする，さらに早期から老化を防ぐことの3つがある．そこで中高年が鍼灸を使って予防し，長寿となることを提唱している．
②病気の予防
　健康人に病原菌が伝染したり，感染の危険があるとき，ただちに鍼灸で予防する．これは伝染環境に対するもので，例えばインフルエンザの流行っている地区においての予防である．もう1つは伝染源や感染源に対するもので，鍼灸で顕在化していない病気を消したり，病気を根絶することである．例えば狂犬に咬まれたら「犬の咬んだ部位に灸を3壮すえれば，狂犬病にならない」と『素問・骨空論』に書かれており，それが古人の主張する狂犬病治療であった．また，ある種の薬物，例えば抗癌剤や輸液輸血の副作用や毒性反応に対しても，事前に鍼灸で予防する．
③早期予防

病気の初期には必ず前兆が現れるので，そのとき鍼灸を使って予防する．例えば『千金翼方』は「急に腰が腫れたり，附骨腫，癰疽，節腫風，遊毒，熱腫などの疾病では，最初に違和感があるが，そのときに施灸しておけば治る」という．実際，早期治療は，こうした急性疾患だけでなく，さまざまな慢性疾患や難病の発生や進行を効果的に防ぐ．とりわけ最近になって登場した代謝異常に代表される各種の非伝染性疾患は，例えばダイエット，血圧降下，血清脂質降下，血糖降下，および不健康を調節するなど発病前に鍼灸で予防しておけば，心臓，脳血管などの疾患による発病率と死亡率を大幅に減少できる．

④休止期の予防

多くの病気は，発作が起きたりおさまったりする特徴がある．発作がおさまっているときに鍼灸すれば，はっきりした予防効果がある．これは『内経』にも「瘧を治療するには，発作の始まる30分前に刺鍼して予防する」との記載がある．現在でも大きく発展し，気管支炎や喘息などに，冬病は夏で治す法を使い，大暑から10日ごとに穴位へ薬物を貼り付けて治療しているが，それには冬の発作を予防する効果がある．

(2) 操作の特徴

①触って陽性反応物を捜す

一般の疾病では症状の起きる前に，必ず陽性反応物が現れる．それは脊柱付近に現れることが多いが，頸項部や鼠径部に発生したりもする．陽性反応物とは，結節物，ひも状物，スポンジ状の軟性物，障害や抵抗などが含まれるが，多く見られるのは結節物である．こうした陽性反応物を按圧すると，だるい，痛い，痺れるなどの反応をすることが多い．触診によって病気の前兆が察知できるだけでなく，そうした陽性反応物を梅花鍼で叩刺したり鍼灸することによって病気の発生を予防できる．

②皐鍼法の特徴

鍼灸予防の対象が健康人や症状の軽い初期患者であるため刺鍼操作に

対するハードルが高く，痛すぎれば治療を受けてくれない．一般的にいえば，できるだけ痛みがなく，得気感も強すぎないようにする．なるべく静かな治療環境で操作し，刺鍼前に患者の恐怖心や緊張感をほぐし，平静でリラックスした状態にする．消毒したあと無痛で切皮するため，まず穴位を爪で圧迫し，片手で鍼柄を持ち，片手で鍼尖を持って，一気に切皮し，ゆっくりと刺入して，少し提挿して得気を探し，得気の感応があってから手法を使う．

　基本手法は，鍼柄を人差指と中指の腹に載せ，親指の腹で鍼柄を押さえ，親指を前後に往復させて鍼を回転し，提挿に捻転の効果を加える．手首で鍼を操作し，肘を静止させるよう注意する．予防の必要性と患者の体質に基づいて，強弱刺激や補瀉手法を決める．強刺激は，捻転と提挿の速度が120回/分で提挿幅1～2 mm（以下同様），1～2分運鍼する．中刺激は運鍼速度90回/分で，1分運鍼する．軽刺激は60回/分で，30秒運鍼する．補瀉法だが，平補平瀉は，得気感応のあった部位で上述した操作を同じ速度で運鍼する．補法は，数回で刺入して1回で引き上げる，つまり層に分けて刺入し，各層で上述した運鍼をして1回で皮膚まで引き上げ，こうした操作を最初から繰り返す．瀉法は，1回で深部へ刺入して数回で引き上げる．つまり1回で穴位深部の感応のあった部位へ刺入し，各層で刺激しながら皮下まで引き上げる．方法は前と同じ．こうした操作は，予防に適していると筆者は考える．

③耳鍼法の特徴

　耳鍼は予防，特に健康維持における応用範囲が広い．現在は毫鍼，刺血，穴位注射なども予防や健康維持に使われているが，耳穴圧丸法（耳圧法）の応用範囲はさらに広く，安全で痛みもなく，費用も安くて，身体の損傷もなく，耳介が感染したりしないので，かなり受け入れられている．そのうえ予防者が自分で刺激することもでき，普通の方法より長期にわたる健康維持や予防の効果がある．他の方法は，一般の書籍に多く記載されているので，ここでは耳圧法を紹介する．

◆準備：均一で黒く成熟した王不留行子（王不留行の種）か黄荊子（タイワンニンジンボクの種）を選び，洗って日干ししたあと，消毒乾燥した瓶に保存する．少量を使うならば，絆創膏を7 mm四方（黄荊子なら8 mm四方）に切り，その中央に1粒の種を置く．大勢に使うならば，10 cm×15 cmの透明アクリル板に前述した大きさの枡を彫り，その中心に直径1.5 mm，深さ0.5 mmの穴を開け，その穴に種を置いて，上からアクリル板と同じ大きさの絆創膏を貼り付け，鋭利な刃物で格子に沿って切り，小さくして準備する．

◆操作：耳穴の圧痛点を探してマーキングする．75％エタノールで，穴区の油脂を拭き取って消毒し，乾燥するまで待って，左手で耳介を固定し，右手でピンセットを持って種の着いた絆創膏を穴区へ貼り付ける．そのあと数分ほど按圧し，患者に帰宅したあとも自分で按圧するように指導する．予防の必要に応じて毎日3～4回按圧し，3～4日ごとに種を貼り替える．注意すべきことは，親指と人差指で挟んで指圧することである．揉むと皮膚が破れて感染する．

④灸の特徴

施灸は予防や健康維持において，非常に特殊な位置を占める．なかでも棒灸は最も常用されるが，操作も簡単なので，自分で使うのに適している．ほかにも隔物灸や直接灸があるが，特に直接灸は現在において使われることが少ない．しかし予防や健康維持では重要である．ここで4種の灸法を簡単に紹介する．

◆棒灸：予防や健康維持には，温和灸が多用される．市販の棒灸を使い，一端に点火して皮膚に近づけ，徐々に離していき，患者が暖かくて心地よいが熱くない程度に離したら固定する（一般に皮膚から2～3 cm離す）．その位置で局部が赤くなるまで5～10分暖める．また雀啄灸でもよい．これは点火した棒灸をスズメが餌をついばむように近づけたり遠ざけたりし，皮膚を発赤させるものである．

◆隔物灸：常用されるのは神闕の隔塩灸である．細かな精製塩を臍に詰

め，塩が弾けて火傷しないように，薄いニンニク片かショウガ片（約2 mmの厚さで，いくつか穴を開ける）を載せ，そこにモグサを置いて燃やす．1壮が燃え尽きたら艾炷を取り替えて点火する．艾炷の大きさや壮数は，病状や体質に基づいて決定する．

◆**直接灸**：モグサをひねって円錐形にする．大きさは大豆から麦粒までとする．ニンニク汁を穴位に塗り，艾炷を貼り付けて燃やす．化膿灸と非化膿灸がある．

 a. 化膿灸：穴位に貼り付けた艾炷に線香で点火し，皮膚まで燃えて熱くなったら，穴位周囲の皮膚を手で叩いて痛みをやわらげる．日本では施灸部位を強くつまんだり，筒を被せて空気を遮断して痛みをやわらげたりもする．1壮が終わったら，消毒ガーゼに蒸留水を染み込ませて灰を拭き取り，同じ方法で施灸する．一般に3～9壮すえる．施灸が終わったら灸瘡に淡膏薬（灸瘡膏薬とも呼ぶ．黄芩，黄連，白芷，金星草，乳香，淡竹葉，当帰，薄荷，川芎，葱白を等量ずつ，香油で煎じてカスを捨て，鉛粉を入れて煮込み，膏薬にしたもの）を貼る．毎日1回貼り替えて，数日すると無菌性化膿反応が起きる．もし膿が多ければ，努めて膏薬を替えるようにする．30～40日で灸瘡がカサブタとなり，瘢痕が残る．

 b. 非化膿灸：方法は前と同じだが，火が皮膚に到達する前，熱く感じたらピンセットでモグサを取り去るか，押し消す．この方法で皮膚が赤くなるまで施灸する．非化膿灸の焼灼時間は短く，瘢痕が残らないので患者も受け入れやすいが，ある種の疾病では，予防効果が劣る．

◆**敷貼**：2つに分かれる．1つは皮膚組織に刺激性のある薬物を使い，単独あるいは他の薬物を加えて膏薬にして穴位へ貼る．刺激時間が長く，局部が充血して灸瘡のように水疱となる．あるいは短時間で取り去り，皮膚を赤くするだけでもよい．灸法に似ているので，古代では天灸と呼ばれた．『鍼灸資生経』に最初の記載がある．のちには冷灸と呼ばれ，もともとは治療に使われたが，現在では予防や健康維持にも拡大している．現在では穴位敷貼とも呼ぶ．予防や健康維持には，この方法が

多く使われる．また刺激性のない薬物で膏薬を作ったり，他のもの（磁石）を穴位へ貼って圧迫したりもするが，さらに貼り付けている時間が長く，より安全である．厳密にいえば後者は灸法ではない．

　こうした方法だけでなく，予防や健康維持には，穴位注射法，皮膚鍼法，火鍼法などもあるが，それについては治療の部分で具体的に解説する．

3章　健康維持や予防に常用される穴位

　穴位の選択は，健康維持や予防のポイントの1つである．古今の医者は，長期に及ぶ探索，何度にも及ぶ選抜，膨大な検証によって，はっきりと特異性のある穴位を選び出したが，そうした穴位は確かに健康維持や予防の作用がある．体穴もあれば耳穴もある．それだけでなく頭鍼穴区，皮膚鍼穴区などもあるが，それは治療の項で解説する．本章で紹介するのは，健康維持や予防に常用される体穴と耳穴である．

1．常用体穴

(1) 百会
　★取穴★
　頭部の前髪際正中の直上五寸．または両耳尖を繋ぐ中点（図1）．簡単で正確な取穴方法は，前後正中線と両耳尖を繋ぐ線の交点．
　★治療効果★
　はっきりした双方向調節作用があり，高血圧を予防し，また過度な血圧低下によるショックを防ぎ，あがり症の予防にも使われる．
　★治療方法★
　鍼：30号1寸の毫鍼を皮膚と15度角で，後ろへ向けて0.5～0.8寸（注：日本の寸ではなく，中国の寸＝2.5cm＝1吋(インチ)）平刺する．また右から左への刺入も加え，十字刺法にしてもよい．30分（高血圧症）から数時間（あがり症）留鍼する．
　灸：棒灸で温和灸か雀啄灸をする．毎回5～10分，あるいは状況によって決める．

図1

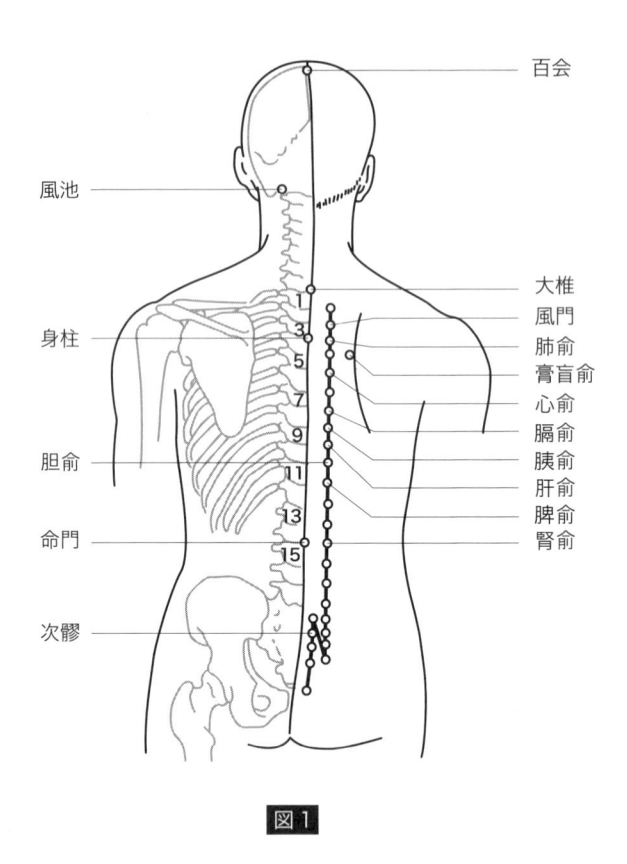

(2) 印堂

★取穴★

　額の，両眉頭の中間（図2）．

★治療効果★

　本穴は百会と併用して，高血圧，不眠，鬱病などを予防する．

★治療方法★

　鍼：1寸の毫鍼を上から下へ0.5寸平刺する．

(3) 素髎

★取穴★

顔面の，鼻尖中央（図2）．

★治療効果★

本穴はショック防止の要穴で，人中（水溝）と併用する．実験では，本穴は血圧下降を防止するだけでなく，血圧の上昇も促し，呼吸を刺激し，身体が失血したときの耐性と代償作用を高める．

★治療方法★

鍼：鍼尖を鼻尖から斜め上に向けて0.5～1寸刺入すると，だるい痺れ感が発生し，鼻根や鼻腔へ拡散する．症状が改善するまで留鍼し，留鍼中は間欠的に連鍼する．

(4) 風池

★取穴★

後頸部で，後頭骨の下両側，僧帽筋外縁と胸鎖乳突筋後縁の間陥中（図1）．

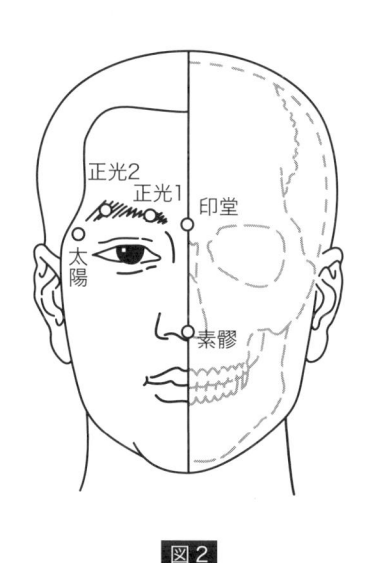

図2

★治療効果★

風邪，インフルエンザ，高血圧を予防する．緑内障，白内障，近視などの予防にも一定の効果がある．

★治療方法★

鍼：本穴は危険な穴位なので，予防に使うときは安全に注意する．解剖学の研究と，臨床治療によれば，鍼尖を鼻尖方向へ1～1.5寸刺入すれば安全である．鍼感が眼の奥や額，頭部に放散すればよい．20～30分留鍼する．

灸：棒灸で10～15分回旋灸する．

(5) 太陽

★取穴★

コメカミで，眉梢（眉尻）と目外眥（目尻）の間から，後ろ約1横指にある凹み（図2）．

★治療効果★

風邪，急性結膜炎，片頭痛発作の予防．

鍼：①直刺は，30号1寸鍼を0.5～0.8寸刺入し，局部にだるくて腫れぼったい感じがあれば，風邪が予防できる．②平刺は，30号1.5寸の毫鍼を皮膚と15度角で耳尖へ向けて1～1.2寸刺入し，片頭痛発作を予防する．③点刺は，消毒した細い三稜鍼で点刺出血する．風邪や急性結膜炎を予防する．

(6) 中脘

★取穴★

腹の正中線上で，臍の上4寸（図3）．患者を仰臥位にし，胸骨剣状突起から臍までを繋ぐ線の中点．

★治療効果★

脾胃の機能を調整し，食欲を増強する．伝統的な予防健康の穴位であ

る.

★治療方法★

鍼：毫鍼を 1.5〜2 寸に直刺し, 上腹部に腫れぼったい重さがあり, 腫れぼったい痛みが放散したり, 胃の収縮感がある. 28〜30 号の毫鍼がよく, 深刺しすぎないこと. 深刺すると腹膜を破る. 15〜20 分留鍼する.

灸：直接灸は大豆ぐらいのモグサで 3〜7 壮, 無瘢痕灸がよい. 棒灸は 15〜20 分温和灸する.

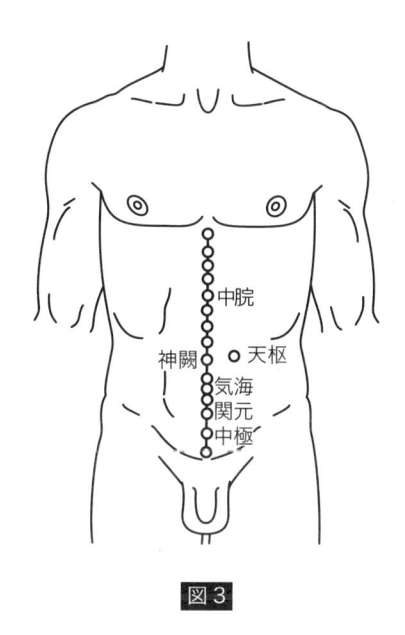

図3

(7) 神闕（臍中）

★取穴★

臍の凹みの中央（図 3）.

★治療効果★

本穴は, 古代の重要な健康維持穴の 1 つである. 宋代の『扁鵲心書』には「この灸は百病を除き, 寿命を延ばす」とある. 明代の『鍼灸集成』にも「100 歳を過ぎて, 非常に健康」とあり, その理由は「季節の変わり目に, 臍中へ施灸するから」とある. 現代では臍中が胃腸機能の調節, 免疫力の向上, 老化防止, 脳卒中予防に使われる.

★治療方法★

灸：隔塩灸する. 大豆か棗の種ぐらいのモグサで 5〜30 壮施灸する. 壮数について『類経図翼』は「もし 300〜500 壮すえれば, 病気が治るだけでなく, 寿命も延びる」と書いている. 棒灸なら皮膚が赤くなるまで 15〜20 分温和灸する.

(8) 気海

★取穴★

腹部の正中線上で，臍の下 1.5 寸（図 3）．

★治療効果★

元気を補い，腎精を増す．予防健康の穴位．この穴位を古人は「元気の海」とし，また「男子は気が生まれる海」と『銅人腧穴鍼灸図経』に書かれている．現代では本穴を身体の免疫を高め，寿命を延ばし，不健康状態を改善し，ショックを防いで，男性の性機能を増強することに使われる．

★治療方法★

灸：直接灸を 5 ～ 10 壮，大豆ぐらいのモグサで無瘢痕灸．棒灸は 15 ～ 20 分の温和灸．

鍼：1 ～ 1.5 寸直刺し，わずかに鍼尖を下へ向けて，少し提挿して鍼感を探す．鍼感が線状に放散して会陰に達したら，15 ～ 20 分留鍼する．

(9) 関元

★取穴★

腹部の正中線上で，臍の下 3 寸（図 3）．

★治療効果★

昔から重要な健康維持と長寿の穴．『医経精義』に「元陰と元陽の交差するところ」とある．『扁鵲心書』は本穴を推奨して「1 年の辛さが 300 壮，関元の灸は功が多い．身体が丈夫で身が軽く，病気もない．彭祖の寿命は，どうだろう」との詩があり，中高年が健康，男性の性機能を保つ要穴としている．

★治療方法★

灸：直接灸で 5 ～ 9 壮，大豆ぐらいのモグサで無瘢痕灸．棒灸は 20 ～ 30 分の温和灸．

鍼：気海と同じ．

(10) 中極

★取穴★

腹部の正中線上で，臍の下4寸（図3）．

★治療効果★

婦人科や産婦人科疾患の予防，男性の性機能維持と治療．

★治療方法★

鍼：1～2寸直刺し，局部にだるくて腫れぼったい感じがあり，それが下腹部に広がって線状に外生殖器へ放散したら，15～20分留鍼する．

灸：棒灸で10～15分温和灸する．

(11) 天枢

★取穴★

腹部で，臍の横2寸（図3）．

★治療効果★

胃腸疾患の予防，および手術後の腹部膨満．

★治療方法★

鍼：1.5～2寸直刺し，局部にだるくて腫れぼったい感じがあり，それが同側腹部へ拡散する．深く刺入しすぎて，腹膜を傷付けないこと．

灸：棒灸で10～20分雀啄灸する．

(12) 大椎

★取穴★

後正中線上で，第7頸椎棘突起の下（図1）．頭を下げ，後頸部で最も隆起する骨の下縁陥凹．

★治療効果★

各種の急性伝染病を予防し，慢性気管支炎や喘息発作，薬物の副作用などに対して顕著な効果がある．研究によれば，大椎へ電気鍼や施灸をすれば，抗体の産生が増加し，細網内皮系のマクロファージの働きが増

強し，身体の抵抗力が向上することが証明された．

★治療方法★

鍼：わずかに上を向かせて 1～1.5 寸直刺し，局部にだるい腫れぼったさがあり，鍼感が下および両肩に向けて拡散する．刺入が深すぎれば，クモ膜下出血したり，脊髄を損傷する．

灸：棒灸で 15～30 分温和灸する．

抜罐：閃火法かポンプ式で 10～15 分抜罐する．

(13) 身柱

★取穴★

背部で，第 2 胸椎棘突起の下（図 1）．

★治療効果★

本穴は，日本で養生灸の常用穴の 1 つである．特に小児の健康に用いられ，『日常灸法』に「風習として，チリケ（身柱）の灸がある．小児は必ず施灸する」とある．子供が生まれて 100 日すれば，ここに施灸して風邪や百日咳，吐乳，消化不良などを予防できる．成人では疲労や薬物の副作用を予防する．

★治療方法★

灸：麦粒大の艾炷で，成人なら 3～7 壮の直接灸．小児では鉛筆の芯か，それ以上に細い艾炷で 3 壮，霊台穴へも施灸すると，さらに効果がある．棒灸なら温和灸で，成人は 15～20 分，小児は 3～10 分．

(14) 命門

★取穴★

腰部で後正中線上，第 2 腰椎棘突起の下（図 1）．患者は，腰を伸ばして座るか，腹臥位になり，まず第 12 肋骨尖端に触れ，それを脊柱中点に水平移動し，その棘突起間が命門穴である．

★治療効果★

重要な健康維持と予防の穴位．体質を強くし，精神を調整して，日常の健康維持や予防に使い，不健康状態を改善し，男性の性機能障害を防ぐ．

★治療方法★

灸：直接灸で3〜5壮，大豆大の艾炷で，無瘢痕灸とする．棒灸なら15〜20分ほど温和灸する．

鍼：1〜1.5寸直刺し，局部にだるい腫れぼったさがあれば15分置鍼する．

(15) 風門

★取穴★

背部で，第2胸椎棘突起下から横に1.5寸（図1）．

★治療効果★

風邪，肺結核，癰疽（おでき）など．『類経図翼・巻七』は「常に施灸すれば，久しいこと癰疽や瘡疥などの病気がない」という．また日本では風門を「打肩」と呼び，民間の習慣では20歳になると「打肩の灸」をして病気を防ぎ，健康になる．

★治療方法★

灸：直接灸（非化膿灸）は麦粒大の艾炷で3〜5壮．棒灸なら15〜20分ほど雀啄灸．

鍼：直刺で0.5〜0.8寸．気胸を避けるため，穴位の外側1cmから45度角で，脊柱に向けて1〜1.5寸斜刺してもよい．局部にだるくて腫れぼったい感じがある．一般に留鍼しない．

(16) 肺兪

★取穴★

背部で，第3胸椎棘突起下から横に1.5寸（図1）．

★治療効果★

肺気を調え，免疫を高める．風邪や気管支炎，喘息発作などに常用する．

★治療方法★

灸：直接灸は麦粒大の艾炷で3～5壮の化膿灸．薬物を貼ってもよい．

鍼：直刺で0.5～0.8寸．気胸を避けるため，穴位の外側1cmから45度角で，脊柱に向けて1～1.5寸斜刺してもよい．局部にだるくて腫れぼったい感じがある．一般に留鍼しない．

(17) 心兪

★取穴★

背部で，第5胸椎棘突起下から横に1.5寸（図1）．

★治療効果★

冠動脈の狭心症などを予防する．

★治療方法★

鍼：直刺で0.5～0.8寸．肺兪と同じ刺法．

(18) 膈兪

★取穴★

背部で，第7胸椎棘突起下から横に1.5寸（図1）．

★治療効果★

しゃっくりの予防．胆兪と併せて四花穴として禁煙に使う．

★治療方法★

鍼：直刺で0.5～0.8寸．肺兪と同じ刺法．

(19) 胰兪（膵兪）

★取穴★

背部で，第8胸椎棘突起下から横に1.5寸（図1）．

★治療効果★

糖尿病などの予防.

★治療方法★

灸：棒灸による温和灸か隔物灸．またミカンの皮を敷いた灸頭鍼でもよい．方法は，毫鍼を刺入して，皮膚に生のミカン皮を敷き，鍼柄にモグサを挿して下から点火する．

(20) 肝兪

★取穴★

背部で，第9胸椎棘突起下から横に1.5寸（図1）．

★治療効果★

肝炎や胆石，白内障などの予防．

★治療方法★

鍼：直刺で0.5～1寸．また穴位の外側1cmから45度角で，脊柱に向けて1.5寸斜刺してもよい．局部にだるくて腫れぼったい感じがあり，鍼感が肋間へ放散することもある．

(21) 胆兪

★取穴★

背部で，第10胸椎棘突起下から横に1.5寸（図1）．

★治療効果★

胆石の急性仙痛を予防し，膈兪と併用して禁煙に使う．

★治療方法★

鍼：直刺で0.5～1寸．刺鍼法は肺兪と同じ．

(22) 脾兪

★取穴★

第11，第12胸椎棘突起間から横に1.5寸（図1）．

★治療効果★

脾気を調え，水穀を運化し，営を和ませ，出血させない．脾胃疾患を予防し，虚弱体質では強壮穴として使える．

★治療方法★

鍼：直刺で0.5〜1寸．刺鍼法は肺兪と同じ．

灸：棒灸で15〜20分の雀啄灸．

(23) 腎兪

★取穴★

第2，第3腰椎棘突起間から横に1.5寸．つまり，命門穴の横1.5寸（図1）．

★治療効果★

腎気を調え，腰脊を強くし，耳目をはっきりさせ，健康維持と老化予防の作用がある．

★治療方法★

鍼：少し脊柱に向けて1.5〜2寸直刺し，腰部がだるくて腫れぼったければよい．

灸：棒灸で15〜20分ほど温和灸．

(24) 膏肓

★取穴★

第4胸椎棘突起下から横に3寸（図1）．

★治療効果★

脾胃を健やかにし，腎元を培う，予防と不老の常用穴の1つである．『千金要方』には「膏肓は何でも治す」とある．

★治療方法★

灸：直接灸は大豆大の艾炷で3〜7壮の無瘢痕灸．棒灸は15〜20分の温和灸．

(25) 次髎

★取穴★

仙骨部で，上後腸骨棘の内下方，第2後仙骨孔の中に取る（図1）．ほぼ第2仙骨稜下縁の横0.8寸．

★治療効果★

血を循環させて止血し，気を理して痛みを防ぐ．生理痛や産後の出血の予防に多用する．

★治療方法★

鍼：1〜1.5寸直刺し，後仙骨孔に入れる．局部にだるい腫れぼったさがあり，下腹部や会陰部へ放散する．15〜20分留鍼する．

灸：直接灸は大豆大の艾炷で3〜7壮の無瘢痕灸．棒灸は15〜20分の雀啄灸．

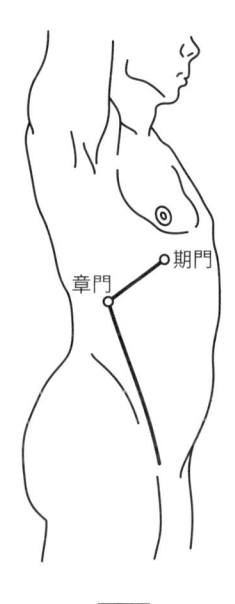

図4

(26) 章門

★取穴★

側腹部で，第11浮遊肋骨尖端の下方（図4）．簡単な取穴法は，肘を曲げて脇を締めたとき，肘尖の当たる部位．

★治療効果★

滞りを除いて，運化を助ける．胆石などを予防する．

★治療方法★

鍼：0.8〜1寸直刺する．すばやく切皮し，ゆっくりと肋骨尖端に入れ，だるい腫れぼったさがあれば，2分ほど運鍼して抜鍼する．刺鍼前に肝臓や胆囊，脾臓などが肥大していないか確かめ，それらを貫かないようにする．

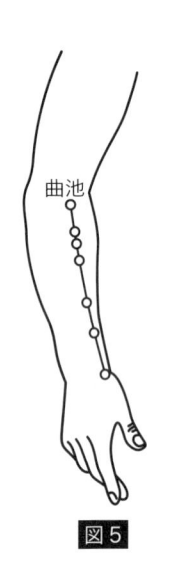

(27) 期門

★取穴★

　胸部で，乳頭の直下，第6肋間（図4．乳頭は第4肋間にある）．

★治療効果★

　肝を緩めて脾を健やかにし，血を循環させて鬱血を消す．胆石を予防し，血清脂質を下げ，冠動脈性心疾患を予防する．健康人は期門へ施灸すると，リンパ球が明らかに増えるが，これは抵抗力の増強を示す．

★治療方法★

　鍼：鍼尖を肋骨縁へ向けて0.5～1寸斜刺し，局部にだるい腫れぼったさがあればよい．

　灸：棒灸で10～15分ほど温和灸．

(28) 曲池

★取穴★

肘窩横紋の橈側端と上腕骨外側上顆との中点．肘を曲げて取る（図5）．

★治療効果★

発汗させて風邪を追い出し，営血を調和させ，身体を強くして目をはっきりさせる．古代では本穴を「目灸」穴と呼び，高齢による視力減退を予防し，歯を丈夫にし，血圧を調整し，風邪などの伝染病を予防する．

★治療方法★

　鍼：直刺か，鍼尖を少し末梢へ向けて1.5～2寸刺入し，鍼感が発生したら1～2分運鍼して抜鍼する．

　灸：直接灸は麦粒大の艾炷で3～5壮．棒灸は5～15分の雀啄灸．

(29) 孔最

★取穴★

前腕橈側で,腕関節横紋の上7寸(図6).

★治療効果★

営衛を調和させ,肺気を粛降させる.肺結核の喀血や扁桃炎を予防する.

★治療方法★

鍼:毫鍼で0.8〜1寸直刺し,局部にだるく腫れぼったい鍼感があり,それが前腕に向けて放散したりする.留鍼しないか,15〜20分留鍼する.皮膚鍼ならば,中刺激で皮膚が赤くなるまで叩刺する.

灸:棒灸で15〜20分ほど雀啄灸.

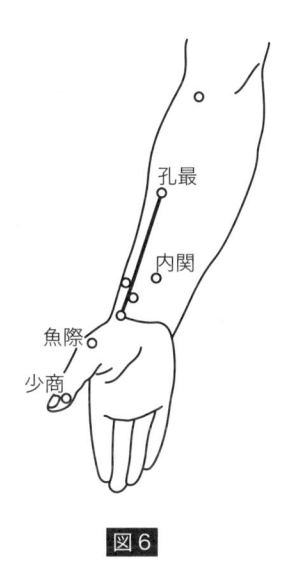

図6

(30) 内関

★取穴★

腕を伸ばして手掌を上に向け,腕関節横紋正中の直上2寸,両筋の間に取る(図6).

★治療効果★

心を鎮めて絡を通し,血を調えて営を和ませる.冠動脈の循環をはっきりと改善し,心機能を調整し,血清脂質の代謝を調節して,狭心症を予防する要穴である.足三里と併用すれば,中絶反応(中絶刺激で頻脈や血圧低下をするもの)を防止できる.

★治療方法★

鍼:切皮したあと,鍼尖を少し上(肩関節)へ向けて得気させ,提挿で反応を探し,鍼感を肩や腋下,あるいは前胸部へ伝達させる.そのあと1〜2分運鍼し,15〜20分留鍼する.

灸:棒灸で15〜20分温和灸する.

(31) 合谷

★取穴★

手背で，親指と人差指の間，第2中手骨の中点で，少し人差指寄り（図7）.

★治療効果★

抵抗力をアップさせ，病が侵入しないように保護する．さまざまな急性伝染病の予防に効果がある．

★治療方法★

鍼：0.8～1寸直刺し，局部に強烈なだるい腫れぼったさを発生させる．一般に留鍼しない．

灸：棒灸で10～15分雀啄灸する．

(32) 魚際

★取穴★

手の本節（第1中手指節関節）後ろの陥凹．第1中手骨中点の橈側で，赤白の肉際（表裏の境目）（図6）.

★治療効果★

咳喘を防いで，咽喉に利かせ，喘息や慢性気管支炎の急性発作を予防する．

★治療方法★

鍼：掌心に向けて0.3～1寸斜刺し，提挿捻転で強烈な得気があれば抜鍼する．

(33) 少商

★取穴★

親指末端の橈側で，爪の角から0.1寸（図6）.

★治療効果★

意識を醒まし，熱を下げる．ショックや失神，扁桃炎の予防に使う．

★治療方法★

鍼：点刺出血．

(34) 血海

★取穴★

膝を曲げ，大腿内側で，膝蓋骨上縁内側端の上2寸．大腿四頭筋内側頭の隆起した部分（図8）．簡易取穴は，対側の手で膝蓋骨を摑み，親指を広げる．親指を大腿内側に沿わせて立て，親指尖端の当たるところが本穴である．

★治療効果★

血を調えて血熱を下げ，子宮出血とジンマシンを予防する．

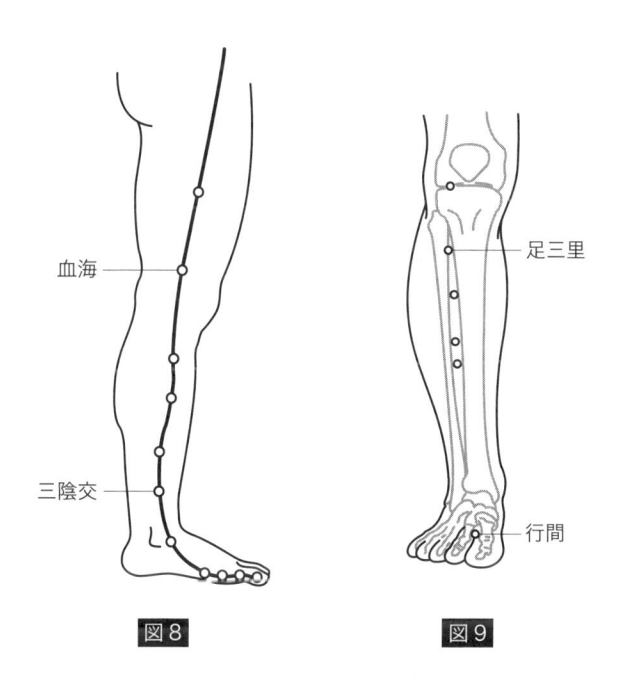

図8

図9

★治療方法★

鍼：0.5～1寸直刺．

(35) 足三里

★取穴★

外膝眼の下3寸で，脛骨外側1横指（図9）．

★治療効果★

脾胃を健運させ，消化して元気をつけ，体質を強め，寿命を延ばす．本穴は昔から予防や健康維持の要穴で，『医説・巻二』は「安らかでいたければ，足三里を乾かすことなかれ」という．これは直接灸による化膿である．現代の臨床観察では，脳卒中や狭心症，インフルエンザなどを予防する．研究により，循環，消化，神経，血液および内分泌，呼吸器などに調節作用があり，全身の免疫機能を高める．

★治療方法★

灸：直接灸は麦粒か大豆大の艾炷で3～9壮．棒灸は15～20分．

鍼：1.5～2寸に直刺して，鍼感を周囲へ拡散させる．伝染病の予防では，鍼感を膝か踝へ放散させる．軽く速い手法で運鍼したあと抜鍼する．

(36) 陽陵泉

★取穴★

下腿外側で，腓骨頭の前下方にある凹み（図10）．患者を椅子に腰掛けさせ，腓骨頭と脛骨粗面を辺とし，逆正三角形の頂点が穴位である．

★治療効果★

肝を疎泄させて胆熱を清め，筋を緩めて絡を活かす．疲労を除き，胆石を予防する．

★治療方法★

鍼：1～1.5寸直刺し，局部にだるくて腫れぼったい感覚があれば運

図10　　　　　　　　図11

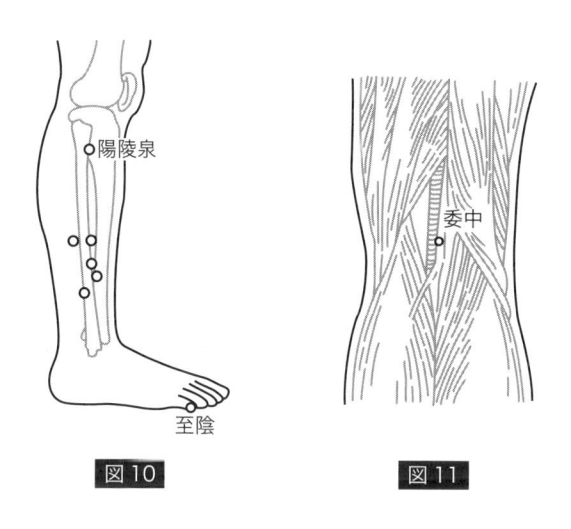

鍼し，鍼感が踝へ放散するか，膝や大腿に伝導するようにする．留鍼しない．

　灸：棒灸は 10 〜 20 分温和灸する．

(37) 委中
★取穴★
　膝窩横紋の中点．動脈を避けて取穴する（図 11）．
★治療効果★
　血毒を解き，腰膝を強くし，肌表を固める．小児の急性灰白髄炎予防の常用穴で，風邪，熱中症，脳卒中なども予防する．
★治療方法★
　鍼：1 〜 1.5 寸直刺し，局部にだるくて腫れぼったい，あるいは痺れる電気のような感覚が足に放散する．留鍼しない．三稜鍼では点刺して数滴ほど出血させる．

(38) 行間
★取穴★

足背で，第1趾と第2趾の間（図9）．

★治療効果★

肝を疎泄させて視野を明るくする．本穴には優れた降圧作用があり，血圧を下げるだけでなく眼圧も下げるので，高血圧症や緑内障に著効がある．古人は消渇病を予防するとも考えていた．

★治療方法★

鍼：鍼尖を少し上へ向けて0.5～1寸斜刺し，局部のだるい腫れぼったさが足背へ向けて放散する．20～30分留鍼する．

(39) 至陰

★取穴★

足第5趾の外側で，爪の角から0.1寸離れる部位（図10）．

★治療効果★

逆児を矯正し，難産を治す特効穴である．古籍にも記載され，明代の『類経図翼』には「横位や逆位の難産，すぐに妊婦の右足小指先に，小麦大の艾炷で灸3壮．火が下りると生まれる．神の如し．これは至陰穴である」とある．現代の臨床と研究実験により，その作用は実証されている．

★治療方法★

灸：直接灸は麦粒大の艾炷で3～5壮．棒灸は20～30分の温和灸．

(40) 三陰交

★取穴★

内踝尖（最も隆起した部分）の直上3寸．脛骨後縁に当たる（図8）．

★治療効果★

脾を健運させ，腎に益し，肝を疎泄させ，経血を調える，生殖を司る．本穴は腹腔内臓器の機能を増進させるが，特に生殖系の健康に重要な作用がある．男性の性機能障害や女性の生理や帯下の疾患を予防や治療する．

★治療方法★

鍼：毫鍼を 1 ～ 1.5 寸直刺し，局部がだるくて腫れぼったくなれば 15 ～ 20 分留鍼する．

灸：直接灸は大豆大の艾炷で 3 ～ 7 壮．棒灸は 10 ～ 20 分の温和灸．

(41) 湧泉

★取穴★

足底中線の前から 1/3．足趾を底屈させるとツチフマズに現れる凹み（図 12）．

★治療効果★

腎を補って陽気を強くする．体質を強くし，寿命を延ばす作用がある．

★治療方法★

灸：本穴は刺鍼すると激痛があるので，灸を主とする．棒灸で 10 ～ 20 分の温和灸．

(42) 正光

★取穴★

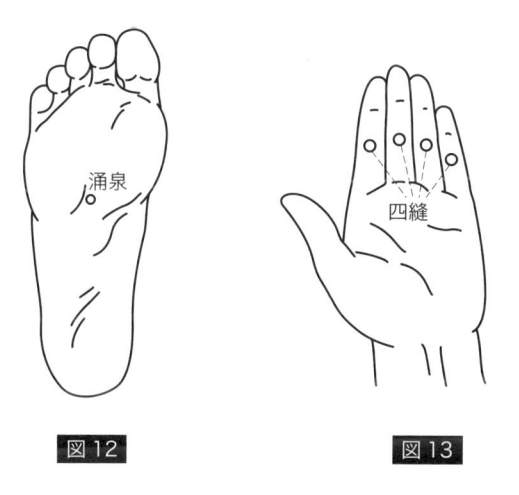

図 12

図 13

眼窩上縁の下方に位置し，2点ある．正光₁の穴位は，眼窩上縁の外3/4と内1/4の交点，正光₂の穴位は，眼窩上縁の外1/4と内3/4の交点（図2）．

★治療効果★

青少年の近視，老眼の予防．

★治療方法★

鍼：一般に梅花鍼で50〜100回叩刺するか，各穴を2〜3分指圧する．

(43) 四縫

★取穴★

手掌で，第2〜5指の近位指節間関節中央，一側四穴（図13）．

★治療効果★

小児の食欲不振予防や，脾胃機能の促進．

★治療方法★

鍼：太い毫鍼か三稜鍼で点刺し，黄白色の粘液か血液を絞り出す．

(44) 命関

★取穴★

脇下の凹み．座位で，最初に中脘を取り，中脘と乳中を1辺として外側に正三角形を作り，その三角形で脇下の頂点が命関穴である．

★治療効果★

脾陽を補い，脾気に益する．本穴は『扁鵲心書』に初めて記載され，後天を培う重要穴位である．

★治療方法★

灸：直接灸は大豆大の艾炷で5〜9壮の無瘢痕灸．棒灸は15〜20分の雀啄灸．

2．常用耳穴

(1) 口
★取穴★

耳甲介腔で，外耳孔後壁の隣（図14．以下同じ）．

★治療効果★

禁煙，ダイエットなど．

★治療方法★

鍼：耳介軟骨まで刺入し，20～30分留鍼する．

圧丸：王不留行子（王不留行の種）か磁石粒を貼る．

(2) 心
★取穴★

耳甲介腔の正中陥凹．

★治療効果★

冠動脈狭心症や不整脈の予防，ダイエット，あがり症の予防．

★治療方法★

鍼：耳介軟骨まで刺入し，20～30分留鍼する．

埋鍼：円皮鍼を入れる．

圧丸：王不留行子か磁石粒を貼る．

(3) 肺
★取穴★

耳甲介腔で，心穴の上下と後方でつ型の部分．

★治療効果★

喘息や風邪の予防，禁煙など．

★治療方法★

鍼：肺区は範囲が広いので，反応点を探したあと，耳介軟骨まで刺入

図14

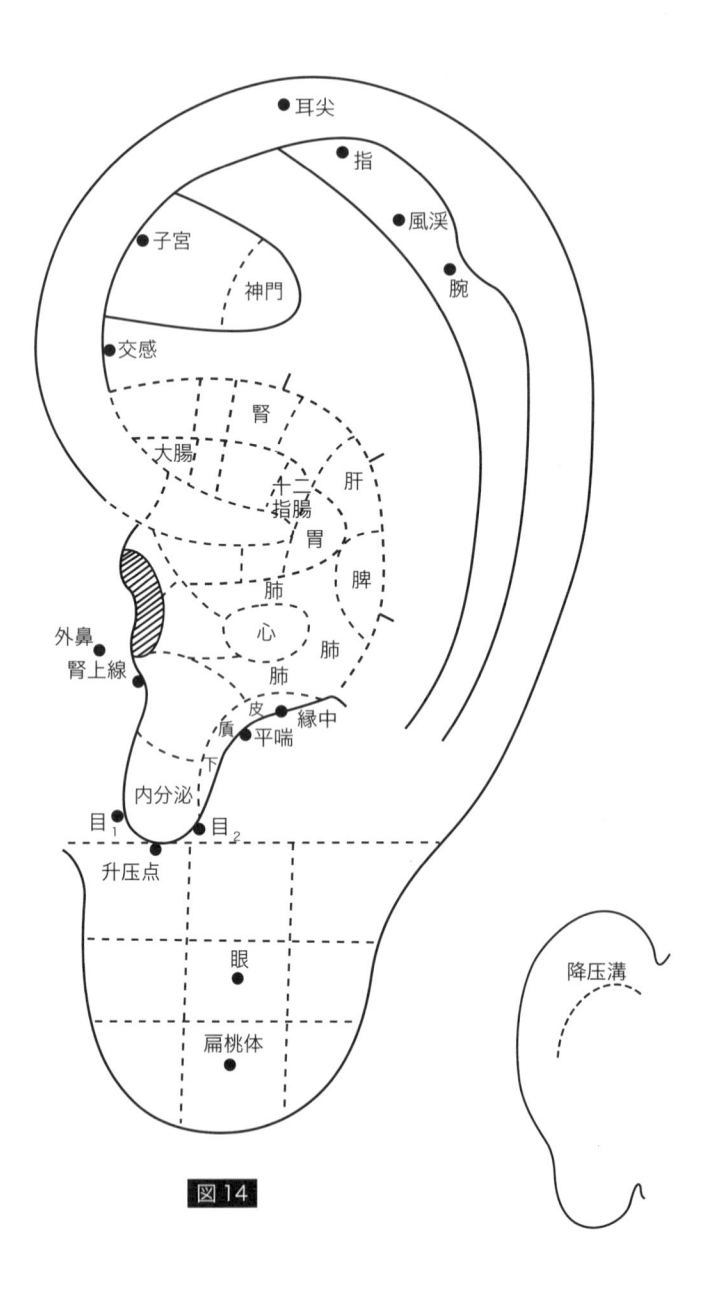

し，20 〜 30 分留鍼する．

圧丸：王不留行子か磁石粒を貼る．

（4）内分泌（現在名は「屏間」)

★取穴★

耳甲介腔の下部で，珠間切痕の内側．

★治療効果★

胆石症の予防，ダイエット，性機能障害の治療．

★治療方法★

鍼：耳介軟骨まで刺入し，20 〜 30 分留鍼する．

埋鍼：円皮鍼を入れる．

圧丸：王不留行子か磁石粒を貼る．

(5) 胃

★取穴★

耳輪脚が消えるところ．

★治療効果★

ダイエット，禁酒．

★治療方法★

鍼：耳介軟骨まで刺入し，20 〜 30 分留鍼する．

埋鍼：円皮鍼を入れる．

圧丸：王不留行子か磁石粒を貼る．

(6) 十二指腸

★取穴★

耳輪脚の上方で，外から 1/3．

★治療効果★

胆石症の予防．

★治療方法★

鍼：耳介軟骨まで刺入し，20～30分留鍼する．
圧丸：王不留行子か磁石粒を貼る．

(7) 肝

★取穴★

胃と十二指腸穴の後方．

★治療効果★

胆石症，白内障，肝炎，近視などの予防．

★治療方法★

鍼：耳介軟骨まで刺入し，20～30分留鍼する．
埋鍼：円皮鍼を入れる．
圧丸：王不留行子か磁石粒を貼る．

(8) 脾

★取穴★

肝穴の下方で，耳甲介腔の外上方．

★治療効果★

ダイエット，禁酒，消化不良の予防．

★治療方法★

鍼：耳介軟骨まで刺入し，20～30分留鍼する．
埋鍼：円皮鍼を入れる．
圧丸：王不留行子か磁石粒を貼る．

(9) 皮質下

★取穴★

対珠の内側面．

★治療効果★

ダイエット，禁煙，禁酒，疲労回復．輸血輸液反応，あがり症，薬物毒性反応の予防．

★治療方法★

鍼：耳介軟骨まで刺入し，20〜30分留鍼する．

埋鍼：円皮鍼を入れる．

圧丸：王不留行子か磁石粒を貼る．

(10) 腎

★取穴★

下対輪脚の下縁，小腸穴（耳輪脚上方の中1/3）の直上．

★治療効果★

身体を強くして老化を防ぐ，疲労症の予防，性機能低下の治療．

★治療方法★

鍼：耳介軟骨まで刺入し，20〜30分留鍼する．

圧丸：王不留行子か磁石粒を貼る．

(11) 大腸

★取穴★

耳輪脚の上方1/3で，耳甲介舟に位置する．

★治療効果★

ダイエット，消化管疾患の予防．

★治療方法★

鍼：耳介軟骨まで刺入し，20〜30分留鍼する

埋鍼：円皮鍼を入れる．

圧丸：王不留行子か磁石粒を貼る．

(12) 平喘（現在名は「対屏尖」）

★取穴★

対珠の尖端.

★治療効果★

喘息や気管支炎，耳下腺炎などの予防.

★治療方法★

鍼：耳介軟骨まで刺入し，20〜30分留鍼する.
埋鍼：円皮鍼を入れる.
圧丸：王不留行子か磁石粒を貼る.

(13) 外鼻（「飢点」とも呼ぶ）

★取穴★

耳珠前面中点の下方.

★治療効果★

ダイエット，アレルギー性鼻炎の予防.

★治療方法★

鍼：耳介軟骨まで刺入し，20〜30分留鍼する.
埋鍼：円皮鍼を入れる.
圧丸：王不留行子か磁石粒を貼る.

(14) 腎上腺（現在名は「下屏尖」）

★取穴★

耳珠下部で隆起する尖端.

★治療効果★

喘息や風邪，マラリア，輸血輸液反応などの予防.

★治療方法★

鍼：耳介軟骨まで刺入し，20〜30分留鍼する.
埋鍼：円皮鍼を入れる.
圧丸：王不留行子か磁石粒を貼る.

(15) 神門

★取穴★

対輪脚が上下に分かれる部分．三角窩の外 1/3．

★治療効果★

禁煙，禁酒，ダイエット，輸血輸液反応やショックなどの予防．

★治療方法★

鍼：耳介軟骨まで刺入し，20〜30分留鍼する．

埋鍼：円皮鍼を入れる．

圧丸：王不留行子か磁石粒を貼る．

(16) 交感

★取穴★

下対輪脚と耳輪内側の交点．

★治療効果★

禁煙，ダイエット，輸血輸液反応やショックなどの予防．

★治療方法★

鍼：耳介軟骨まで刺入し，20〜30分留鍼する．

埋鍼：円皮鍼を入れる．

圧丸：王不留行子か磁石粒を貼る．

(17) 子宮（現在名は「角窩」）

★取穴★

三角窩の内側で，耳輪に近い中点の凹み．

★治療効果★

産後の出血や生理痛の予防．

★治療方法★

鍼：耳介軟骨まで刺入し，20〜30分留鍼する．

埋鍼：円皮鍼を入れる．

圧丸：王不留行子か磁石粒を貼る．

(18) 風溪（旧名は「過敏点」）
★取穴★

舟状窩を5等分し，第1等分（指）と第2等分（腕）の間．

★治療効果★

ジンマシン，アレルギー性皮膚炎，喘息発作の予防．

★治療方法★

鍼：耳介軟骨まで刺入し，20～30分留鍼する．

埋鍼：円皮鍼を入れる．

圧丸：王不留行子か磁石粒を貼る．

(19) 昇圧点（現在名は「切迹下」）
★取穴★

珠間切痕の下方．

★治療効果★

ショックの予防．

★治療方法★

鍼：耳介軟骨まで刺入し，20～30分留鍼する．

埋鍼：円皮鍼を入れる．

(20) 目$_1$
★取穴★

珠間切痕の外で前下方．

★治療効果★

近視や白内障の予防．

★治療方法★

圧丸：王不留行子か磁石粒を貼る．

(21) 目₂

★取穴★

珠間切痕の外で後下方.

★治療効果★

近視や白内障の予防.

★治療方法★

鍼:耳介軟骨まで刺入し,20～30分留鍼する.

圧丸:王不留行子か磁石粒を貼る.

(22) 縁中(旧名は「脳点」)

★取穴★

対珠尖端と後耳介溝の間.

★治療効果★

ダイエット,疲労解消,老化防止など.

★治療効果★

圧丸:王不留行子か磁石粒を貼る.

(23) 眼

★取穴★

耳垂5区で,耳垂の中心.

★治療効果★

急性結膜炎,近視や白内障の予防.

★治療方法★

刺血:太い毫鍼か,細い三稜鍼で点刺し,数滴ほど出血させる.

鍼:耳介軟骨まで刺入し,20～30分留鍼する.

圧丸:王不留行子か磁石粒を貼る.

(24) 扁桃体

★取穴★

耳垂8区の正中で, 眼穴の下方.

★治療効果★

扁桃炎の予防.

★治療方法★

鍼：耳介軟骨まで刺入し, 20～30分留鍼する.

圧丸：王不留行子か磁石粒を貼る.

(25) 耳尖

★取穴★

耳輪を耳珠へ向けて折り, 耳輪上辺の尖端.

★治療効果★

耳下腺炎, 結膜炎などの予防.

★治療方法★

刺血：太い毫鍼か, 細い三稜鍼で点刺し, 数滴ほど出血させる.

(26) 降圧溝

★取穴★

上対輪脚と下対輪脚の裏側で, 耳介背面のY字形に凹んだ溝. 耳背面.

★治療効果★

高血圧症や脳卒中の予防.

★治療方法★

圧丸：王不留行子か磁石粒を貼る.

埋鍼：円皮鍼を入れる.

2篇 健康篇

鍼灸を使って健康にして寿命を延ばし，人の生活の質を高めることは，伝統鍼灸医学の現代文明社会に対する重要な貢献である．本篇は，鍼灸による依存症の矯正，美容，健康などの効果を重点に紹介する．そのうち依存症の矯正は禁煙，禁酒，麻薬中毒治療を指すが，なかでも禁煙と麻薬中毒治療は重視されている．鍼灸は，この3つに対して効果があるが，特に禁煙に効果的である．美容は，美容と美形の2種類だが，美容とは，日本でいう美容とは少しちがい，顔や身体のシミやアザ，さまざまな容貌を損なう皮膚病を消すことである．美形とは異常な体形を矯正することで，やはり範囲が広く，眼球突出，斜視，斜頸，顔面神経麻痺，チックなどの治療を含む．健康も2つに分けられ，1つは健康や不健康な状態で，例えば不健康状態を解消したり，老化を防止したり，疲労を解消するなどの健康維持．もう1つは疾病で，人々を危険に晒している慢性非伝染性疾患の発病初期，あるいは予備群状態のときに鍼灸を使って矯正するもので，その1つにダイエットがあるが，ほかに血清脂質，血圧，血糖を下げることも含む．ここに挙げたこと，とりわけ美容の皮膚病，美形の各種疾患など，相当多くが鍼灸治療学に含まれているが，それは予防，治療，健康回復が鍼灸臨床において，ますます関連が深まり，補完し合うようになってきたことを示している．

1章　依存症の矯正

　依存症の矯正とは，鍼灸を使って健康に有害となる嗜好を止めることである．これには禁煙，麻薬中毒治療，禁酒が含まれる．そのうち喫煙人口が最も多く，麻薬の危害が最もひどい．依存症の矯正の鍼灸には，3つの特徴がある．①登場してから間がなく，30年ほどの歴史しかない．②影響が大きい．依存症の治療は外国で誕生し，中国の鍼灸治療者によって何度も試されて，世界中に広まった．③効果がよい．鍼灸は三者に対して優れた作用があるが，特に禁煙には効果がある．歴史が浅いため，まだ治療原則の結論は出ておらず，特に麻薬中毒については，立ち直った者が再び始めるという問題があるものの，成功事例も多い．

1. 禁煙

　喫煙は健康に有害な悪い嗜好である．測定すると，煙草の煙にはニコチン，タール，ベンツピレン，一酸化炭素など，100種以上の有毒化合物が含まれている．それらは冠状動脈狭心症，高血圧症，慢性気管支炎，肺気腫など多くの発病と関係する．またさまざまな悪性腫瘍の発生率を高め，肺癌による死亡者のうち80%が喫煙と関係があると調査で分かった．肺癌は，中国人の健康を脅かす最大の殺し屋の1人である．喫煙による影響は20年後に現れる．現在の肺癌死亡症例は20世紀の70〜80年代に喫煙されたモデルであり，当時の煙草生産量はそれほどでもなかったので，今後の20年で中国の肺癌死亡率がさらに上昇す

るとみられる．また喫煙は，胎児の奇形およびある種の先天性疾患の発生を促す．現代の人々は，喫煙を控えることが健康の増進，疾病の予防，寿命を延ばすことなどの面において，他のいかなる予防医学の方法より優れていることを十分に理解している．1980年，世界保健機構（WHO）は「喫煙を取るか健康を取るかは君の選択だ」のスローガンを掲げ，世界規模で禁煙活動をおこない，毎年1度の世界禁煙デーを宣言した．

鍼灸を使った禁煙は，古代の鍼灸典籍に記載がなく，現代鍼灸の健康維持における発展の1つである．この方法は，最初は外国の医師が1950年代に発表した．ただし広く応用されだしされたのは70年代になってからである．日本，アメリカ，フランス，ロシアなどの国々で次々と広まった．方法が簡単で費用もかからず，速効性があって，不良反応もないため，ますます各国の医療関係者に注目され，禁煙志願者に喜ばれて，現在では多くの国に普及している．中国では80年代の初頭から禁煙に関する鍼灸の臨床報告が始まり，すぐに盛んになった．そして，たちまちのうちに各国のリーダーとなった．

鍼灸による禁煙の穴位刺激法だが，耳鍼が最も多く使われており，また体鍼，電気鍼，レーザー鍼，鼻鍼，代鍼丸などもある．世界各国の1万にも及ぶ禁煙症例では，穴位刺激法や喫煙者の1日喫煙数，喫煙年数など多くの要因があって，各地の評価基準が異なるので禁煙の鍼灸効果に差があるが，一般に70～90%前後である．また①喫煙年数が短いほど，毎日の喫煙量が少ないほど，そして自らの意思で禁煙しようとしている者ほど効果がよい．②喫煙年数が長く，ヘビースモーカーで，人にいわれて禁煙しようとしている者は，相対的に有効率が低い．鍼灸治療を受けると，多くの喫煙者で，煙草の味が苦辛くなったり，強烈になったり薄くなったり，青臭い味がするようになったりと変化する．また喫煙すると喉が乾燥して不快となり，煙を呑み込まないようになる．また1本を吸い終わらないうちに，二度と吸いたくなくなる人もある．さらに1回目の刺鍼のあと，吸いたいという誘惑，流涎，悪心などの禁断

症状が起きることもあるが，治療を継続していると徐々に消える．

禁煙の鍼灸は，心理的要因が作用したものなのか？ あるいは生理機能が調整されたためなのか？ それについても世界中の学者が多くの研究をしている．そして刺鍼による禁煙は生理的なもので，心理的なものではないと証明されている．禁煙者の心理状態も，禁煙効果にもちろん重要な影響を与えるが，人にいわれたり脅迫された禁煙者は，禁煙が続かないことが多く，長期治療効果に劣ることがデータにより分かっている．

現在，鍼灸禁煙が抱える問題の1つに，刺鍼による禁煙は再発率が高く，速効性はあるが長期に続かないということがある．

(1) 耳鍼
★取穴★

　主穴：口，肺，神門．

　配穴：皮質下，内分泌，腎上腺．

★治療方法★

一般に主穴のみを取り，効果が悪ければ配穴から1～2穴加える．両側の耳区から敏感点を探し，28号か30号0.5寸の毫鍼を45度角で耳穴へ切皮し，鍼尖を耳介軟骨に接触させ，腫れぼったかったり痛む感覚が生じたら，すばやく小刻みに30秒捻転（120回/分）し，耳介を発熱か発赤させ，15～20分留鍼する．また弱刺激の刮法（鍼柄を爪先でこする）で10～15分運鍼し，できるだけ鍼感を胸部や全身の遠隔部分へ到達させてもよい．両耳を交互に刺鍼し，毎日か隔日に1回治療して，5回を1クールとする．もし効果が悪ければ，さらに1クール治療する．

★治療効果★

本法を使って1041例を治療し，有効率70～85%だった．

★注意事項★

①禁煙の耳鍼では，耳介と鍼をきちんと消毒する．以下同じ．

②ヘビースモーカーで，喫煙年数が長ければ，運鍼と留鍼時間を長くするか，弱刺激の刮法を主にする．

③筆者の体験では，3回以内で効果が現れる．もし5回治療して効果がなければ，他の治療法に改める．

(2) 耳穴圧丸
★取穴★
主穴：口，肺，神門，支気管，皮質下．

配穴：胃，交感，腎．精神緊張には心と肝，めまいして不快ならば皮質下，身体が弱って咳嗽や痰が多ければ脾を加える．

★治療方法★
毎回，主穴から2～3個，配穴から1～2個選び，交互に選穴する．上述した穴区から敏感点を探すが，耳穴探索器を使って探してもよい．75%アルコール綿花で消毒したあと，王不留行子（王不留行の種）を小さな絆創膏に載せて，選んだ耳穴へ貼り付ける．そして各穴を1分，耳介が痛くて熱くなったり，赤くなるが，我慢できる程度の強さで按圧する．そして毎日3～5回，毎回1分ほど按圧する．また喫煙したくなったときも耳介が熱くなるまで1分按圧する．夏季には3～5日で貼り替え，他の季節は毎週貼り替える．一般に5回を1クールとする．

★治療効果★
禁煙－1回の治療で，または1クールが終わり，煙草を吸わなくなり，何の不快感もない．**有効**－圧丸が終わってから喫煙量が明らかに減り，少なくとも2/3に減ったが，やはり少しは吸う．**無効**－2～3回圧丸したが，あまり喫煙量が減らないか，1/3も減らない．

2077例を治療し，禁煙1169例，有効897例，無効11例で，有効率99.4%だった．また禁煙できたり喫煙量が減ると同時に，咳嗽や痰，めまいがして不快などの症状が，消えたりはっきりと軽減した人が多数

あった．

★注意事項★

①本法は安全なので，禁煙者は鏡を使い，自分で貼ってもよい．王不留行子だけでなく黄荊子（タイワンニンジンボクの種）でもよい．

②妊婦では軽く按圧する．特に神門は軽く按圧する．

③リズミカルに耳穴を按圧し，刺激量を増やすと，効果が高まる．臨床によれば，耳穴に貼って按圧すると，翌日は煙草を吸いたくなくなるが，3日目や4日目から少し煙草を吸う人がある．貼って按圧すると煙草を吸いたくなくなるので，耳穴按圧を忘れるからである．こうした状況だったら，規則的に耳穴を按圧するようにすれば，だいたい完全に禁煙できる．

(3) 耳穴円皮鍼

★取穴★

主穴：肺，胃，神門．

配穴：皮質下，心，内分泌．

★治療方法★

主穴を主にし，毎回1〜3穴を取る．まず穴区を調べ，最もはっきりした反応点を探し出し，消毒したあと左手で耳介を固定して穴位の皮膚を張り詰めさせ，右手のピンセットで円皮鍼か皮内鍼の鍼柄を挟んで，正確に穴内に刺入したら，小さな絆創膏を貼って固定する．もし喫煙者が鍼を恐がったり，夏で感染する恐れがあれば，王不留行子を貼ってもよい．この場合は耳介の裏側にも貼り，裏表の王不留行子で穴位を挟むようにして刺激を強化する．耳穴埋鍼と貼敷は，毎回一側の耳を取り，3〜5日で貼り替えて，両耳を交互に使う．そして喫煙者には毎日3〜5回按圧するよう指示する．もし煙草が吸いたくなれば，そのつど耳穴を按圧し，煙草を吸いたい欲求を抑える．

★治療効果★

360例を治療し，有効率が84〜98.6％だった．

★注意事項★

①耳穴円皮鍼は，耳穴圧丸や他の方法で効果が悪いときに使う．またヘビースモーカーで喫煙歴が長い喫煙者にも使う．

②きちんと消毒し，夏季は留鍼期間を3日以内とする．

(4) 体鍼

★取穴★

主穴は2組に分ける．①甜味穴．②百会，神門．

配穴：足三里，列缺，三陰交，関元．

甜味穴の位置：列缺と陽谿の間に位置し，橈骨茎状突起の縁から親指ほど離れた柔らかい部分，はっきりと圧痛があって凹む点．

★治療方法★

主穴を中心にし，効果が悪ければ配穴を加える．主穴は毎回1組を取る．甜味穴は両側とも取る．喫煙者の手背を上に向け，圧痛点を探し，28号1寸の鍼で0.8寸ほど直刺する．刺入したとき喫煙者に息を吸わせ，そのあと呼吸を止めることが必要で，刺入が終わったら息を吐かせる．適当に捻転して，はっきりと腫れぼったいだるさがあれば15分留鍼する．刺鍼したあと，喫煙者が両手を重く感じれば効果がよい．また30号1.5寸の毫鍼を肘へ向けて1寸斜刺し，捻転瀉法を使って喫煙者にだるい，痺れる，腫れぼったいなどの感覚を発生させる．主穴の②組は2穴とも取る．まず百会へ28号1.5寸の毫鍼を平刺し，さらに神門へ1寸鍼を直刺する．どちらも腫れぼったくて重い感覚があれば，120〜140回/分の速さで1分ほど捻転するが，少し強く刺激するほうがよい．そのあと留鍼する．配穴は2〜3穴取り，刺鍼して得気したら平補平瀉する．すべて30分留鍼する．こうした方法は，毎日か隔日に1回治療し，3回を1クールとする．

★治療効果★

612例を治療した結果,有効率91〜98.2%だった.

★注意事項★

①甜味穴は甜美穴とも呼び,中国系アメリカ人が発見した禁煙の有効穴であり,取穴では圧痛点を探す.いずれか1つの刺鍼法を選ぶが,最初の方法が常用される.臨床では,この穴だけで多くの効果があった.

②禁煙の選穴は少ないほうがよく,1〜2穴で効果があれば,勝手に取穴を増やさないようにする.

(5) 穴位敷貼

★取穴★

主穴:甜味穴,合谷.

★治療方法★

まず代鍼膏を作る.作り方は,丁香,肉桂,グルタミン酸ナトリウム(味の素)を等量ずつ.前の2味は粉末にして,100メッシュのふるいにかける.まず6倍量の黒薬膏(鉛丹と松ヤニなどの植物油を混ぜたもの.基剤として使う)を加熱して溶かし,さらに丁桂散(前に作った2味)を入れ,温度が60℃まで下がったらグルタミン酸ナトリウムを入れ,湯煎にして膏薬を広げ,1.5×1.5寸の紙に1gずつ載せる.

操作法:前述した穴位で,より圧痛が強い部位に24時間膏薬を貼る.膏薬を貼って10分後,喫煙者に1〜2本煙草を吸わせる.そして頭がクラクラしたり,悪心や流涎などが現れたら効果がある.

★治療効果★

128例を観察した結果,著効82例,有効32例,無効14例で,有効率89.1%だった.

★注意事項★

①まだ代鍼膏は市販されていないので,自作しなければならない.

②本法は喫煙者が受け入れやすいが,効果が悪かったり無効ならば,他の方法を併用するか,他の方法に改める.

(6) 指圧（指鍼）

★取穴★

主穴：甜味穴.

配穴：四花穴.

四花穴の位置：四穴から構成される．上が膈兪，下が胆兪.

★治療方法★

まず主穴を取り，効果が悪ければ配穴に改める．主穴は両側を取り，禁煙者の両手が重く痺れるまで，あるいは心地よく，あるいは口の中に異様な味や金属臭がするまで，親指を使って圧迫する．配穴は禁煙者を腹臥位にし，膀胱経1行線の膈兪と胆兪に人差指と中指を置き，最初に両側の膈兪を10分間按圧し，そのあと胆兪も同じ方法で10分間按圧する．そのあと両側の膈兪から胆兪までのラインをこすり，熱くなればよい．毎日1回治療し，10回を1クールとする.

★治療効果★

55例を治療し，禁煙35例，有効13例，無効7例で，有効率87.3%だった.

★注意事項★

①鍼灸の禁煙法では，本法が最も安全で，喫煙者や家族も治療できる.
②本法を耳穴圧丸法と併用すると，効果が上がる.

(7) 鼻鍼

★取穴★

主穴：胆点.

配穴：肺点.

胆点の位置：鼻梁最高点の両側で，内眼角の直下.

肺点の位置：両眉の内側端を繋いだ線の中点.

★治療方法★

一般に主穴だけを取り，効果が悪ければ配穴を加える．30号0.5寸の毫鍼を，直刺か斜刺で1〜2mm刺入し，すばやく2〜3秒捻転し，喫煙者にだるい，腫れぼったい，痺れるなどの感覚を強く発生させ，目が潤んできたり涙が流れたら，15分留鍼する．毎日1回治療して，5回を1クールとする．

★治療効果★

1138例を治療し，禁煙694例，有効114例，無効330例，有効率71%だった．禁煙できたものを3カ月後に再調査すると，338例（55.8%）は完全に禁煙が続いていたので，一定の長期効果があった．

★注意事項★

①鼻は筋肉が薄く，感覚が鋭敏なので，切皮しただけで強い鍼感のあることが多い．だから深く刺入せず，鼻骨に達しない程度とする．手法は捻転を主にする．

②鼻鍼を使うときは，喫煙者の体質と耐性を考慮し，人によって強さを加減する．

2. 禁酒

飲酒も，やはり嗜好の1つだが，喫煙と少し違う．少量の飲酒なら健康に有益だが，泥酔，特に強い酒は生理的，精神的，社会的に大きな問題である．過度の飲酒は，急性アルコール中毒となり，嘔吐や腹痛，一時的な精神錯乱を引き起こす．急性アルコール中毒がひどすぎれば，呼吸や循環中枢が麻痺し，死亡することすらある．長期にわたって多量の飲酒を続ければ，慢性アルコール中毒となり，知能が衰え，さらに進行すればアルコール中毒性の精神病になる．さらに飲酒癖は，胃や十二指腸潰瘍，慢性胃炎，食道炎，肝臓病，狭心症，高血圧症，癌などとも関係がある．統計によれば，飲酒癖がある人の肝硬変発生率は，飲酒しな

い人の8倍で，食道癌や胃癌，肝臓癌なども飲酒癖のある人々に発病率が高い．アルコール中毒は，心臓病や癌などの疾患を除く，健康に影響する第3の問題である．酒癖の悪さは，社会の安定や家庭の平和にも危害を加える．研究によると，飲酒癖は遺伝子によって子孫に伝わり，消えることがない．

　鍼灸を使った禁酒は，最初に中国以外の学者が提案して実施された．例えばアメリカのリンカーン病院麻薬科では，刺鍼で麻薬中毒やアルコール中毒を治療するようになってから，すでに30年になる．中国でも1980年代の中期から，現代鍼灸を使った禁酒の臨床報告が続々と現れた．国内外のデータを統計すると，鍼灸の禁酒に対する有効率は85％ぐらいである．鍼灸の良性作用は，アルコールに対する欲求を下げるだけでなく，禁断症状を緩解させ，焦燥感，敵意，ストレス，不眠，憂鬱を軽減させて，活力を増大させ，リラックスもする．こうした治療作用は，飲酒癖を治療するのにちょうどよい．

　現在，禁酒の鍼灸に使われる穴位刺激は耳鍼が主だが，体鍼を使った禁酒法もある．治療効果を高めるために，耳鍼と少量の抗鬱剤を組み合わせて治療したものもある．臨床観察により，治療対象が禁酒したいという願望を持ち，粘り強く続ければ満足できる効果がある．鍼灸による禁酒は，一般に禁断症状が出ない．また鍼灸は，酔い醒ましや飲酒癖の再発に対しても効果がある．

(1) 電気鍼
★取穴★
　主穴：合谷．
★治療方法★
　両側の合谷を取り，28号1.5寸の毫鍼を刺入し，得気したらG6805パルス器に接続する．この機は0，1，2，3，4と5段階で強さを連続的に変化させる．パルスは連続波で，ダイヤルを3に合わせ，禁酒者

に強烈な痛みや痺れを与える．もし禁酒者が慣れて耐えられるようならば，徐々に刺激を強める．具体的には，次の3段階でステップアップする．

①**飲酒**：禁酒者に飲酒させ，酒を飲むと同時に2～3秒通電し，強烈に刺激する．毎日1回，毎回30～60分治療し，治療中は15～30回飲酒させる．10回を1クールとし，一般に1～2クール治療する．禁酒者が，酒を口にしても飲みづらくなったら，次のステップに移る．

②**聞き酒**：禁酒者に酒の匂いを嗅がせ，酒の匂いを嗅ぐと同時に2～3秒通電し，強烈に刺激する．毎日1回，毎回30～60分治療し，治療中は15～30回ほど酒の匂いを嗅がせる．10回を1クールとする．一般に1～2クール治療すると，禁酒者が酒の匂いを嫌うようになる．そうしたら次のステップに移る．

③**飲酒を見たり，思い出す**：禁酒者に録画した飲酒場面を見せたり，禁酒者に飲酒の記憶を思い出させ，禁酒者が酒を飲みたいと思うと同時に2～3秒通電し，強烈に刺激する．毎日1回，毎回30～60分治療し，治療中は15～30回，飲酒している情景を見せるか，飲酒している自分を思い出させる．10回を1クールとする．一般に1～2クール治療し，禁酒者が，酒を飲みたいと思わなくなったら治療を終える．

★**治療効果**★

禁酒－2年後の再調査で，飲酒しなくなった．**有効**－再び飲み始めたが，自分で飲酒量をコントロールでき，入院前より飲酒量が1/2～3/4ほど減った．**失敗**－再び飲み始め，飲酒量をコントロールできない．

アルコール依存症6例，アルコール中毒3例の合計9例を治療した．禁酒6例，有効2例，失敗1例で，有効率88.9%だった．

★**注意事項**★

①本法は，電気鍼によるメンタルリハーサル法（条件反射）で，飲酒癖のひどい者に使う．飲酒癖がひどいと，急に禁酒した場合，癲癇のような発作，震え，うわごとを喋ったりなど，禁断症状が起きる．そこで治療前に準備段階が必要で，ジアゼパムを代替治療とし，毎日ジアゼ

パムを20～30 mg飲んで，10日後に服用を止める．だんだんと量を減らして薬を止める．栄養補給としてビタミンBやC，肝臓保護の薬物，心臓血管を栄養する薬物，神経を栄養する薬物などを輸液し，飲酒によって大量に消費された栄養物質を補給し，アルコール代謝を促す．

②治療を成功させるには，禁酒する動機と決心が必要である．これは非常に重要で，それが治療の正否を握っている．準備段階では，術者が禁酒者に過度の飲酒がもたらす身体への損傷を訴え，禁酒者の検査結果を見せて説明すれば，さらに説得力がある．

③禁酒は，3つのステップを踏んで徐々に進める．治療中は，術者が禁酒者と意思を疎通させ，禁酒者の気持ちを思いやり，理解して励まさなければならない．毎日同じ時刻に治療するとよい．鍼感が強いため，禁酒者が電流を弱めてくれと懇願することが多く，禁酒者によっては焦燥，緊張，苦痛などが起こる．そのとき術者は説明し，禁酒者にできるだけ我慢させる．治療の抵抗は，8回目から10回目の治療で始まる．それは禁酒者が治療に耐えがたかったり，自信をなくすことが原因だが，そのとき術者と家族が励まし，思いやることが非常に大切である．

④正規な禁酒治療をしたあと，効果を安定させる治療が必要である．治療が終わって2週間以内は，家族の監督の下で，禁酒者に7～10回ほど飲酒する状況を設定し，治療効果を確かめる．それで飲むことがなければ，禁酒治療のステップは成功である．だが飲めば，次の聞き酒ステップに進む．治療後2年間は注意する．

(2) 耳穴円皮鍼

★取穴★

主穴：神門，皮質下，咽喉．

配穴：心，胃，内分泌．

★治療方法★

毎回2～4穴を取り，順番に使用してもよい．円皮鍼か王不留行子

を貼り付ける．貼り付ける前に，穴区から最もはっきりした反応点を探し，円皮鍼を貼り付けるときは，きちんと皮膚を消毒する．王不留行子を貼るときは，耳介裏側の同一部分にも貼り，2つの種で裏表から耳穴を挟むようにして刺激を強める．円皮鍼にしろ種にしろ，絆創膏で貼り付けたあとは，各穴を1～2分ずつ，患者が耐えられる強さで，耳介が発熱や発赤する程度に強く按圧を続けなければならない．そして患者は毎日の食事前に5分間，前と同じように按圧する．また飲酒したくなれば，その都度按圧する．円皮鍼にしろ種にしろ両側の耳穴へ貼り，2～3日ごとに貼り替えて7回を1クールとし，1週間空けて状況を見ながら治療を継続する．

★治療効果★

310例を観察し，治癒238例，有効38例，無効34例で，有効率89%だった．

★注意事項★

①普通の飲酒癖で鍼を恐がる者には，王不留行子を貼ってもよい．そして家族か本人が按圧する．飲酒癖が長く，飲酒量も多く，強烈な飲酒癖のある者には，円皮鍼でなければならない．

②円皮鍼を貼るときは，鍼や皮膚，ピンセットをきちんと消毒し，感染しないようにする．

(3) 体鍼

★取穴★

主穴：内関，列缺．

★治療方法★

毎回，両側2穴を取る．内関穴は，すばやく切皮したあと，鍼尖を少し上（肩）へ向けて斜刺し，得気があれば提挿を繰り返して鍼感を探す．鍼感が肩か胸部に伝導すれば，1～2 mm幅の提挿に捻転速度140回/分の小幅な捻転を加え，平補平瀉にて伝導した鍼感を保持する．列

缺の刺鍼は，鍼尖を上（肩）へ向け，手太陰肺経の経脈に沿わせて斜刺し，得気があれば内関と同じ方法で運鍼する．各穴の運鍼時間は1～2分で，そのあと30分留鍼し，留鍼中は5～10分ごとに前と同じ方法で運鍼する．毎日1回刺鍼して，5～7回を1クールとし，各クール間は3日間停止する．

★治療効果★

11例を治療し，全員に有効だった．なかには1～2回の治療で禁酒できた者もいる．

★注意事項★

①効果を得るポイントは，鍼感を伝導させることである．筆者の経験では，静かな診療室で治療し，禁酒者は臥位がよい．

②本法は普通の禁酒者に使う．

(4) 耳鍼と体鍼

★取穴★

主穴：耳穴の肝，肝感応点．体穴の気海，陰交．

肝感応点の位置：耳輪脚の下．

★治療方法★

毎回，耳穴と体穴を取る．耳穴は一側を取り，両側を交互に使う．体穴は両方とも取る．まず体穴には28号1.5～2寸の毫鍼を刺鍼し，局部にだるさか腫れぼったい感覚が発生したら，中刺激の平補平瀉で1～2分運鍼し，15～20分留鍼する．留鍼中は5～10分ごとに，前の治療法と同じ方法で運鍼する．抜鍼したあと耳穴を消毒し，敏感な反応点を選んで円皮鍼を貼る．体鍼は毎日か隔日に1回，耳穴埋鍼は3～5日に1回おこなう．体鍼は10回を1クールとし，各クール間は3～5日空ける．耳鍼は治療クールを考えない．食事の5分前，または飲酒したくなったときに，耳穴を1～2分按圧する．

★治療効果★

34例を治療し，1例の重症な精神症状のある患者を除いて，全員が禁酒に成功した．有効率は97.1%だった．

★注意事項★

本法は中国の臨床ではないので，さらに検証する必要がある．

(5) 電気鍼と耳圧

★取穴★

主穴：体穴の脾兪，肝兪，腎兪，内関，神門，足三里．

配穴：耳穴の口，胃，皮質下，内分泌，神門，肝．

★治療方法★

体穴の脾兪，肝兪か腎兪を取り，毫鍼で切皮して1寸ほど直刺する．得気したら鍼を止め，G6805パルス器に繋ぎ，禁酒者が耐えられる程度の連続波を流す．他の体穴は，毎回2穴を選び，平補平瀉したあと30分留鍼する．これは毎日1回治療し，5回を1クールとして，各クールは2〜3日空ける．一般に3クール治療する．

耳穴は，アルコール綿花で耳介を消毒し，穴位から敏感点を探し，王不留行子を小さな絆創膏に載せて穴位へ貼り付ける．そして親指と人差指で耳介を挟んで耳穴を圧迫し，だるい，腫れぼったい，痛いなどの感覚を発生させる．毎回4〜5穴（両耳）を取り，各穴を3〜5分ずつ，毎日3〜5回按圧する．酒を飲みたくなったら，その欲求が消えるまで耳穴を按圧する．

★治療効果★

治癒－治療によりまったく飲酒しなくなり，半年しても禁酒が続いている．**有効**－毎日の飲酒量が1/2以上減った．**無効**－飲酒量減少が1/2に達せず，しょっちゅう飲酒する．

18例を3クール治療し，治癒6例，有効10例，無効2例で，有効率88.9%だった．

★注意事項★

①背部穴は，直刺で刺入が深すぎると臓器を損傷する．
　②耳穴の按圧は，禁酒者に自主的にやらせる．

3. 麻薬中毒

　麻薬は，現在では世界的な問題である．人類の健康に危害を加えるだけでなく，一連の解決しがたい社会問題を引き起こすので，国際的にも広く注意を喚起されている．毎年6月26日を世界麻薬撲滅デーと定めている．

　新中国が誕生してからは，中国は麻薬のない国家となった．しかし1980年代の改革解放政策によって，外国から文化が玉石混合で流入するようになり，それと一緒に麻薬も入り込んできた．現在では，完全な統計ではないが，中国に登録された麻薬使用者は，すでに100万人にも上っており，その半数以上が35歳以下の人である．そのため麻薬をどうやったら断ち切れるのかが，中国を含めた国際社会で，速やかに解決すべき課題の1つとなっている．

　長期にわたる麻薬患者は神経伝達物質の分泌が異常となり，エンケファリンの分泌が抑制されて，外来性の嗜癖物質の供給が断たれると，体内アヘン類物質（エンドルフィン）の欠乏が起こり，煩躁不安（イライラして落ち着かない），不眠，腹痛，胸悶，肢体の痛だるさ，連続するクシャミやアクビ，鼻水と涙が交互に出るなど，一連の耐えがたい禁断症状が誘発され，ひどければショック，意識喪失，そして生命の危険に及ぶことすらある．もちろん西洋医薬による麻薬患者治療も，禁断症状を抑える面で一定の効果があるが，全面解決させる方策はない．中国も自国の得意分野に力を注ぎ，中医学と西洋医学の結合を強化し，漢方薬と鍼灸を使って麻薬患者を治療し，すでに大きな成果が得られている．

　鍼灸を使った麻薬患者の治療は，1972年に香港の外科医である

H.L.Wen らが，香港で鍼麻酔手術をおこなっていたときに偶然発見され，1973年に香港で耳鍼と電気鍼で麻薬中毒を治療するようになった．その後さらにアメリカで研究が進められ，優れた効果が得られただけでなく，アメリカのいくつかの都市では普及もしている．現在では五大陸の多くの国家において，鍼灸を応用した麻薬患者治療が研究されている．

　中国でも清代には漢方薬を使った麻薬中毒治療はあったが，鍼灸を応用するようになったのは比較的遅く，これに関する臨床論文が登場したのは80年代末である．体鍼や耳鍼，あるいは体鍼を組み合わせた方法が常用される．中国以外では耳鍼が多用される．中国の鍼灸医療では体鍼が使われる傾向があり，火鍼が使われたりもする．取穴は頭部が中心で，四肢の穴位を配穴している．治療効果においては，中国以外の文献を統計した人があり，21編の論文があって，2500例以上の麻薬中毒患者を刺鍼治療した臨床研究文献を分析した結果，すぐに麻薬が止められる率は平均して46%前後，1年後の再調査では約10%が止めていた．中国の報告では，これより効果が高いが，累積された症例数が少なく，再び麻薬を始める率が高いので，その確実な治療効果については，さらに研究を待たねばならない．麻薬中毒に対する鍼の治療メカニズムは，現在も解明されていない．

(1) 耳穴電気鍼
★取穴★
　　主穴：肺．
　　配穴：交感，神門，肝，脾，腎．
★治療方法★
　主穴だけを取るか，考慮して配穴を加えたり，または配穴に改めたりする．主穴は両側の耳介を取り，0.5寸の毫鍼を刺入して，得気したらパルス器に繋ぎ，周波数30〜100 Hzの連続波で通電する．電流は患者が耐えられる程度とし，30分から1時間通電する．配穴は一側を取

り，毫鍼を刺入して腫れぼったい痛みがあれば1時間留鍼する．毎日1〜2回治療し，7日を1クールとする．主穴は，最初の3日間は毎日2〜3回刺鍼し，あとの4日間は毎日1回刺鍼する．

★治療効果★

428例を治療して，348例が麻薬を止められ，成功率81.3%だった．主穴だけを使って麻薬中毒患者を治療したものは99例あり，97例が止められたが，2例は止められなかった．その有効作用は禁断症状を軽減するだけでなく，中毒した薬物に対する心理的欲求も抑えることができ，自分から長期の治療を受けようとする患者がはっきりと増える．

★注意事項★

①本法は中国以外で多用される方法で，成功率が高いが，急性解毒には毎日2〜3回の刺鍼が提示されている．臨床では主穴だけを使ってもよく，主穴と配穴を組み合わせてもよい．しかし強く刺激したほうがよく，留鍼時間も長くしてよい．

②本法の長期効果は，まだ優れたものではない．2年間の追跡調査によると，最初の3カ月は80%の成功率だったが，6カ月後には70%，1年後は65%，2年後は55%だった．

(2) 耳鍼と漢方薬

★取穴★

　主穴：神門，肺，肝，心，腎，脾．
　配穴：内分泌，皮質下，交感．

★治療方法★

ヘロインを止めたあと，最初の3日間は大用量の塩酸メタドンを投与して禁断症状を抑え，4日目から徐々に減らすとともに，耳穴と漢方薬治療を併用する．一側の耳穴を取る．座位か側臥位にし，局部の皮膚を2回消毒したあと，0.5寸32号の毫鍼を0.1〜0.3寸直刺して，30分留鍼する．留鍼中は2回運鍼し，抜鍼するとき消毒乾綿で鍼孔を圧

迫して出血を防ぐ．両耳を交互に使用し，1週間に2回治療する．抜鍼したあとは対側の耳穴を消毒し，直径1.5 mmの磁石粒を7×7 mmの絆創膏で貼り付け，患者に貼り付けた部位を毎日3～5回，耳介が充血発熱し，腫れぼったい痛みがある程度に1回に30遍ぐらい按圧させる．これは14日を1クールとする．

これとは別に漢方薬を服用する．

漢方薬：柴胡6g，当帰15g，白芍15g，鬱金12g，益智仁15g，龍骨30g，牡蛎30g，酸棗仁30g，柏子仁30g，夜交藤30g，葛根30g，甘草6g．毎日1剤を煎じ，朝晩に1回ずつ，5日続けて服用する．

★治療効果★

治癒－禁断症状が消え，塩酸メタドンも徐々に減らして0となり，尿モルヒネの定性分析も陰性，麻薬を欲しがろうともせず，追跡調査しても断っている．**著効**－禁断症状が消え，塩酸メタドンも徐々に減らしたが，尿モルヒネの定性分析は陽性，麻薬を欲しがろうともせず，追跡調査しても断っている．**有効**－禁断症状が明らかに改善したが，やはり塩酸メタドンを使っており，元の量を維持しており，尿モルヒネの定性分析は陽性，麻薬を欲しがる心理的欲求が弱まり，追跡調査しても断っている．**無効**－禁断症状が改善されず，塩酸メタドンに代替する療法も堅持できず，麻薬を求める欲求が強く，再びヘロインを吸い始め，尿モルヒネの定性分析は陽性．

121例を治療し，治癒45例，著効11例，有効46例，無効19例で，有効率84.3%だった．

★注意事項★

①本法では，薬物療法や漢方薬を併用する．そのうち薬物は徐々に減らすが，漢方薬も相乗作用する．漢方薬の処方は，証によって加減する．

②本法による成功率は，まだ高くない．長期に再開する状況も観察されておらず，さらなる研究が待たれる．

(3) 体鍼の1

★取穴★

主穴：内関，水溝，素髎，大椎．

配穴：曲池，合谷，陰陵泉，神門，足三里．不眠には百会，印堂．意識がはっきりしなければ湧泉．煩躁すれば労宮を加える．

★治療方法★

主穴はすべて取り，症状に基づいて配穴を加える．毎日，午前中の決まった時間に刺鍼する．まず内関へ1寸直刺し，得気したら1分ほど提挿捻転する．さらに水溝へ0.5寸刺入し，涙が出たり，目が潤む程度に雀啄手法する．素髎は0.3寸に直刺し，はっきり腫れぼったい痛みが発生するようにする．大椎は下へ向けて1.2寸斜刺し，鍼感を下向きに放散させる．配穴は刺鍼して得気したら2～5分ほど大きく捻転するが，強さは患者が耐えられる程度とする．すべて20分留鍼し，その間は1～2回，同じ方法で運鍼する．毎日1～2回治療し，10回を1クールとする．

★治療効果★

①治療して2週間後も禁断症状が起きない．②薬物を捜そうとしない．③体温，脈拍，心拍数，血圧が正常で，精神状態も好転した．④食欲が増した（治療前の2倍）．⑤体重が増えた（1kg以上）．⑥睡眠が正常．

著効－基準をすべて達成．**有効**－基準のうち1～5項目達成．**無効**－改善なし．

245例のヘロイン中毒患者を1クール治療し，著効143例，有効81例，無効21例で，有効率91.4％だった．

★注意事項★

①ヘロイン中毒では，一般にヘロインを中止して7～12時間後にあくび，流涙，鼻水が出る，発汗，焦燥，煩躁不安など禁断症状が現れる．8～16時間後に寒戦（寒気がして震える），発熱，全身に鳥肌がたつ，悪心，嘔吐，腹痛，下痢，筋肉疼痛，不眠，興奮，苦悶などが現れる．

36〜72時間で禁断症状がピークになり，それ以降は自然に弱まる．ほとんどの症状は6〜12日で消える．離脱して10日後は，多くの症状は消えているにもかかわらず，ほとんどの中毒者に焦燥，不眠，発汗などが残るが，それを遷延症状と呼ぶ．そして10日前後で，常にあった禁断症状が再び激化するリバウンド現象が起きる．体鍼治療すると48時間で禁断症状が弱まり始めるが，72時間後でも刺鍼群は一定の優勢を保っている．しかし，ある程度は禁断症状を抑えられても完全ではないので，他の補助手段を併用しなければ，禁断症状を完全に抑えることはできない．

②刺鍼を麻薬治療に使う漢方薬（例えば洋金花など）と併用するときは，慎重にしなければならない．

(4) 体鍼の2
★取穴★
主穴：四神聡，内関，合谷，足三里，三陰交．

配穴：水溝，労宮．

四神聡の位置：百会の前後左右1寸．全部で4点．

★治療方法★
刺鍼法を使う．四神聡に平補平瀉し，内関と合谷は重提軽挿（強く引き上げ，軽く押し入れる）の瀉法で連続3回操作する．足三里と三陰交は軽提重挿（軽く引き上げ，強く押し入れる）の補法で連続3回操作する．得気したら30分留鍼し，5分ごとに運鍼する．最初の3日間は毎日2回（午前9〜11時，午後3〜5時．重症なら夜の9〜11時も追加する）治療し，あとの7日間は毎日1回（午後3〜5時）治療する．重症ならば水溝と労宮の刺鍼を加えてもよい．

★治療効果★
ビジュアル・アナログ・スケール（VAS）に基づいて欲求度表を制定する．1本の長さ100 mmの横線を使い，横線の左端をヘロイン欲求度0%

とし，右端をヘロイン欲求度100%とする．左から右に行くにつれて欲求度が大きくなり，被験者は自分のヘロイン欲求度に基づいて横線にマーキングする．マーキングされた位置の左端からの距離によって，被験者のヘロイン欲求度が決まる．最後にヘロインを吸った時点から毎日1回記録し，全部で10日記録する．その結果，治療して8日目で，本法による刺鍼は，ヘロイン欲求に対して明らかな抑制作用があった．刺鍼によるヘロイン中毒患者の心理的渇望の優勢表現は8日目から改善されるが，これは刺鍼が精神的依存を除去する治療方法であることを示し，また再発を防ぐ潜在力ともなる．本法は離脱後期の精神依存を治療する方法となりえる．

★注意事項★

①本法は，主に再発予防に使う．現在はヘロイン離脱後の再発率が極めて高く，一般に半年内で95%以上が吸い始めるが，再開する理由は遷延性の離脱症状ならびに精神的渇望によってである．

再発防止は現在でも難問で，刺鍼治療でも取穴や手法の面で試行錯誤が続いている．本法は臨床の参考として載せているにすぎない．紹介した方法だけでなく，現在では韓氏戒毒儀法を使った再発防止法がある．合谷，労宮，足三里，三陰交の4穴に，韓氏戒毒儀を使って治療する．最初の3日間は毎日3回（4〜6時間ごと），あとの7日間は毎日2回（8時間ごと）治療する．患者の状況に応じ，取穴と手法を選んで治療し，単独に使ってもよいし，交互に使用してもよい．

②治療効果を高めるため，本法では離脱期間において，漢方薬や薬物を併用して治療したほうがよい．

③本法は離脱後期において，できるだけ早く使用する．だいたい1クールで効果が現れ始める．

(5) 総合療法

★取穴★

主穴は2つに分ける：①神門，肺，心，内分泌．②水溝，百会．

配穴も2つに分ける：①交感，皮質下，脾．②内関，足三里，三陰交，合谷，翳風，復溜．

★治療方法★

　毎回，主穴は全部取り，配穴は2つの組から2～3穴ずつ取る．耳穴はヨードチンキとアルコールで消毒し，一側の耳穴に0.5寸の毫鍼を軟骨まで刺し，電気鍼に繋いで連続波を，患者が耐えられる程度の強さで通電する．抜鍼したあと，もう一方の耳穴に王不留行子を貼り付け，毎日3回，1回5分ずつ，耳介が紅潮したり発熱する程度に按圧するか，3 mmの円皮鍼を入れて絆創膏で貼り付け，3日ごとに貼り替える．両耳を交互に使用する．体穴の水溝と百会は刺鍼したあと20分ほど施灸し，他の穴位はG6805-3パルス器に接続して，30分ほど治療する．刺激の強さは患者が耐えられる程度で，2Hzと100 Hzの周波数（低周波と高周波）で交互に刺激する．毎日2回，午前9時と午後4時に1回ずつ治療する．20回を1クールとする．配穴は刺鍼して得気があれば留鍼する．また同じ方法で電気鍼してもよく，電気鍼刺激は毎回30～60分とする．毎日1回治療して10回を1クールとし，各クール間は3～5日空ける．

★治療効果★

　105例を治療した結果，鍼灸後の離脱得点の減少は各99.0%，ナロキソンと組み合わせた誘発試験の判定は，離脱率100%だった．鍼灸の平均離脱時間は4日．また鍼灸後は，渇望（麻薬を吸いたい欲求），食欲不振，嘔吐，腹痛，筋肉や骨の痛みなどの症状が制御できたが，瞳孔散大の症状だけは完全に制御できない．一部の麻薬中毒患者は，治療クールが終了したときも完全に回復していなかった．

★注意事項★

　①本法は総合刺激法であり，操作は複雑だが治療効果は信頼性が高い．

　②本法では耳介軟骨まで刺入しなければならないので，鍼は厳重に消

毒し，感染を防いで耳介軟骨膜炎などを起こさないようにする．耳穴圧丸は安全なのだが，按圧でなくマッサージすると皮膚が破れて感染する．

③本法の操作中には，パルス刺激の周波数（低周波と高周波を交替させる）と鍼灸時間（毎日2回，午前9時と午後4時の1回ずつ）を厳守するよう注意する．

(6) 電気鍼
★取穴★
主穴は2組に分ける：①足三里，三陰交，圧痛点．②百会，印堂，内関，腎兪．

配穴：労宮，合谷，人中，素髎，神門．

圧痛点の位置：胸椎5〜7，次に腰椎2と胸椎3の周囲に集中している．

★治療方法★
主穴は，毎日1組へ刺鍼し，2つの組を交互に使う．配穴は考慮して加える．圧痛点，足三里，三陰交にはG6805パルス器を接続し，3〜5Hzの連続波，刺激強度3で，毎日午前の決まった時間に20分間刺激する．その他の穴位では電流12〜20mA，患者が耐えられる程度の強さで，毎秒2〜100回の疎密波を使う．毎日2〜3回，毎回30分治療し，10日を1クールとする．

★治療効果★
完全離脱，著効，有効，無効に分ける．

54例を治療した．完全離脱31例，著効14例，有効9例で，有効率100％だった．

★注意事項★
①圧痛点を麻薬治療の穴位とする治療法は，近年の臨床治療において発見された．探索方法は，中毒患者を腹臥位にし，両手を平らにして身体の側面に置き，術者は患者の一側に立ち，第7頸椎と第1胸椎の棘

突起間から下へ，均一な親指の力で椎間隙を次々に按圧し，仙骨管裂孔で止める．何も暗示せず，被験者は即時に圧痛のある部位を知らせる．

②本法は，麻薬中毒治療薬であるクロニジンと対照比較されたことがある．両者の効果は似通っており，情緒障害，骨格筋の痛み，不眠に対する電気鍼の効果はクロニジンより優れていた．さらにクロニジンは，頭暈，悪心，嘔吐，多汗，心慌（動悸），口乾，不眠，疲労，心電図の異常などの反応が現れた．だが電気鍼群には副作用が起きなかった．

2章　美容

　現在の美容鍼灸で主なものは，人体の容貌や体型にさまざまな影響を及ぼす症状に，鍼灸を使って治療するものである．

　美容的な疾病の鍼灸治療は，例えば円形脱毛症など髪に影響する疾病，また酒皶鼻など五官に影響する疾病，あるいはソバカスなど顔に影響する疾病など，中医鍼灸の古今文献にも多く記載されている．近年では人々の美容に対する要求が，ますます激しくなり，化粧品も広く使用されるようになったが，効果が短時間，作用が限局される，アレルギーを起こしやすいなどの欠点があり，価格も高いので，安定した効果が持続し，全身機能を調整し，まったく副作用がなく，経済的で簡便な美容鍼灸の方法が好まれるようになっている．

1. 円形脱毛症

　円形脱毛症は，突然頭部に限局性の斑状脱毛が発生し，美容に影響する疾患の1つである．この疾病は青年期に多く見られる．ハゲは円形や楕円形で，数も一定せず，大きさも不揃いだが，局部の皮膚は正常で，自覚症状がない．その原因は現在もはっきり分かっていないが，自己免疫や遺伝などと関係があると思われ，精神的な要因で誘発されたり悪化したりする．

　中医学では円形脱毛症が油風に属し，俗には「鬼剃頭」と呼ばれる．清代の『医宗金鑑』に，局部を刺絡して治療する方法が記載されてい

る．この方法は現代に，鍼灸の円形脱毛症治療として甦り，20世紀の1950年代末から60年代にかけて，皮膚鍼（梅花鍼や七星鍼）で脱毛部分を叩刺し，かなりの効果を上げ，現在でも使われ続けている．また治療効果を高めるため，普通の梅花鍼を電気梅花鍼に改めたり，棒灸や刺血療法，穴位注射，穴位レーザー照射なども応用された．本病に対する鍼灸治療の効果は，かなり信頼性が高く，これに精神的な暗示を加えれば，治療効果を高める助けとなる．現在の有効率は85％以上である．

　鍼灸で円形脱毛症を治療するメカニズムだが，ほとんどの脱毛症患者に微小循環障害があり，そのため局部の毛包に血液が行かなくなって脱毛している．梅花鍼などの方法は，毛包周囲の毛細血管の数を増やし，微小循環を促して毛球細胞の分裂活動を増加させるので治癒する．

(1) 梅花鍼
★取穴★
　主穴：阿是穴，陽性反応点，風池，百会．
　配穴：太淵，内関，頸部，仙骨部，腰部．
　阿是穴の位置：脱毛区（以下同様）．
　陽性反応点の位置：多くは脊椎の両側にあり，触るとひも状，結節状，スポンジ状の柔らかいものなど陽性反応物や，圧迫してだるい，痺れる，腫れぼったいなどを感じる陽性反応点．

★治療方法★
　阿是穴と風池は，毎回必ず取る．配穴は頸，腰，仙骨部が多い．陽性反応点を重点的に叩刺する．普通の梅花鍼を使うが，電気梅花鍼でもよい．頭が1つの電気梅花鍼を使う場合は患者に導子を握らせて電気梅花鍼を持つが，双頭の電気梅花鍼なら両方とも術者が持つ．電流の強さは患者が耐えられる程度とし，70〜90回/分のパルス密度とする．叩刺方法は，電気梅花鍼でも普通の梅花鍼と同じである．まず均一な鍼を落とす速度で脱毛区を密刺する．その方法は，脱毛区の辺縁から螺旋状

に中心へ向けて繞刺し，そのあと再び脱毛していない部分から脱毛の中心へ向けて繞刺する．続いて風池穴か百会穴の穴位表面に0.5～1cmの直径で円を描いて密刺する．頭皮の状態に基づいて刺激量を調整するが，頭皮にはっきりした変化がなければ中刺激で叩刺し，局部を赤く充血させる．頭皮が少し赤くなって腫れていれば軽刺する．頭皮が白くなっていれば，少し血がにじむ程度に強く重刺する．最初は各穴を20回ぐらい叩刺し，徐々に回数を増やして40～50回ぐらいにする．その他の穴位も風池穴と同様に叩刺する．背部の叩刺方法は，後頸部から尾骨まで，背骨の両側と脊柱の中央を繰り返し何度も叩刺し，各椎体間も3回ずつ横に叩刺する．全部を叩刺し終えたら，治療効果を高めるため脱毛部分に複方斑蝥チンキを塗る．これを塗ると，局部に少し痛いような灼熱感がある．梅花鍼治療は毎日あるいは隔日に1回おこない，15回を1クールとして，各クール間は5～7日空ける．

複方斑蝥チンキの作り方：斑蝥（ツチハンミョウ）20匹，トウガラシ20～30g，生ショウガ30g，抱水クロラール50g，樟脳粉10g，グリセリン50 ml，昇汞水1 ml，キニーネ粉2gを，75%アルコール1000 mlに漬ける．

★治療効果★

治癒－頭髪がすべて生え，頭皮の厚さも正常（5～7mm）に回復し，頭皮の温度も正常（30～34℃）になった．著効－脱毛区の80%に髪が生え始め，脱毛が止まり，頭皮の厚みと温度が正常になった．有効－脱毛区の50%に髪が生え始め，脱毛が減ったか止まり，頭皮の厚みと温度がほぼ正常になった．無効－刺鍼の前後で目立った改善がない．

1089例を治療し，有効率は87.7～100%だった．そのうち電気梅花鍼は821例で，治癒742例，著効4例，有効52例，無効23例，有効率97.2%だった．普通の梅花鍼のみで治療したのは139例で，治癒26例，著効74例，有効35例，無効4例，有効率97.1%だった．

★注意事項★

①本法は，最も多く使われ，最も効果的な方法である．電気梅花鍼の治癒率は高いが，市販されていないので自作する必要がある．梅花鍼と電気梅花鍼は有効率が似通っているものの，普通の梅花鍼は治癒率が低い．しかし操作が簡単であり，患者が自分で治療できる．

②本法で挙げてある複方斑蝥チンキは，製法が複雑である．もし家庭で治療するならば，生のヒネショウガの切り口を患部にこすりつけて汁を塗る．毎日2回おこなう．

(2) 体鍼
★取穴★

主穴：百会，頭維，阿是穴，生髪穴，防老，健脳．
配穴：翳明，上星，太陽，風池，外関，天井．
生髪穴の位置：風池と風府を繋ぐ線の中点．
防老穴の位置：百会の後ろ1寸．
健脳穴の位置：風池の下0.5寸．
翳明穴の位置：翳風の後ろ1寸．風池と翳風を繋ぐ中点．

★治療方法★

1回の治療で主穴から2〜3穴を選び（阿是穴は必ず使う），効果がはっきり現れなければ配穴を加える．阿是穴は脱毛部位で，脱毛した中心に向けて平刺（横刺）で刺鍼する．防老穴は鍼尖を斜め前方に向け，鍼柄を患者の頭皮と平行に，沿皮刺で0.5寸刺入するが，鍼感は大きい．健脳穴は鍼尖を斜め下方に向けて0.5寸刺入する．この穴は頭皮の表裏にあり，ちょうど中層に刺入しなければならず，深すぎたり浅すぎたりすると治療効果に影響する．風池穴は鍼尖を斜め下方に1〜1.5寸刺入し，得気させる．その他の穴位は得気があったら留鍼する．留鍼時間は15〜20分である．毎日1回治療し，10回を1クールとする．

★治療効果★

円形脱毛症（少し他の脱毛を含む）を1345例治療し，治癒913例，

著効236例,有効127例,無効69例で,有効率94.9%だった.一般に2〜3クールの治療が必要である.

★注意事項★

①本法は新穴を多用するが,正確な位置を取穴することと刺鍼技術を掌握することがポイントである.

②梅花鍼の叩刺を併用すると治療効果が高まる.

(3) 刺血

★取穴★

主穴:委中.

★治療方法★

患者を腹臥位にし,膝窩を消毒して,委中の上約4 cmの部位をゴムチューブで縛るか指で圧迫し,委中穴や付近の表層小静脈を怒張させたあと,細い三稜鍼を垂直に皮膚へ刺入し,切皮したら横刺で約2〜3 mm刺入して血管に入れ,すばやく抜鍼して血を8〜10滴ほど出す.4〜6日ごとに1回治療する.両足を同時に刺血してもよいし,交互に刺血してもよい.

★治療効果★

63例の各種脱毛を治療した.そのなかには円形脱毛症,全身性脱毛症,および完全脱毛を含む.治癒率75.7%,有効率94.0%だった.脂漏性の脱毛では治癒率38.5%で,有効率は88.4%だった.

★注意事項★

①本法は,さまざまな原因による脱毛患者では一定の効果があったが,脱毛が長期に及んでいる患者では治療効果が悪かった.

②本法は簡単に使用できるが,厳しく消毒し,熟練した操作をしなければならない.

(4) レーザー鍼

★取穴★

主穴：阿是穴.

★治療方法★

ヘリウム-ネオンレーザーを使い，波長6238Å，出力8 mW，光斑直径2 cmで，10 cmの距離から阿是穴に直接照射する．各脱毛部分に10分ずつ照射するが，多発性の円形脱毛症ならば，1つ当たり5分ずつ照射してもよい．脱毛面積が4×4 cmを超えていれば，部分に分けて照射する．1日1回治療し，6回照射したら1回休み，30回を1クールとする．

★治療効果★

90例を治療し，治癒64例，有効20例，無効6例で，有効率93.3%だった．

★注意事項★

①本法は，急性の症例で，病巣が1つの患者に使う．観察によれば多発性円形脱毛症には効果がない．

②本法で1クール治療して効果がなければ，他の治療法に改める．

2. 白髪

白髪とは，毛髪の全部あるいは一部が白くなるもので，先天性と後天性に分けられる．先天性の白髪はアルビノや遺伝性疾患で多発する．後天性の白髪は老化の表れの1つであり，若白髪は遺伝と関係があると思われるが，心配や焦り，緊張などの不良な精神刺激も重要な誘因となることが多い．近年では後天性の若白髪の発生率が徐々に増加する傾向にあり，美容にも影響するが，鍼灸は主として後天性の白髪に使われる．

白髪の鍼灸治療は，近年になって徐々に重視され始め，筆者も刺鍼治

療して一定の効果があった．選穴は基本的に頭部穴を主とし，操作では電気鍼か透刺によって刺激を強めることがいわれているが，治癒率は低く，治療期間が長い．刺鍼によるメカニズムは，頭部の血液循環を改善し，メラニン色素細胞の機能を高め，老化した細胞の損傷を修復し，再生を促すと考えられる．

(1) 頭鍼
★取穴★
　主穴：頂顬前斜線，頂顬後斜線，頂旁1線．
　配穴：太陽．
★治療方法★
　主穴と配穴は両側を取る．主穴は，両斜線の上 1/5，中 2/5，下 2/5 へ，1 寸 28 号の毫鍼を，それぞれ線に沿わせて下向きに 1 鍼ずつ刺入し，骨膜に達すればよい．そのあと G6805 パルス器を出し，2 組の出力コードをそれぞれ両斜線の上 1/5 と中 2/5 の毫鍼鍼柄に繋ぎ，200 回 / 分の連続波，患者が耐えられる程度の強さで通電する．配穴は刺鍼して得気すれば，少し捻転する．いずれも 50〜60 分留鍼する．隔日 1 回，あるいは 1 週間に 2 回治療し，12 回を 1 クールとする．
★治療効果★
　34 例を治療し，治癒 3 例，著効 17 例，有効 4 例，無効 10 例で，有効率 70.6% だった．
★注意事項★
　①頭穴へ刺鍼するときは痛いので，あらかじめ患者に説明しておく．
　②頭皮は血管が豊富なので，抜鍼したあとただちに出血の有無を調べ，圧迫止血する．

(2) 体鍼の 1
★取穴★

主穴：百会，太陽，神庭，上星．
配穴：風府，瘂門，風池．

★治療方法★

主穴は全部取り，配穴は前の2つを取るか全部取る．透刺法を使う．28号か30号の毫鍼を取り，百会から両側の太陽穴へ，神庭から上星穴へ，風府から瘂門穴へ，風池から風池穴へ透刺する．そのうち百会穴から太陽穴への透刺は，そのラインを分けて1/3ずつ透刺する．切皮時の痛みを軽くするため，すばやく切皮する．透穴が終わったら快速捻転手法を使い，各穴に1分ずつ運鍼し，30分留鍼する．毎週3回治療し，10回を1クールとする．

★治療効果★

86例の患者を治療した．年齢は39〜85歳で，白髪歴2〜21年．うちわけは白髪60% 15例，70% 20例，80% 25例，90〜100% 26例で，テッペンハゲを伴うものが19例だった．2クール治療し，白髪が黒くなった有効率は96.1%に達し，脱毛の再生率も89.2%だった．

★注意事項★

①白髪の比率が高いほど，はっきりと黒く変わる．一般に髪の外縁から中心に向かって白髪が黒くなる．テッペンハゲで再生した頭髪は黒く，ハゲの外縁から中心に向かって再生する．再生した頭髪は，最初は細くて柔らかいが，徐々に太く長くなる．

②風府，瘂門，風池の3穴は，刺鍼事故が起きやすい穴位なので，できるだけ安全に透刺し，深すぎる斜刺をしない．

③本法は，白髪の刺鍼治療で，最初に選択する治療法である．

(3) 体鍼の2

★取穴★

主穴：四神聡，百会．
配穴：防老穴，健脳穴．

防老穴の位置：百会の後ろ1寸．

健脳穴の位置：風池の下0.5寸．

★治療方法★

一般に主穴だけを取るが，白髪が激しければ配穴を加える．28号1寸の毫鍼で，百会穴は前に向けて0.5寸刺入する．四神聡は，すべて百会穴へ向けて0.5寸ずつ刺入する．防老穴は前に向けて0.5寸平刺（横刺）する．健脳穴は，頸椎方向へ0.5寸刺入する．いずれも60分留鍼する．1週間に2回治療し，20回を1クールとする．

★治療効果★

治癒－白髪がなくなった．**著効**－白かった頭髪が，はっきりと黒くなった．**有効**－少量の黒髪が再生したり，白かった髪が黄色くなった．**無効**－元の白髪に変化がなく，黒髪も再生しない．

9例を観察した．年齢は49～57歳，白髪になって1～3年．治癒1例，著効5例，有効3例で，有効率100％だった．

★注意事項★

①本法は著効が多いが，ほとんどは1クール治療したあとに効果が現れる．患者に治療を続けることが求められる．

②本法の観察症例は少ないが，筆者の体験によると，信頼できる効果がある．

3. 眼球突出

眼球突出は，甲状腺機能亢進症の3大症状の1つである．一般に内分泌非浸潤性眼球突出（または良性眼球突出）と内分泌浸潤性眼球突出（または悪性眼球突出）があり，どちらにも鍼灸は一定の効果がある．良性眼球突出が大多数を占め，左右対称ではあるが，ときには片側の眼球から突出が始まることもある．主な変化は，眼瞼と眼外部に現れる．眼瞼

裂隙が広くなり，瞬きが減少して凝視しやすくなる．下を見るとき，上眼瞼が眼球と一緒に下がらない．見上げるとき，額にシワが寄らない．悪性の眼球突出は少ないが，40歳以上の男性に多く，病状が重い．眼球突出が良性ではっきりしているものは，主に外眼筋と眼球後部組織の体積が増加，またリンパ細胞の浸潤と水腫によるもので，両側あるいは片側の進行性眼球突出となる．多くは眼窩内や眼窩周囲組織の充血，眼球の腫れぼったい痛み，羞明や流涙，視力減退，複視，眼球運動の制限などの症状がある．重症の眼球突出では，眼瞼が閉じないために角膜炎や角膜潰瘍などを起こす可能性がある．眼球突出も美容に影響する疾患である．まれには脳腫瘍で眼球突出することもある．

　現代鍼灸で甲状腺機能亢進症による眼球突出を治療した最初の文献は1953年である．20世紀の80年代初頭になると，鍼灸治療は甲状腺機能亢進症の臨床研究において盛んな分野となった．研究によると，刺鍼は内分泌による眼球突出症状を明らかに改善し，顕著な短期効果だけでなく，長期効果も安定していた．穴位選択では，いくつかの新たな新穴が発見されたり結論付けられたりした．刺激方法でも刺鍼を主とし，さらに穴位注射，電気鍼，穴位レーザー照射なども試され，いずれも一定の効果があった．特に刺鍼操作で，一連の有効な操作技術が誕生した．

(1) 体鍼
★取穴★

　主穴：上天柱，風池．

　配穴：攢竹，絲竹空，陽白，魚腰．

　上天柱の位置：天柱穴の直上 0.5 寸．

★治療方法★

　主穴を主とし，配穴は症状によって加えるが，同時に取る．上天柱と風池穴は，鍼尖を鼻先に向け，内側へ 75 度に向けて 1.3〜1.5 寸斜刺し，ゆっくりと鍼を出し入れして鍼感を眼に伝える．そのほかの攢竹，絲竹

空，陽白は，3鍼とも魚腰に向けて透刺する．全部30分留鍼し，毎日か隔日1回治療して，50回を1クールとする．

★治療効果★

臨床治癒−突出症状が消え，眼球後部の間隙が13 mm以下になった．**著効**−症状がはっきりと好転し，眼球後部の間隙が2 mm以上減少した．**有効**−症状がある程度改善し，眼球後部の間隙が1 mm減少した．**無効**−治療の前後で改善しなかった．

109例，208眼を治療した．そのうち100眼を上の基準に当てはめると，臨床治癒22眼，著効14眼，有効34眼，無効30眼で，有効率70.0%だった．

★注意事項★

①本法は現在の鍼灸治療の中で，最初に選択すべき方法である．さまざまな眼球突出に優れた効果があるだけでなく，甲状腺機能亢進症状に対する改善にもはっきりした効果がある．治療ポイントは刺鍼手法の把握にあり，気を病巣部に至らせることが求められる．そうでないと効果が悪い．筆者の経験では，刺鍼操作において，何度も提挿を繰り返して鍼感を捜すことが大切である．

②眼球突出の治療は，治療クールが長い．患者は治療を続けなければならない．

(2) 電気鍼

★取穴★

主穴：新明$_1$，上明，攢竹．

配穴：風池，天柱．

新明$_1$穴の位置：翳風の斜め上0.5寸．耳垂後のシワの中点．

上明穴の位置：眼窩上縁の下方，眼窩壁の中点．承泣穴と上下対称．

★治療方法★

主穴はすべて取り，配穴は1～2穴を順番に使用する．新明$_1$穴は

28号2寸毫鍼を使い，皮膚と60度角で前上方へ刺入し，珠間切痕に到達させたあと，耳垂を少し前外方へ引っ張り，鍼体と人体縦軸が45度角をなすように徐々に刺入し，下顎突起の浅層に到達させ，出し入れして十分な鍼感を探す．鍼感が眼球に到達すれば最もよい．そのあと中刺激の補法にて1分ほど運鍼する．上明は30号1.5寸の毫鍼を1〜1.2寸に深刺し，眼球がだるくて腫れぼったい感じになればよい．攢竹は上睛明（睛明の上0.5寸）へ透刺する．G6805パルス器に，新明$_1$穴と攢竹を繋ぎ，2回/秒の連続波で，患者が耐えられる程度の強さの電流を流す．風池穴は同側の内眥へ向けて1.2〜1.5寸刺入し，天柱穴は同側の眼球へ向けて1.2寸刺入する．どちらも，ゆっくり入れて，ゆっくり出す方法で鍼感を探し，だるくて腫れぼったい感覚が前頭部へ放散すればよい．いずれも30分留鍼する．この方法は隔日に1回か1週間に2回治療し，12回を1クールとする．一般に5クールの治療が必要である．

★治療効果★

30例，59眼を治療し，臨床治癒5眼，著効27眼，有効14眼，無効13眼で，有効率78.0％だった．

★注意事項★

①本法で効果を得るポイントは，満足できる鍼感が得られるかどうかにある．だから熟練した鍼灸師が治療しなければならない．

②上明穴の刺鍼では，血管を避けて出血しないようにする．

4. 眼型重症筋無力症

重症筋無力症は，神経と筋肉の接合部の伝達機能を障害する自己免疫性疾患である．主な症状は，障害された筋肉が極度に疲れやすく，休憩すると回復する．なかでも眼瞼下垂や複視など，眼筋の障害が最も多

く，90％以上を占める．本病は10〜35歳に多く，女性は男性より多い．眼型重症筋無力症は，ある程度美容に影響する．原因と発病メカニズムは現在でも分かっておらず，現代医学でも効果的な治療法はない．

　眼型重症筋無力症に対する現代の鍼灸治療は，20世紀の1950年代に始まった．70年代には，耳鍼と薬物を併用して本病を治癒させた症例報告がある．80年代からは本病に対する鍼灸治療の知識が深まった．一般に鍼灸は，眼筋の眼型重症筋無力症に対して効果があり，ほとんど治ると考えられている．体鍼，耳鍼，皮膚鍼，穴位注射などがある．

(1) 体鍼
★取穴★
　主穴：攅竹，陽白，魚腰，合谷，百会．
　配穴：眼筋下垂には魚尾から攅竹の透刺，三陰交．複視には睛明，風池を加える．
★治療方法★
　主穴から3穴取り，配穴から症状に基づいて1〜2穴を選ぶ．眼周辺の穴位は1つの穴位に直刺してもよいし，陽白から魚腰への透刺，陽白から攅竹への透刺などしてもよい．睛明，攅竹は30号の毫鍼を使って直刺し，得気があったら軽い雀啄法で30秒から1分運鍼する．そのほかの眼周辺の穴位は，捻転に少し提挿を加え，これも30秒から1分運鍼する．刺激は軽いほうがよく，留鍼しない．四肢の穴位では緊挿慢提で，最初に強くてあとが軽い補法をおこない，得気があったら30〜45分留鍼する．百会穴は棒灸を15分おこなってもよい．毎日1回治療して，7〜10回を1クールとし，各クール間は3〜5日空ける．
★治療効果★
　治癒－眼筋の機能が正常に回復し，複視もなくなり，視力も正常になった．**有効**－眼筋の機能ははば回復したが，まだ複視がある．**無効**－治療前後で症状や状態が変化しなかった．

39例を治療し，治癒31例，有効7例，無効1例で，有効率97.4%だった．

★注意事項★

①筆者の経験では，本疾患に対する体鍼は一定の効果があるが，早期治療と治療の堅持が重要である．

②体鍼は透刺法を多用するが，細い鍼を使い，軽くて緩やかに操作する．もし硬いものに当たったら，少しバックさせて方向を変えてから再び刺入する．

③睛明穴は出血しやすいので，上睛明（睛明の上0.5寸）を使うようにする．

④一般に百会穴は棒灸で回旋灸したほうがよい．

(2) 耳鍼

★取穴★

主穴：眼，皮質下，脾．
配穴：肝，内分泌，腎，縁中．

★治療方法★

最初に毫鍼を使う．主穴から常に2～3穴を選び，配穴から1～2穴を取る．両側の耳穴から敏感点を探し，そこにすばやく捻転しながら刺入して運鍼する．そして腫れぼったい，熱感，痛みなどの感じがあれば30分留鍼し，5分ごとに捻転して刺激を強める．毎日1回治療し，10回を1クールとする．第2クールになって症状が改善したら，耳穴に円皮鍼を入れるか，王不留行子を貼り付ける．毎回3～5穴を使い，1週間に2回治療して，10回を1クールとする．

★治療効果★

本法は主に眼筋の重症筋無力症に使う．6例を治療し，そのうち4例は眼筋の重症筋無力症で有効だったが，残り2例の眼筋型でない重症筋無力症には全員無効だった．

★注意事項★

①耳鍼治療は観察された症例が少ない．実際の効果については，さらに臨床データが待たれる．

②耳穴の刺鍼は痛いので，患者が嫌がる．そこで耳穴貼圧法と体鍼を併用することを勧める．

(3) 体鍼と梅花鍼
★取穴★

主穴：攢竹，絲竹空，陽白，魚腰，太衝，太谿，侠谿．

配穴：合谷，大都，脾兪，百会，足三里，中枢，陰陵泉，三陰交．

★治療方法★

主穴は毎回，手足の経脈から各1対，配穴は1～2個取り，穴位を順番に使用する．刺鍼して得気したら補法し，20分置鍼する．抜鍼後，梅花鍼で上から下へ，内から外へと，患側頭部の足太陽と足少陽経脈，そして眼輪筋を3～5遍往復させて弾刺し，局部を発赤させる．毎日1回治療し，10回を1クールとして，各クール間は3日空ける．

★治療効果★

眼型重症筋無力症患者365例を治療し，治癒311例，著効41例，有効11例，無効2例で，有効率99.5%だった．

★注意事項★

①本法は観察症例数が多く，最初に選択すべき治療方法であろう．

②前述した体鍼の透刺法を梅花鍼の軽い叩刺と組み合わせてもよい．

5．斜視

斜視とは，両眼で同時に同一目標を注視できないもので，外眼筋の疾患に属する．共同性斜視と麻痺性斜視に分けられる．共同性斜視では内

斜視もあり外斜視もあるが，眼球の運動障害はなく，複視もないのが特徴である．麻痺性斜視は眼球運動が制限されて複視があり，眩暈，悪心，不安定歩行などの症状がある．斜視は美容に影響する疾患の1つである．斜視の原因は複雑で，現代医学では原因となっている疾患に対して手術しているが，原因不明の斜視には効果的な方法がない．

　現代鍼灸を使った斜視の治療で，最も早期のものは1958年にある．しかし20世紀の60年代末期になっても資料はあまり多くなく，麻痺性斜視の治療が主だった．だが70年代末から80年代の初めになると，本病の治療が鍼灸界に注目されるようになった．特に共同性斜視は幼児の発病率が高く，いっぺんに鍼灸治療の重点課題となった．治療方法では刺鍼を主とする．最近では辨証によって分類し，梅花鍼で叩刺して優れた効果を上げた．そのほか電気鍼，頭鍼，穴位敷貼，穴位注射や磁場電気療法，伝統的なクルミ殻灸なども使われ，一定の治療効果があった．鍼灸の麻痺性斜視と共同性斜視に対する有効率は80〜90%である．

(1) 皮膚鍼
★取穴★

　主穴：正光$_1$，正光$_2$，風池．

　配穴：肝兪，胆兪，内関，百会，足光明．

　正光$_1$の位置：眼窩上縁の外側から3/4と内側から1/4の交点．

　正光$_2$の位置：眼窩上縁の外側から1/4と内側から3/4の交点．

★治療方法★

　主穴は1回の治療ですべて使う．配穴は毎回，状態を考慮して1〜2穴加える．具体的な選穴では，3つの段階に分ける．第1段階は屈折異常のあるもので，まず視力を増強させなければならないが，配穴の内関を必ず加える．第2段階は視力が回復したあとに，斜視を矯正するもので，百会か肝兪，胆兪を毎回必ず加える．第3段階は治療効果を安定させるもので，考慮して足光明を加える．

普通の梅花鍼か，電気梅花鍼を使って叩刺する．電気梅花鍼ならば，電気梅花鍼をトランジスター治療機に接続し，直流で9V，電流は5mAより小さくして，患者が耐えられる程度とする．そのあと各穴区を直径0.5～1.5 cmの範囲で20～50回，均一に叩刺する．胸腰椎の両側は，上から下に向かって3行ずつ叩刺する．第1行は背骨から1 cm離れたところ，第2行は背骨から2 cm離れたところ，第3行は背骨から3～4 cm離れたところにある．普通の梅花鍼を使うときも，叩刺方法は上と同じで，手首のスナップを利かせて弾刺し，中刺激で局部が発赤するまで叩く．隔日1回治療し，15回を1クールとする．1クールが終わったら半月休んでから，引き続き治療を始める．

★治療効果★

治癒－眼球の位置が正常になり，視力も1.0以上になった．**著効**－眼球の位置が正常になったか，ほぼ正常に近くなり，視力も3行増加したが，1.0までにはならない．または斜視の程度が半分ぐらいになり，視力も1.0以上になった．**有効**－眼球の位置がほぼ正常に近くなり，視力も1～2行上がった．または斜視は半分までにはならないが，視力は2行以上増加した．**無効**－改善されなかったか，改善しても有効の基準まで達しなかった．

共同性斜視103例，182眼を治療し，上の基準に当てはめると，治癒57眼，著効101眼，有効21眼，無効3眼で，有効率98.4%だった．内斜視は外斜視より効果が優れ，斜視の程度が15度以内の結果がよかった．

★注意事項★

①本法は主に共同性斜視を治療するが，20歳以下の青少年に優れた効果がある．

②患者は治療期間に，正光$_1$と正光$_2$をセルフマッサージする．毎回50～100度ずつ，朝晩2回マッサージする．

(2) 体鍼と穴位敷貼

★取穴★

主穴：四白，合谷，球後.

配穴：内側直筋麻痺－陽白から魚腰へ透刺，瞳子髎から絲竹空へ透刺. 外側直筋麻痺－攢竹から上睛明へ透刺，四白から承泣へ透刺.

上睛明の位置：睛明の上 0.5 寸.

★治療方法★

主穴は 1 回の治療ですべて使う．四白と球後は患側のみに刺鍼し，合谷はどちらか 1 つを選んで左右交替で使う．配穴は症状に基づいて取穴する．患者を仰臥位にする（もし子供がいうことを聞かなければ，家族が抱いて座る）．四白穴は指で探って正確に穴位を定め，刺鍼して触電感があればよい．球後は 1.2 寸刺入して，眼窩に腫れぼったさがあればよい．合谷は局部に得気があればよい．透穴ではすばやく切皮し，皮膚に沿わせてゆっくりと刺入する．いずれも平補平瀉して 30 分留鍼する．留鍼中は 10 分ごとに鍼柄へ 30 秒ほど刮法する．もし子供がじっとしていなければ，すばやく刺入したあと，軽く捻転するだけで留鍼も透刺もしない．抜鍼後，配穴から 1～2 穴を選んで，馬銭子片を絆創膏で貼り付け，12～24 時間置いておく．毎日か隔日 1 回刺鍼と貼布をし，10 回を 1 クールとして，各クールは 1 週間空ける．

馬銭子片の作り方：まず馬銭子を適量の水に 1 時間半浸し，さらに適量の緑豆を加えて加熱し，煮えて緑豆が開いたら馬銭子を取り出して，熱いうちに皮を取り除き，スライスして日干しし，乾いたら容器に入れ，湿らないように密閉する．

★治療効果★

治癒－眼筋力が回復し，斜視や複視がなくなった．**有効**－眼筋力が部分的に回復し，斜視が改善されたが，依然として複視はある．**無効**－治療しても改善がないもの．

麻痺性斜視 81 例を治療し，治癒 49 例，有効 25 例，無効 7 例で，

有効率91.4%だった．

★注意事項★

①本法は主に麻痺性斜視に用いる．

②筆者の経験では，本疾患も早期治療がよい．初期の患者であれば，馬銭子敷貼法を使わなくてもよい．

(3) 電気鍼

★取穴★

主穴：陽白，攢竹，絲竹空，頭臨泣．

配穴は2組に分ける．①内斜視－瞳子髎，球後，太陽．②外斜視－魚腰，上睛明，頭光明．

上睛明の位置：睛明穴の上0.5寸．

★治療方法★

症状に基づいて，毎回2～3穴を取り，症状に合わせて配穴から1～2穴取る．穴位を順番に使ってもよい．両眼の斜視ならば両側を使い，片側の斜視ならば片側だけを使う．主穴の刺鍼法は，30号1.5寸の毫鍼を使い，陽白と攢竹は提捏法（皮膚をつまみ上げて切皮する）で切皮し，魚腰へ向けて透刺して，鍼下にだるくて腫れぼったい感覚を発生させる．絲竹空は魚腰へ透刺する．風池穴は鍼尖を対側の眼球へ向けて刺入し，強刺激して鍼感を眼部か前頭部へ響かせる．頭臨泣は下へ向けて1寸刺入する．配穴はマニュアルに基づいて，眼窩内にある穴位はゆっくりと刺入し，大きく提挿捻転してはならない．子供では，すばやく切皮し，30秒ほど捻転したら抜鍼する．主穴には疎密波のパルス電気で，中刺激する．そのほかの穴位は刺鍼して得気があれば平補平瀉する．いずれも30分留鍼し，配穴は15分ごとに運鍼する．隔日1回か1週間に2回治療し，12回を1クールとして，各クール間は5～7日空ける．

★治療効果★

261例を治療し，治癒149例，著効41例，有効41例，無効30例で，

有効率88.5%だった．

★注意事項★

①本法は共同性斜視と麻痺性斜視の患者に適用する．

②本法は透刺を多用し，軽くて巧みな熟練した操作をする．眼周囲の穴位では，ゆっくりと刺入し，提挿捻転せずに，眼球にだるくて腫れぼったい感覚があればよい．できるだけ出血を防止する．

6. 酒皶鼻

酒皶鼻は，酒皶性痤瘡，紅斑性酒皶，鼻瘤などとも呼ばれる．確かな原因は分かっていないが，毛包病の感染が発病の重要な要因だと考えられている．そして身体内外のさまざまな有害因子が加わって，患者の顔面部の血管自律神経を失調させ，血管が開きっぱなしになったのが誘因である．臨床では3度に分かれる．初期には紅斑性酒皶であり，紅斑が消えず，毛細血管が拡張する．中期は酒皶性痤瘡であり，散在性の赤い丘疹や膿疱が現れる．末期は鼻瘤であり，鼻の組織が肥厚し，鼻尖が肥大して，表面が結節状に隆起し，増殖して瘤状になるのが主な症状である．損傷部位は，鼻尖と鼻翼の両側が最も顕著で，両頬や額，下顎部にも多発する．中年で発病することが多く，女性に多いので，やはり容貌を損なう疾患の1つである．

本疾患は『素問・生気通天論』に記載され，後世でも発展している．明代の『外科大成』は，本病が発生する病因病機を「まず肺経で血熱が体内を蒸し，それが風寒に遭遇して外を束縛され，血が滞って凝結したために発生する」と解説している．

本疾患に対する鍼灸治療は，20世紀の1960年代に始まった．しかし80年代にならなければ注目されなかった．多くは体鍼と刺血法で治療しているが，穴位注射，穴位レーザー照射，耳鍼，抜罐などの穴位刺

激でも一定の治療効果がある．鍼灸は初期（紅斑性酒皶）や中期（酒皶性痤瘡）で用いられ，末期の鼻瘤では効果が悪い．

(1) 刺血
★取穴★

　主穴：印堂，素髎，迎香，少商，阿是穴．

　配穴：禾髎，上星，支溝，合谷，地倉．

　阿是穴の位置：皮膚損傷部分．

★治療方法★

　主穴はすべて取り，配穴は皮疹分布状況(経絡も含む)によって加える．まず患者を座位（椅子に腰掛けさせる）にし，ヨードチンキとアルコールで，素髎，迎香，少商，阿是穴を消毒し，1寸の毫鍼で鼻部の阿是穴を点刺するが，深さは少し出血する程度がよい．点刺密度は1cm²当たり20個とする．鍼が終わったら乾いた消毒綿花で血を拭き取り（簡単に出血しなければ軽くつまむ），さらにアルコールで消毒する．ガーゼで覆う必要はない．素髎，迎香，少商穴は，三稜鍼で点刺して数滴ほど出血させ，出血が治まったら乾いた消毒綿花で血痕を拭き取る．そのほかの穴位は軽く捻転しながら切皮し，患部にだるくて痺れるような感覚があればよい．得気したあと平補平瀉し，顔面部の穴位では鍼感が患部へ伝導するようにする．20～30分ほど留鍼する．こうした治療は2～3日に1回おこない，10回を1クールとし，各クール間は5日空ける．

★治療効果★

　治癒－治療して鼻の赤味や局部の小結節が消え，1年以内に再発がない．著効－治療して鼻の赤い範囲が2/3以上消え，局部の小結節が消えた．好転－治療して鼻の赤い範囲が縮小し，ほぼ局部の小結節も消えた．無効－治療したが鼻の赤味や局部の小結節に何の変化もない．

　106例を3クール続けて治療したところ，治癒63例，著効18例，有効20例，無効5例で，有効率95.3%だった．

★注意事項★

①酒皶鼻の治療は，一般に 3 カ月以上続けなければならず，本法では 20 回ぐらい治療しなければ，はっきりした効果が現れない．そのことを治療前，患者に説明しておく．

②本法には刺血と体鍼の 2 つを含んでいる．顔面部は痛覚が鋭敏なので，点刺するときは熟練した操作で，すばやく刺鍼し，痛みを感じさせないこと．

③本法は，本疾患で最初に選択すべき治療法である．

(2) 耳鍼

★取穴★

主穴：外鼻，肺，腎上腺，内分泌，内鼻，面頰．
配穴：耳根部位．

★治療方法★

主穴を主にし，初期なら外鼻，内鼻，肺だけを取穴して軽刺激する．症状が重ければ，前述した穴位を全部取り，毫鍼を刺入して捻転法で強刺激し，15～30 分留鍼するが，重症者には 1 時間まで留鍼を延長してもよい．隔日に 1 回治療して 10 回を 1 クールとする．効果が悪ければ，配穴の耳根部へ環状に穴位注射してもよい．ビタミン B_6 か生理食塩水を 2～4 ml 取り，耳前の皮下から始め，耳根に沿わせて前から後ろへ向け，リング状に 1 周り注射する．これは両耳を交替で使う．隔日に 1 回か，毎週 2 回おこない，5～10 回を 1 クールとする．また刺血法を使ってもよい．細い三稜鍼を使って，外鼻穴を点刺出血させ，面頰区は雀啄刺法で出血させたあと，約 1cm の消毒綿花 6～8 枚を使って拭き取る．毎回片側の耳を使い，両耳を交互に使う．他の耳穴には王不留行子を貼る．毎週 2 回治療して，10 回を 1 クールとする．

★治療効果★

25 例を治療し，治癒 15 例，有効 6 例，無効 4 例で，有効率 84％だった．

★注意事項★

①本法も耳穴の総合刺激法である．耳鍼は，本疾患初期の紅斑性酒皶に効果がある．耳穴へ留鍼している間は，鼻尖の充血状況がいくらか減少するが，抜鍼して30分もすると充血が元に戻ることが多いので，何回も治療しなければ安定した効果が得られない．

②本法は初期にのみ効果がある．もし円皮鍼を併用すれば，治療効果を高める．

(3) 抜罐
★取穴★
　主穴：大椎，肺兪．
　配穴：曲池，大腸兪．
★治療方法★

まず主穴を取り，効果が悪ければ配穴を加える．穴位を消毒したあと，無菌の三稜鍼を皮膚にすばやく1～2mmの深さに刺入し，手で鍼孔の周囲をつまんで数滴出血させる．さらに閃火抜罐法にて15分留罐する．隔日に1回治療し，6回を1クールとして，2～3クール治療を続ける．
★治療効果★

治癒−治療して鼻の色や形状が完全に正常となり，1年経過しても再発がない．**著効**−鼻の赤や紫の色がはっきりと減退し，鼻の外形が正常になる．**無効**−3クール治療したが，鼻の色にはっきりした変化がない．

26例を治療し，治癒21例，著効3例，無効2例で，有効率92.3％だった．
★注意事項★

①中医辨証では，肺に鬱熱があり，それが上がって鼻を燻蒸したものなので，本法の効果が優れている．鼻尖と鼻翼の両側に瀰漫性の充血があり，皮膚がテカテカして，小結節が散在し，局部が発赤して痒いなどが症状である．

②症状が重ければ漢方薬を併用してもよい．生地30g，麦冬20g，牛

膝 10g, 玄参 10g, 黄耆 25g, 当帰 15g, 百合 20g, 甘草 10g, 柴胡 15g. 毎日1剤を煎じ, 朝晩に1回ずつ飲む. 刺絡抜罐の3回目から服用を始め, 全部で30剤飲む.

7. 顔面神経麻痺

　顔面神経麻痺はベル麻痺とも呼ばれ, 茎乳突孔内の急性非化膿性炎症による末梢性の顔面神経麻痺である. その主な症状は, 片側（稀には両側もある）顔面部の表情筋が突然に麻痺し, 額のシワが消え, 眼裂が広がり, 鼻唇溝がなくなって口角が垂れ下がり, 顔が健側に引っ張られる. これも美容に影響する疾患である. 顔面神経麻痺は自然に治ることが多く, 約75％の患者は数週間以内に自然治癒する. しかし鍼灸には回復を早める効果があり, 治癒率を高めて後遺症を防ぐ作用があるだけでなく, 慢性顔面麻痺の回復にも優れた効果がある. 注目すべきは, 鍼灸は本疾患だけでなく, 外傷による顔面麻痺など他の原因による顔面麻痺も治療でき, また末梢性顔面麻痺で最も難治のハント症候群（膝神経節がヘルペスウイルスにより侵されたもの）が治癒した例もある.

　顔面神経麻痺の鍼灸治療は, 古書籍や現代文献に多くの記載がある. 特に最近の30年では, さまざまな穴位刺激が徐々に取り入れられているが, 最も主要なのは刺鍼である. 最も優れた選穴と手法を探求するため, 近年では多くの作業が進められている. 例えば近年報告された4395例の患者を分析してみると, 穴位透刺は直刺より治癒率が30％ぐらい高かった. また主穴に遠道穴を加えると, 局部取穴のみより治癒率が10％高かった. 一般に顔面部は片側のみを使い, 沿皮刺で透刺することが提唱されている. 初期で炎症があれば局部を軽刺し, 病気が長引いて顔面の筋肉が萎縮していれば鍼灸を併用する. 本疾患に対する鍼灸治療の有効率は, 現在95％ぐらいである.

(1) 体鍼

★取穴★

主穴：地倉，水溝，顴髎，四白，太陽，絲竹空，翳風，睛明．

配穴：合谷，内庭．

★治療方法★

1回の治療で主穴から4～5穴選び，配穴から1穴取る．顔面部の穴位には透刺するが，透刺する2つの穴位の距離によって鍼を選ぶ．鍼尖が，もう一方の穴位に達したあと，さらに0.3寸ぐらい刺入する．すばやく切皮し，ゆっくりと刺入する．捻転や提挿はせず，鍼体と皮膚が10～15度角となるよう，もう一方の穴位に鍼尖を向ける．左手の親指か人差指を皮膚に置き，鍼尖や鍼体の位置，方向，深さが感じ取れるようにする．鍼体が筋線維の中にあればよく，深すぎてはならない．配穴は直刺し，小刻みに振顫させ，はっきりした得気があれば留鍼する．いずれも20～30分留鍼する．留鍼中は捻転法の平補平瀉で1～2回運鍼する．毎日か隔日1回治療し，10回を1クールとして，各クール間は5～7日空ける．

★治療効果★

治癒－患部が完全に正常に回復した．**著効**－ほぼ患部は正常だが，笑うと口元がやや健側に歪んだり，眉間にシワを寄せたりするとシワが健側よりも浅い．**有効**－患部は明らかに回復したが，目をきちんと閉じず，口も少し歪む．**無効**－治療しても好転しなかったり，少し改善しただけだった．

938例治療し，治癒767例，著効107例，有効52例，無効12例で，有効率98.7%だった．

★注意事項★

①本法は重症の回復期患者に使用する．顔面麻痺の初期や軽症には，本法は適さない．

②睛明穴は，眼瞼の閉合を促す効果があるが，操作では浅刺し，留鍼

しないで出血を防ぐ.

(2) 電気鍼
★取穴★
　主穴：牽正，地倉，水溝，陽白，魚腰，翳風，下関.
　配穴：合谷，行間，外関，後谿.
　牽正の位置：耳垂の前方 0.5 寸．口角と耳垂を結ぶ線上．下顎にある.

★治療方法★
　主穴から 2〜3 穴選び，配穴からは一般に 1〜2 穴取るが，後遺症なら 3〜4 穴取ったほうがよい．刺鍼前に，左手の指の腹や手のひらで，患側の顔面を耳の付け根に向けて最初は軽く，徐々に強く，数回推してマッサージする．刺鍼方法は以下である.

　①額のシワが消えたり浅くなり，眼裂が拡大していれば，陽白から魚腰へ下向きに透刺する．さらに迎香から眼窩下へ上向きに透刺する.

　②鼻唇溝が浅くなったり，口角が垂れ下がっていれば，地倉から頰車へ透刺する.

　症状がはっきりしている部位には陰極を繋ぎ，陽極は牽正穴に繋ぐ．顔面神経麻痺の後遺症であれば，両側の下関穴に繋ぐ．緩やかな疎波を使い，電流の強さは顔面が軽く跳動する程度にする．発病後 15 日ぐらいで電気鍼治療すると優れた効果がある．初期に電気鍼を用いるならば，通電時間は 5〜10 分ぐらいだが，発病して半月以上たっていれば，通電時間を 15 分ぐらいに延長する．また発病したあと，最初に 5〜7 回刺鍼し，さらに電気鍼を加えれば回復を助ける．電気鍼は毎日 1 回，10 回を 1 クールとして，各クール間は 3〜5 日空ける.

★治療効果★
　948 例治療し，治癒率 75.5〜93.3%，有効率 95.7〜97.2%だった．そのうち顔面神経麻痺の後遺症が 18 例あり，治癒 1 例，著効 2 例，有効 5 例，無効 10 例で，有効率 44.4%だった．

★注意事項★

①電気鍼は，発病して1週間以内の患者には適さない．

②筆者の経験によると，電気鍼で予後が予測できる．その方法は，患者の牽正，夾承漿（承漿の横0.5寸），下関，陽白の4穴を使う．牽正穴に陽極，他の3穴に陰極を繋ぎ，パルス電気を通電して，局部の筋肉の跳動具合を見る．患者が電気刺激を感じるだけで，局部の筋肉が動かなければ，予後が悪い．だが跳動するようならば，短期間で回復する．

(3) 穴位敷貼

★取穴★

主穴は3つに分ける．①陽白，四白，牽正，地倉．②下関，翳風．③阿是穴．

配穴：頬車，太陽，大椎，大迎，瞳子髎．

阿是穴の位置：全部で9個の刺激点がある．第1点は患側の頬内膜部の咬合線上で，第2臼歯の頬内側．この点と前後5 mmの位置を，それぞれ刺激点とする．そして咬合線の上下5 mmの平行線上に，前の3点と垂直に刺激点6個を取る．

★治療方法★

薬物を貼布するが，2つに分ける．①麝香2g，全蝎1.5g，白胡椒1.5g，白花蛇1g，蜈蚣1匹を粉末にする．②川芎，当帰を各500g，黄連600g，植物油500gを一緒にし，水分がなくなるまで煎じてカスを取り除き，それに水を垂らして珠にし，黄丹360gを加えて攪拌して膏を作り，その膏を弱火で熔かしたあと天牛粉286gを加えて攪拌し，1枚が2gになるよう紙に分けて取る．

治療では，①組の薬物は①組の穴位に使う．①組から毎回4穴選び，主穴を主として，症状によって配穴を加える．皮膚を消毒し，穴区の皮膚をつまみ上げ，右手に消毒したメスを持って穴位の皮膚を×形に切り，少量の血を絞り出したあと薬の粉を撒き，傷湿止痛膏（または絆創膏）

を穴位の上に貼る．深く切りすぎないよう注意する．1週間に1度おこない，穴位は順番に使う．

②組の穴位には②組の薬物を貼る．主穴1つに配穴1つを選ぶ．膏薬を加温して熔かして貼り，5日に1回交換し，穴位は順番で使う．

③組の穴位は，点刺してから粉カラシを塗る．まずカラシ10g（小児や少女は5〜7g）をぬるま湯で練ってペースト状にし，約2〜3 ㎠のガーゼに，5 mmの厚さに塗る．まず患者に1.3%の食塩水で口をすすがせたあと，阿是穴の各刺激点を消毒した三稜鍼で雀啄するように，すばやく10〜20回点刺する．そのあとカラシで頬外側の相応する部分に湿布するが，ほぼ下関，頬車，地倉の3穴に相当する．重症ならば太陽穴にも湿布する．12〜24時間後に取り外すが，局部が赤くなったり，水泡ができていれば，ゲンチアナバイオレットを塗る．湿布したあと熱痛や涙が出たりするが，これは正常な現象で，4時間ぐらいで治まる．

この方法は1つだけ使ってもよいし，順番に使うこともできる．①組と②組の穴位は交替で使ってもよい．

★治療効果★

869例治療し，治癒668例，著効111例，有効67例，無効23例で，有効率97.4%だった．

★注意事項★

①本法の薬物調合と操作は複雑なうえ，やり方を間違うと事故が起きるので，専門の鍼灸師でも熟練者がおこなう．

②本法は，重症患者や後遺症患者に限っておこなう．

(4) 鍼罐

★取穴★

主穴は2つに分ける．①阿是穴．②地倉，頬車，太陽．

配穴：睛明，承漿，聴会，大迎，絲竹空．

阿是穴の位置：顴髎穴の下後方1寸.

★治療方法★

主穴は毎回1組を交替で使用する．配穴は，主穴を透刺して到達するほうの穴位を挙げてあるが，主穴に応じて決める．①組の阿是穴は28～30号の毫鍼を3本使い，それぞれ睛明，地倉，頰車に向けて皮下を透刺し，捻転の平補平瀉で1～2分運鍼したら抜鍼する．抜鍼後，そこに15～18分ほど火罐する．②組は，患側の地倉から2本刺入し，沿皮刺で承漿と頰車に透刺する．さらに頰車から2本刺入し，沿皮刺で聴会と大迎に透刺する．また太陽からも2本刺入し，沿皮刺で絲竹空と四白に透刺する．いずれも20分ずつ留鍼する．

上の2組は隔日1回治療し，10回を1クールとする．また普段は患者が自分で患部をマッサージするよう指導する．

★治療効果★

多鍼透刺と火罐を併用し，800例を治療した．治癒783例，著効12例，有効5例で，有効率100％だった．

★注意事項★

①顔面部に長時間留罐するとよくない．顔に抜罐の痕が残り，美容に影響する．

②本法は，外傷ならびに他の原因による顔面神経麻痺も治療できる．

(5) 灸頭鍼（温鍼）

★取穴★

主穴：下関．

配穴：頰車，地倉，顴髎，太陽，四白，迎香，陽白，水溝，承漿，牽正．

★治療方法★

主穴は毎回必ず取り，配穴は3～4穴を交替で使用する．下関穴は患側を取って28号毫鍼を深刺し，得気があったら鍼柄に1寸の棒灸を挿す．皮膚と棒灸の間は1寸ぐらい離して点火するが，患者が温熱を

感じる程度でよい．火が燃え尽きたら抜鍼する．配穴は刺鍼か透刺する．下関穴の温鍼では，綿花に95％アルコールを浸して燃やし，鍼を焼いてもよい．熱さは患者が耐えられる程度とする．第1クールは1日1回治療し，全部で10回治療する．その後3～5日休んで，隔日1回に改めて第2クールを始める．

★治療効果★

237例治療し，治癒196例，著効21例，有効18例，無効2例で，有効率99.2％だった．

★注意事項★

①温鍼している穴位には厚紙を敷き，灰の落下による火傷を防止してもよい．

②本法は初期や回復期の患者に適用する．

(6) 総合療法

★取穴★

主穴は3つに分ける．①夾脊頸1～7，地倉，四白，陽白，下関．②臼間，糾正．③上$_2$区（腕踝鍼）．

配穴：攅竹，迎香，翳風，合谷，足三里．

臼間穴の位置：口腔内の後壁で，上下の臼歯が咬合する線上．

糾正穴の位置：手小指の尺側，中手指節関節横紋の端で赤白の肉際．

上$_2$区（腕踝鍼）の位置：手のひら側で，腕関節横紋の中点から直上2寸．ほぼ内関．

★治療方法★

治療では1組の穴位だけ使ってもよく，複数の組を併用してもよい．効果が悪ければ配穴を加えたり，配穴に改めたりする．

①組穴の操作法：まず体穴から2～3穴選び，前に述べたのと同じ方法で透刺する．留鍼中は梅花鍼で夾脊の頸1～7や督脈，椎骨の縁を叩刺する．中刺激で3～5遍叩刺し，そのあと棒灸を使って穴区が

赤くなるまで温める.

②組穴の操作法：まず臼間穴へ刺鍼し，鍼尖を珠間切痕底に向けて，水平に2寸の長さに刺入し，2〜3回提挿して，得気があれば抜鍼する．糾正穴は28号毫鍼を深刺して，合谷に透穴したあと少し捻転し，鍼感が強まったら抜鍼する．患側の頬内粘膜に出血斑があれば，三稜鍼で点刺出血する．

③組の上$_2$区は32号2寸毫鍼を使い，30度角で切皮し，鍼体を水平にして鍼尖部を肘に向け，前腕と平行に1.5寸ぐらい沿皮刺する．患者に痛みや得気があってはならない．そのまま30分留鍼する．①組と②組は隔日1回，③組は毎日1回治療し，15回を1クールとして，各クール間は3〜5日空ける．

★治療効果★

672例治療し，治癒339例，著効188例，有効98例，無効47例で，有効率93.0%だった．

★注意事項★

①本法の①組操作は繁雑なので，重症患者に多用される．②と③は一般に初期や軽症の患者に使われる．

②筆者の経験では，本疾患に対する鍼灸治療において，遠道取穴は顔面部の取穴より遥かに効果が悪い．したがって長く治療しても治らなかったり，他の方法で効果が悪いときは3つの主穴を併用する．

③梅花鍼と三稜鍼を使用するときは，穴位と鍼の消毒に注意し，できればディスポの鍼にする．

④上$_2$穴は，腕踝鍼穴である．穴位は内関穴より少し手首に近い．平刺（横刺）で切皮し，皮膚に鍼を密着させて皮下へ刺入し，得気感が発生しないようにする．

8. 顔面痙攣（チック）

　顔面痙攣はチック症とも呼ばれ，顔の半分が不随意に痙攣する病気である．痙攣は発作性で不規則に起こり，程度もさまざまである．疲労や精神の緊張，運動などで悪化する．最初は眼輪筋から始まることが多く，顔全体に広がる．中年以降に多く，女性がなりやすいので，やはり美容に影響する．現代医学では手術しか根治させる方法がない．

　顔面痙攣の現代鍼灸治療は，遅くとも20世紀の1960年代中期に始まった．80年代からは顔面痙攣の治療を鍼灸界が重視しだし，観察した症例数が飛躍的に増加しただけでなく，刺灸方法がいろいろな面から模索され始め，例えば叢刺法や顔面神経幹刺激法，皮部浅刺法および行気法など，独特な刺法が誕生した．伝統的な刺灸法を使って効果がないとき，こうした方法で効果を上げることが多かった．

　現在，本病をさまざまな刺灸法を使って治療することにより，ある程度は有効率があるが，治癒率がよいとはいえない．もちろん短期や長期の効果とも，行気法が最も優れている．顔面痙攣は治りにくく再発しやすい病気なので，患者は辛抱強く治療しなければならないが，ある方法を使って効果がないとき，すぐに別の穴位刺激法に替える必要がある．

(1) 神経幹刺
★取穴★

　主穴：阿是穴．

　配穴：合谷．眼輪筋痙攣には魚腰と四白を，顔面痙攣には迎香と夾承漿を加える．

　阿是穴の位置：患側耳垂の前にある珠間切痕と耳垂の付け根を結んだ中点，あるいは乳様突起尖端前縁の下5 mm．その深部は顔面神経と交差する最も近い部分で，ほぼ下顎枝後縁の後ろ約5 mmである．

　夾承漿の位置：承漿の両側1寸．

★治療方法★

毎回は主穴と合谷穴だけを使い，そのほかの穴位は症状によって選ぶ．まず阿是穴を消毒し，2％プロカインで局所麻酔したあと，28号で長さ2.5～4 cm（1～1.5寸）の毫鍼を2本使い，阿是穴と合谷穴に刺入する．阿是穴では顔面神経幹に当たらなければならない．顔面神経幹に当たった瞬間，患者は強い触電感や耳深部に痛みを感じ，術者の手には弾力性のあるものに当たった感じがある．そのあと阿是穴と合谷穴をパルス電流に繋ぎ，最初はあまり強く電流を流さずに，親指と人差指がピクピク動く程度に通電する．激しい提挿や強い電気鍼刺激で顔面神経を損傷すると，表情筋が弛緩して顔面神経麻痺になる．そのほかの配穴では，鍼下にだるく腫れぼったい，あるいは痺れる感じがあればよい．20～30分留鍼する．5～7日ごとに刺鍼し，一般に2～3回治療する．

★治療効果★

著効－患側の顔面筋が少し緩み，痙攣が止まった．**無効**－痙攣の回数や程度が少し改善したか，無変化．

110例治療し，著効107例，無効3例で，有効率97.3％だった．再調査したところ，平均有効期間は約10カ月で，最も長期のものは28カ月だった．

★注意事項★

①本法は顔面神経を損傷することによって，顔面痙攣を制御する穴位刺激法である．本法を応用するには，局部解剖と刺鍼操作のポイントを把握し，適切な刺鍼操作と，パルス刺激により，顔面神経を傷付けすぎることによる副作用が起きないようにする．

②本法には顔面筋の痙攣を効果的に鎮める作用があるが，根治法ではないので，症状が重くて体質の頑丈な患者に使用する．本法を3回以上おこなうのはよくない．

③本法の操作が成功すると，軽い顔面麻痺となるが，一般に回復する．操作が不適切ならば，表層の血管を傷付け，抜鍼後に腫れたりするが，

数日で治る．刺鍼したあと眩暈や嘔吐などが起きれば，1～2時間休ませると回復する．

(2) 円皮鍼
★取穴★
　主穴：阿是穴．
　阿是穴の位置：顔面痙攣が最初に始まる部位（以下同様）．
★治療方法★
　まず患側の顔面を消毒し，そこを梅花鍼で軽く上から下，左から右へ叩刺する．繰り返し細かく弾刺する．叩刺した部分が，鍼尖が触れただけで痙攣するようになれば，そこへ円皮鍼を1本，膚色の絆創膏で貼り付ける．3日したら取り除いて，前と同じようにして阿是穴を探し，再び円皮鍼を貼り付ける．5回を1クールとし，各クールは7日空ける．
★治療効果★
　45例を治療し，制御35例，著効5例，有効3例，無効2例で，有効率95.6%だった．
★注意事項★
　①きちんと穴位を消毒し，ディスポの梅花鍼と円皮鍼を使う．埋鍼している期間は，顔面部を清潔にし，局部が赤く腫れたり痛みが発生すれば，患者は医院で処置してもらう．
　②1クール治療して効果がなければ，他の方法に改める．

(3) 叢刺法
★取穴★
　主穴：阿是穴．
　配穴：四白，魚腰，攢竹，迎香，頬車．
　阿是穴の位置：顔面痙攣の起動部．
★治療方法★

主穴はいつも必ず取り，叢刺法を使う．30～32号の毫鍼（0.5～1寸）を15～30本使って阿是穴に浅刺する．5mm～1cm間隔に密集させて排鍼（1列に並べる）するか，バラバラに散鍼し，鍼尖部分の皮膚が小さな丘のように盛り上がって，鍼を吊しても落ちない程度に刺入する．配穴は顔面痙攣している付近から2～3穴取り，やはり浅刺する．20～30分留鍼する．毎日1回治療し，10回を1クールとする．

★治療効果★

30例治療し，制御18例，著効5例，好転7例で，有効率100％だった．本法は簡単で実行しやすいが，治療を続けることが重要である．

★注意事項★

①阿是穴を探すときは，前の円皮鍼を参考にしてもよいし，患者に尋ねてもよい．筆者の経験では，本法は初期の軽症患者に使い，病歴が長かったり重症であれば円皮鍼を使ったほうがよい．

②本法の刺鍼では，患者に軽い痛みがあり，患者によっては刺鍼部位にわずかな発熱感，皮膚が充血して赤くなるなどの現象が起こるが，異常ではない．

(4) 灸頭鍼と抜罐

★取穴★

主穴：地倉（または阿是穴），後谿，四白．

配穴：迎香，水溝，承漿，頬車．

阿是穴の位置：チックが始まる点（多くは口角か上下の唇が合わさる点から外方2cm）．

★治療方法★

毫鍼を使い，30度角で主穴の地倉か阿是穴から迎香へ向けて透刺し，患側の内眼角まで2.5～3.5寸刺入する．地倉は頬車へ向けて2～3寸透刺する．地倉から水溝へ向けて，地倉から承漿へ向けても透刺する．後谿は1.5～2.5寸に直刺し，少なくとも斜刺で手掌の3/4は透

刺する．1.5〜2時間留鍼し，衛生香（線香）で鍼柄に施灸する．

抜罐は口径0.6〜1寸の小さなガラス抜罐（または広口瓶）を取る．そして小麦粉を水と混ぜて練り，ヒモ状にしたら，それを罐の口に巻き，投火法で火を抜罐に投げ入れて四白穴へ吸着させ，20〜30分留罐する．隔日1回治療し，10回を1クールとする．

★治療効果★

572例治療し，治癒459例，著効73例，有効19例，無効21例で，有効率96.3%だった．

★注意事項★

①本法は地倉を中心に透刺する．そのうち地倉から内眼角の透刺は難度が高いので，熟練した者が操作する．

②顔面部の抜罐の留罐時間は，人によって異なる．留罐する時間が長すぎると，痕が残ったり局部に水疱ができたりして，美容に影響する．

9．痤瘡（ニキビ）

ニキビは毛包や皮脂腺の慢性的な炎症性疾患である．好発部位が顔面と背中で，症状はニキビ，丘疹，膿瘡，結節，嚢腫などの損傷となり，対称に分布する．ニキビをつまむと，尖端が黒く，全体が黄白色で半透明な皮脂の塊が出る．一般に自覚症状がないが，痛みがあったり，触ると痛かったりすることもある．本疾患は青年男女に多発するが，近年では成人でも増えている．ニキビは体質的な疾患であり，その発病メカニズムは現在でも完全に解明されていない．しかし生活の改善によって，かなりニキビを消すことができるので，悪い生活習慣や行動パターンを改める．特に脂っこい食品や，添加物の多い加工食品を避ける．

ニキビを中医文献では「酒刺」，「痤」，「肺風粉刺」，「面瘡」などと呼んでいる．現代で早期の鍼灸治療報告は20世紀の1960年代である．

この20年，生活水準が急速に向上し，健康美に対する関心も高まってくるにつれて，ニキビに関する鍼灸治療の報告も急増した．穴位刺激においても刺血法，漢方薬，現代薬を比較し，刺血療法が最も効果があり，現代薬の治癒率が最も劣ることが分かった．鍼灸の本病に対する有効率は90％前後である．そのため鍼灸は，ますます広がりを見せている．

再発する患者を調査することによって，ほとんどが香辛料や脂っこい食品を多量に摂取したり，クリームなどを乱用したり，睡眠不足などで発生していることが分かった．そうした要因に注意しなければならない．治療期間は，患者に衛生を喚起し，ぬるま湯で洗顔し，ニキビを絞り出したり，引っ掻いたりしないよう注意し，脂っこい食品，刺激物，海産物を禁止し，飲酒も禁止して，新鮮な野菜や果物を摂取して，便通をよくするようにさせる．また休息して，十分な睡眠を取らせる．

(1) 総合療法
★取穴★
　主穴は2組に分ける．①曲池，合谷．②後谿，労宮．
　配穴：大椎，足三里，迎香，下関，頰車．
★治療方法★
　主穴は常に1組を選び，配穴から2～3穴を取る．穴位は順番に使う．曲池と合谷は，鍼を刺入して得気があれば，中刺激で平補平瀉したあと30分留鍼する．後谿は労宮へ透刺し，平補平瀉したあと20分留鍼する．抜鍼したあと鍼孔から血を数滴絞り出す．配穴は軽から中刺激したあと，パルス電気の断続波を使い，患者が我慢できる程度の強さで20分ほど通電する．抜鍼したあとは，顔面部と足三里に棒灸を使って10～15分，局部が赤くなるまで回旋灸する．毎日か隔日1回治療する（後谿から労宮の透刺は毎週1回とする）．
★治療効果★
　ほぼ治癒－丘疹は消え，赤みがなくなり，新たなニキビが発生せず，

1年たっても再発がない．**著効**－ほぼ丘疹が消え，半年内に新たなニキビが発生しない．**有効**－丘疹は明らかに消えたが，ときたま新たなニキビができる．**無効**－症状が少しよくなったか，変化がない．

537例治療し，ほぼ治癒431例，著効69例，有効32例，無効5例で，有効率99.1%だった．

★注意事項★

①本法は総合療法で，鍼灸，電気鍼，刺血などを含んでいる．そのうち後谿から労宮の透刺は鍼感が強いので，勢いよく切皮し，痛みを軽減する．手法操作は患者によって使い分けるが，強すぎないようにする．

②顔面部に棒灸するときは，灸が病巣部へ集中するようにする．

③本法の操作は繁雑なので，臨床経験の豊富な者でないと効果が得られない．

(2) 耳穴の円皮鍼

★取穴★

主穴：肺，内分泌．

配穴：交感，皮質下，肝，面頬，胃，膈，脾．

★治療方法★

一側の主穴だけ使う．もし効果が悪ければ配穴を加える．耳介はきちんと消毒し，円皮鍼を穴位に少しひねりながら入れたあと，絆創膏で貼り付け，指で按圧して固定したら，そのまま5分ぐらい按圧を続ける．そして患者に自分で1日3回，1回に1～2分按圧させる．3～5日したら反対の耳に円皮鍼を入れる．5～7回を1クールとする．

★治療効果★

116例治療し，治癒52例，著効26例，好転28例，無効10例で，有効率91.4%だった．

★注意事項★

①症状が軽ければ，最初は耳穴に王不留行子か磁石粒を貼り付け，効

果がなかったら本法を試す.

②本法では鍼や皮膚をきちんと消毒しなければならない. 夏の円皮鍼貼布は3日以内とする.

(3) 耳穴刺血
★取穴★

主穴:耳背静脈 (耳裏側の静脈), 熱穴, 内分泌, 交感, 耳尖, 面頰区.
配穴:腎上腺, 皮質下, 縁中 (脳点), 神門.
熱穴の位置:上対輪脚内側縁と同一直線の対輪部, 下対輪脚と水平.

★治療方法★

毎回, 主穴から3～4穴, 配穴から1穴を取る. 穴位は順番に使う. 患者はきちんと座位になり, 耳部の穴位を消毒したあと, 耳介を明るいほうに向け, 降圧溝付近から充血した小静脈を探し, 鋭利な三稜鍼で1mmの深さに点刺する. 軟骨に穴を開けないよう点刺し, 血を5～10滴絞り出す. また同様に耳尖と熱穴を点刺し, 3～5滴ほど出血させる. そのほかの耳穴は王不留行子を貼り付け, 毎日2～3回, 痛むぐらいに自分で按圧させる. 刺血にしろ貼圧にしろ, 毎回一側の耳穴を取り, 両耳を交互に使う. 3～4日ごとに治療し, 5回を1クールとする.

★治療効果★

治癒-症状が消え, 皮膚にも光沢が戻って弾力性も正常になり, 何の異常も見られず2年間再発がない. **著効**-ほぼ症状が消え, 皮膚の光沢や弾力性も回復したが, 軽度に硬いところがある. **有効**-症状が軽減し, ニキビの部分が少なくなったが, 触診すると硬結がある. **無効**-改善が見られない.

1487例を治療し, 有効率は85.3～100%だった. そのうち989例を上の基準に当てはめると, 治癒825例, 著効64例, 有効50例, 無効50例で, 有効率96.6%だった.

治療中に分かったことだが, 女性のニキビ患者で, 生理痛や無月経症

を伴っていれば，ニキビの耳鍼治療をしていると生理痛も軽くなり，月経周期も徐々に正常となる．つまり耳穴の刺血治療は，ニキビだけでなく婦人科疾患も治療する．

★注意事項★

①治療期間は，ぬるま湯で洗顔し，辛い刺激物を避け，リラックスするよう心がける．

②耳穴に刺血するときは，まず揉んで局部を充血させたあと刺鍼する．

(4) 刺絡抜罐

★取穴★

主穴：阿是穴（または大椎）．

配穴：肺兪，膈兪，風門，胃兪．

阿是穴の位置：圧痛点．

★治療方法★

主穴は必ず取る．まず右手の親指の腹で，患者の背部の頸椎7から胸椎4までの棘突起間を按圧し，最も圧痛のある部位を取穴する．圧痛点がなければ大椎を取る．配穴は1～2穴（両側）取る．局部の皮膚を消毒し，三稜鍼で上述した穴位を点刺して少量出血させる．また梅花鍼で叩刺してもよい．範囲は直径約1寸で，皮膚が発赤して少し血が出るぐらい叩刺する．そのあと大きなガラス罐を用い，閃火法かポンプで抜罐し，15～20分ほど留罐して，各穴から3～5 mlほど出血させる．3日に1回治療し，7回を1クールとする．

★治療効果★

治癒－皮膚損傷が全部消えるか，わずかに瘢痕が残るのみ．新たな皮疹はできず，脂っこい感じや痒みがない．**著効**－皮膚損傷が80％以上消え，脂っこい感じがはっきりと減少したが，少し痒みがある．**有効**－皮膚損傷が40％以上消え，脂っこい感じも改善した．**無効**－治療したが皮膚損傷の減少は40％に満たず，新しくできた皮疹の数も治療前と

変化なく，脂っこさも痒みもあまり改善しない．

508例治療し，治癒253例，著効139例，有効88例，無効28例で，有効率94.5%だった．

★注意事項★

①治療期間は，他の治療法はすべて中止し，酸っぱい，辛い，脂っこい食品を少なくし，野菜や果物を多く摂る．

②刺絡抜罐する前に，凝血テストをして血友病などをスクリーニングしておく．

③初めての治療は，病状を見ながら点刺出血し，十分な熱の量を瀉さねばならないので，出血量が多いほどよい．症状が改善して安定してきたら，治療の後期なので，臓腑の気血を調えることに主眼を置き，出血量を少なくする．

(5) 体鍼
★取穴★

主穴は2組に分ける．①風池，顴髎，大迎，合谷，気海．②下関，迎香，曲池，足三里，太衝，三陰交．

配穴：大椎，風門，肝兪，腎兪，長強，太谿．

★治療方法★

一般に主穴のみを取る．毎日1組の穴位を取り，2組の穴位に交替で刺鍼する．効果が悪ければ1～2個の配穴を加える．気海，肝兪，腎兪，三陰交，太衝，太谿などの穴位は，提挿捻転の平補平瀉，他の穴位は提挿捻転の瀉法をする．顔面部の穴位は，周囲の皮膚損傷区域に向けて透刺する．刺鍼して得気があれば30分留鍼し，10分ごとに運鍼する．毎週6回刺鍼し，日曜日には休む．6回を1クールとする．

★治療効果★

治癒－丘疹，膿疱，結節などの皮膚損傷，ならびに自覚症状が完全に消えた．**好転**－丘疹，膿疱，結節などの皮膚損傷が30%以上消え，自

覚症状も軽減した．**無効**－皮膚損傷・症状ともに無変化か，消えても30％未満．

207例を4クール治療し，治癒146例，好転52例，無効9例で，有効率95.7％だった．

★注意事項★

①本法による治療では，一般に1クール後から効果が現れ始め，3～4クールで治癒か好転する．

②筆者の体験では，顔面部穴の透刺は治療効果を大きく高める．30号1.5～2寸の毫鍼を使うとよい．

(6) 囲刺法

★取穴★

主穴：阿是穴．

阿是穴の位置：顔面の病変部位．

★治療方法★

次の2法のうち1つを選ぶ．

①患者の顔面局部を取穴するが，ニキビ，結節，膿疱など皮膚損傷の下縁を取る．患者を座位か仰臥位にし，患部を消毒したあと，28号1寸の毫鍼を用い，ニキビ，結節，膿疱の下縁8mm前後を切皮して，その根部に鍼尖を向けて刺入する．刺鍼点は病状（ニキビ，結節，膿疱の大きさや数）によって決めるが，一般に8～12点とする．30分留鍼して，留鍼中は適度に提挿する．抜鍼時には鍼を揺らして鍼孔を広げ，できれば出血させて血熱を瀉すとよい．

②患部を消毒し，上と同じ毫鍼で，顔面部の皮膚損傷部分を囲むように囲刺する．鍼と鍼の間隔は5cmずつ離す．刺入する毫鍼の本数は，病巣部を囲める程度がよい．手法を使わず，30分留鍼する．

上記の方法は，毎日1回治療して6回を1クールとするか，毎週2回治療して10回を1クールとする．一般に2クール治療して，治療結

果を統計する.

★治療効果★

320例治療し，治癒105例，著効176例，有効36例，無効3例で，有効率99.0%だった.

★注意事項★

①一般に最初の5回までは，抜鍼するとき瀉法しても出血しない.しかし5回目以降は瀉法すると出血しやすくなり，1点から最高で2〜3ml出血する.

②衝任不調型（衝脈と任脈が不調）ならば，最も効果がよい（生理の前後で症状が悪化し，生理不順や生理痛を伴い，舌が暗赤色，薄黄苔，弦細数脈）.

(7) 耳穴圧丸

★取穴★

主穴：面頬，肺，耳尖，内分泌.

配穴：心，胃，大腸，神門，皮質下.

★治療方法★

主穴は全部取り，考慮して配穴を加える．75%アルコール綿花で耳介を消毒し，耳尖穴は点刺出血するが，他は7×7mmの絆創膏の中心に王不留行子を貼り付け，耳穴へ正確に貼り付ける．患者は自分で耳穴を毎日3回，1回5〜10分按圧する．耳穴の王不留行子は隔日1回貼り替える．治療期間は，他の治療やニキビ治療薬を停止する．2週間を1クールとする.

★治療効果★

治癒−治療して，顔面部の皮脂分泌や皮膚の色が正常になり，新たな皮疹ができない．**好転**−顔面部の皮脂分泌がほぼ正常になり，皮膚の色が赤からピンクに変わり，新たな皮疹が明らかに減った．**無効**−皮膚損傷，顔面部の皮脂分泌，皮膚の色にはっきりした変化がない.

352例治療し，治癒152例，有効173例，無効27例で，有効率92.3%だった．

★注意事項★

①本法は丘疹，膿疱，ニキビを主に治療し，治療効果がよい．しかし結節や嚢腫では効果が劣る．

②本法は簡単で，点圧物を貼り付ければ，患者自身でも家族でも治療できる．

(8) 梅花鍼

★取穴★

主穴：阿是穴．

配穴：大椎，肺兪，督脈と膀胱経の背部区間．

阿是穴の位置：顔面の病変部分．

★治療方法★

右手で梅花鍼の鍼柄を握り，人差指を鍼柄の中間に載せて，手首のスナップに前腕を同調させ，病変部位や経絡穴位に対し，鍼頭が垂直で均一に落下するように叩刺する．一般に頬などの病変部位，ならびに背部の大椎や肺兪の周囲は円状に叩刺し，督脈と膀胱経の循経取穴ではライン状に往復させて叩刺する．叩刺する強さは，患者の体質，病状，部位によって軽，中，重の3種を使い分ける．軽い叩刺は，局部の皮膚が少し発赤する程度で，皮膚の敏感な部位や過敏な患者に用いる．中程度の叩刺は，局部の皮膚が赤くなるが，血がにじまない程度で，普通の患者に用いる．重度の叩刺は，局部の皮膚がはっきりと赤くなって血がにじむ程度で，実証で病状のひどい患者に用いる．毎日か隔日に1回治療し，15回を1クールとする．

★治療効果★

治癒－皮疹が全部消え，外感もツヤツヤで瘢痕がなく，1年しても再発がない．著効－皮膚損傷が70%以上消えた．有効－皮膚損傷が30〜

40%消えた．**無効**－皮膚損傷の回復が30%に満たない．

84例治療し，治癒43例，著効19例，有効17例，無効5例で，有効率94.0%だった．

★注意事項★

①患部に潰瘍や損傷があれば，本法は使用できない．

②局部の皮膚を消毒し，できればディスポの無菌梅花鍼を使う．

③1クール治療しても効果がなければ，他の治療法に改めたり，他の治療を併用したりする．

10. ソバカス（雀卵斑）

雀卵斑はソバカスとも呼ぶ．大きさが針先からフジ豆ぐらいの黄褐色や暗褐色の斑点が密集したり散在したりし，境界がはっきりしている．顔面や頸部に多発し，思春期以降の妙齢の女性に多いため，やはり美容に影響する疾患の1つである．本疾患の原因は不明だが，恐らく常染色体の顕性遺伝であろう．現代医学では脱色したり腐食させたりするが，きわだった効果はない．

本疾患を中医学では雀斑と呼ぶ．顔面にスズメの卵のようなゴマ状の斑点ができることから命名された．隋代の『諸病源候論』に初めて記載されている．本疾患に対する鍼灸治療は，この20年あまりのことである．現在使われている方法は，ほとんどが火鍼を使って斑を除去することだが，使われる鍼や焼灼方法に若干の違いがある．雀卵斑は顔面部に発生し，損傷部位が極めて表面であるため，鍼や操作方法に精密さが要求される．一般に平頭鍼を採用し，鍼尖が深く入りすぎて真皮組織を傷付けないようにしている．手法では，ゆっくりと軽い烙熨（熱いものを押し当てること）が強調され，その有効率は90%以上である．このほか耳鍼法を使っても一定の効果がある．

(1) 電熱鍼

★取穴★

主穴：阿是穴．

阿是穴の位置：皮膚損傷区．つまりソバカス部分（以下同様）．

★治療方法★

内蒙古中蒙医研究所が製作したDRI－1型電熱鍼機を使う．まず機械に付属している特製鍼を改造し，鍼尖面積を大きくして，直径0.8〜1 mmの平頭鍼（鍼尖のない平らな鍼）にする．この鍼を機械の出力回路に接続する．機械の操作マニュアルに基づいて，まず電熱鍼機を始動させて予熱し，機械のメーターが110〜140 mAを示すようにする．そのあと鍼尖をソバカスに当てて焼く．ソバカス組織の厚さによって，刺鍼する深さや留鍼時間を決めるが，一般には点刺するだけでよい．点刺するとソバカス部分が小さな水疱となり，カサブタができて，7〜10日後にカサブタが自然に落ちる．瘢痕は残らない．深部組織にソバカスがあり，1回の治療で完全に消えなければ，2回目に電流を大きくして治療する．

★治療効果★

196例，計3568個の雀卵斑を治療した．1回で治癒したのは2894個，2回で治癒したのは362個で，治癒率は90.0%だった．

★注意事項★

①本法は優れているが，特製鍼の電熱鍼が，現在の中国では市販されていない．

②電熱鍼は，術者が鍼尖温度を把握し，操作方法と鍼を選択すること以外に，患者も協力する必要がある．

(2) 火鍼

★取穴★

主穴：阿是穴．

★治療方法★

　ソバカスの色の濃さ，大きさによって，太，中，細の平頭火鍼を選ぶ．一般に大きなソバカスには太い平頭火鍼，小さなソバカスには細い平頭火鍼，普通のソバカスには中号の平頭火鍼を選ぶ．まず麻沸散などの薬物を使って損傷部位の表皮を局所麻酔したあと，鍼をアルコールランプで赤くなるまで焼き，ソバカスに速刺すると，ソバカスが灰白色のカサブタになる．火鍼の温度は，患者の年齢や皮膚の柔らかによって決める．子供のソバカスなら温度を大人より低めにし，老人性で皮膚から盛り上がった黒いソバカスには温度を高くしなければならない．刺鍼する力加減だが，ソバカスの色が濃ければ強く押しつけ，ゆっくりと点刺する．色が薄ければ弱い力で押し当て，すぐに離す．カサブタは2週間ぐらいで落ちる．カサブタが落ちたあとは，1週間ほど皮膚がピンク色になっているが，1週間を過ぎれば周囲と同じ色になり，まったく瘢痕が残らない．治療クールは，ソバカスの程度によって軽，中，重の3つに分ける．軽度のソバカスは色が薄く，ゴマ粒ぐらいなものが分散しており，一般に1回だけで治癒する．中度のソバカスは黄，黒，茶などで鼻に集中し，顔面での密度が高くなく，2～3回ほど治療する．重度のソバカスは大きさが不揃いで，ほとんど顔全体を覆っており，何回かに分けて（つまり複数回），パーツごとに分けて治療する（最初に大きな部分を刺し，続いて中小のソバカスを刺す）．火鍼治療したあと，カサブタが落ちて20～30日したら再検査するよう指導し，ソバカスが残っていれば，再び刺鍼する．

★治療効果★

　1484例に2～3回治療したところ，治癒1137例，有効308例，無効39例で，有効率97.4％だった．

★注意事項★

　①本法は効果があり，条件が許せば最初に選択すべき方法である．火鍼の温度やスピード，押し当てる圧力に術者が熟達しなければならな

い．

②患部が水疱となったり，カサブタになれば，救急絆創膏で保護し，自然に落ちるまで待つ．洗顔するときカサブタをタオルで擦り落としたり，爪で引っ掻いたりすると瘢痕が残る．筆者の経験では，一部の患者に病巣部に小さな瘢痕が残ることがあるが，手でカサブタを剥いだためである．そのことを必ず患者に伝える．また患者によってはカサブタが落ちたあと，局部に色素沈着が残ることがあるが，一般に1～3カ月で自然に消える．火鍼治療したあと，一部の患者で半年以内にソバカスが再発することがあるが，再び治療すれば治る．

(3) 三頭火鍼
★取穴★
主穴：阿是穴．
★治療方法★
三頭火鍼を使う．モリブデン合金で作った鍼で，1本の太さが28号毫鍼と同じ，鍼柄の長さが8 cm，鍼体の長さが1 cm，これを3本一緒にして巻き付けたもの．この鍼は高温に耐え，弾力性があり，熱しても柔らかくならず，折れにくいなどの特徴がある．

患者をベッドに仰向けに寝かせ，顔を天井に向ける．阿是穴を消毒する．三頭火鍼をアルコールランプで熱し，鍼尖が熱くなったら，すばやく正確にソバカスを引っ掻いて，ソバカスが完全に消えればよい．患者のソバカス量，面積によって，何日かに分けて治療するが，一般に2～3回に分け，3～4日ごとに治療する．ソバカスを引っ掻いたあとはカサブタとなり，7～10日で自然にカサブタが落ちる．

★治療効果★
治癒－ソバカスを引っ掻いたあと，カサブタが自然に落ち，瘢痕も残らず，半年以上しても再発がない．**著効**－カサブタが落ちたあと，少し痕跡が残る．あとは治癒と同じ．**有効**－著効と同じだが，半年以内に部

分的に再発した.

506例治療し,治癒354例,著効96例,有効56例で,有効率100%だった.

★注意事項★

①均一な力で操作し,表皮が破れる程度でよい.鍼を加熱しすぎたり,点刺が深すぎると瘢痕になるので悪い.

②治療期間は局部の傷口を清潔に保ち,手で引っ掻かないようにして感染を防ぐ.

③瘢痕となりやすいので,平頭火鍼より劣る.

(4) 電気鍼

★取穴★

主穴:迎香,印堂,神庭,巨髎.

配穴:合谷,足三里,三陰交.

★治療方法★

主穴は全部取り,考慮して配穴を加える.1.5寸28〜30号の毫鍼で,鍼体と皮膚を30度角にして顔面部の穴位へ刺入し,得気したら平補平瀉してパルス器に接続する.パルス密度18〜22回/分の疎密波で,患者が心地よく感じる電流量にて通電するが,徐々に上げてもよい.毎回30分治療する.隔日に1回治療し,10回を1クールとして,各クール間は3〜7日空ける.

★治療効果★

30例治療し,治癒9例,著効10例,有効7例,無効4例で,有効率86.7%だった.

★注意事項★

①本法は顔面部の穴位を主とし,安全で簡単な方法で,特殊な鍼は必要ない.

②症例数が少ないので,現在では治療効果が確実とはいいがたい.

11. 肝斑

　肝斑は，既婚女性に多く発生し，特に出産前後で見られる．損傷された顔面は，限局性の淡褐色や褐色の皮膚色素斑となり，左右対称に頬や額に多く分布する．時には羽を広げた蝶のようで，顎や上唇にも見られる．辺縁ははっきりしているか瀰漫性で，大きさは不揃い，形も不規則で，境界がはっきりしていて，表面はツルツルである．局部には炎症がなく，鱗片状にもなっておらず，自覚症状もない．季節，日焼け，内分泌の変化などによって色素が少し変化するものの，長い間消えない．色素斑は最初は多発性で，徐々に融合して大きさが不揃いになり，不規則な斑となる．一部は出産したり避妊薬を止めたりすると，徐々に消えることもある．肝斑は，やはり美容に影響する疾患だが，原因が分かっていない．一般に内分泌の乱れと関係があると考えられている．

　中医学では，本疾患を「面塵」と呼ぶ．本疾患に対する鍼灸治療は，20世紀の1980年代中期に始まり，すでに20年になった．現在の方法は耳鍼を主にしており，耳穴毫鍼刺鍼，円皮鍼，割治，刺絡などがあり，体鍼と組み合わせた治療もある．また単独で体鍼や抜罐，穴位注射した治療でも，一定の効果を得られている．

(1) 耳穴刺血
★取穴★
　主穴：熱穴，癤腫穴，皮質下．
　配穴：内分泌，脾，胃．
　熱穴の位置：上対輪脚内側縁と同一直線にある対輪部（Yの字の中心付近）．
　癤腫穴の位置：耳内側面（裏側）の上部（対輪窩の上端．三角窩隆起付近）．
★治療方法★

主穴を主とし，全身症状に基づいて配穴を加える．耳穴刺血する．患者をきちんと椅子に腰掛けさせ，穴位を消毒したあと三稜鍼を使い，刺したり引っ掻いたり，あるいは跳ね上げる手法にて，表皮を1㎜ほど破って出血させたら，75%アルコール綿花3個を絞って水分を除き，それで血を続けざまに拭き取ってきれいにする．75%アルコール綿花で耳の血を拭き取るとき，外耳輪を軽く動かすようにする．力を込めて絞り出すとスムーズに出血しない．さらに乾いた消毒綿花で刺したあとを圧迫し，感染を予防する．毎回1穴だけ刺し，隔日に1回刺血する．穴位は順番に使用して，15回を1クールとし，治療クールが終わったら再検査する．それで治っていなければ，引き続いて2～3クール治療する．各クール間は7～10日空ける．

★治療効果★

治癒−色素斑が消え，局部の皮膚は光沢を取り戻し，皮膚の色が正常になった．**著効**−色素斑が明らかに薄く小さくなり，目立たなくなって，皮膚の色が正常に近づいた．**有効**−色素斑が大から小へ，濃いものから薄いものへと変わった．**無効**−治療の前後で，はっきり変化しない．

313例治療し，治癒174例，著効70例，有効30例，無効39例で，有効率87.5%だった．

★注意事項★

①施術前，患者に治療方法を説明し，同意を得なければならない．

②刺し傷に乾いた消毒綿花を被せた患者には，24時間は綿花を取らないように指示し，その間は水で濡らさないようにする．もし傷の治りが悪ければ，その場所を避けて治療し，感染を防いだり，愈合の邪魔にならないようにする．

③臨床治療によれば，若くて，発病して間がなく，月経が正常な患者のほうが，高齢で，病歴が長く，閉経，生理不順がある患者より治療効果がよかった．リラックスした気持ちを保つことも効果を高める．こうしたことを治療前に，患者に説明しておく．

④色素斑の消えかたには，3つのパターンがある．まず色素斑の色が徐々に薄くなって消えるパターン．次に大きく分散していた色素斑が，いくつかの小さな色素斑となり，色素斑の中に正常な皮膚が現れ，色素斑が徐々に消失するもの．最後に，皮膚が剥がれるもので，毎日洗顔するたびに，いつも洗ってもきれいにならない感覚があり，色素斑が徐々に消失するもの．

⑤感染予防のために，直射日光を避けねばならない．特別な状況がなければ，毎年6～8月の直射日光の強い時期は，本法の治療をしないほうがよい．夏季の高温により感染したりする．

(2) 耳穴圧丸
★取穴★

主穴：肺，神門，内分泌，皮質下，面頬．
配穴：肺，腎，脾，縁中．

★治療方法★

耳穴敷貼を使う．主穴には毎回必ず貼り，配穴は症状に基づいて加える．耳介を75％アルコール綿花で消毒し，耳穴探測器を使って敏感点を探して，王不留行子（沸騰した湯で王不留行の種を2分ほど茹で，日干しにして瓶に入れたもの）か磁石粒（380ガウス）を圧迫物とし，それを7×7 mmの絆創膏に載せて，敏感点に貼り付ける．貼ったあと2～3分按圧し，耳介を発赤発熱させる．患者に毎日3～4回，各穴を1～2分ずつ，耳介に熱感が発生するまで自分で按圧するよう指導する．毎回一側の耳に貼り，隔日に1回貼り替えて，15回を1クールとする．両耳輪を交替で貼り替える．一般に3クール治療する．

★治療効果★

525例治療し，治癒282例，著効116例，好転72例，無効55例で，有効率89.5％だった．

★注意事項★

①耳穴圧丸法は簡単で，患者が自分で治療できる．

②本法の効果は，耳穴刺血と似たり寄ったりだが，一般に3クール以上が必要で，3～6カ月治療しなければならない．肝斑ができてから期間を経るほど，また損傷面が大きいほど，治療期間が長くかかる．

③治療してゆくうち肝斑が消える過程は，1クールと2クールのあとで色素沈着面積が徐々に小さくなり，色が薄くなって，だんだん限局性の細かい斑となり，正常な皮膚が現れるようになる．

④本法の効果は，季節や年齢とも関係がある．一般に4月中旬から10月中旬までは肝斑の症状が顕著であるが，治療効果もよい．また若いほど治療期間が短くなり，45歳以上では効果が遅く，だいたい2～3カ月から半年かかる．

(3) 耳鍼と体鍼
★取穴★

主穴は耳穴の面頬，肺，腎，肝，脾，内分泌．

配穴は色素が沈着した部位に基づいて，すべて体穴を加える．額なら上星と陽白，頬は頬車と四白，鼻梁は印堂と迎香，上唇は地倉を加える．

★治療方法★

主穴は毎回必ず取る．耳穴は毫鍼と貼圧を併用する．つまり一側の耳穴は刺鍼する．方法は，耳介をヨードチンキとアルコールで消毒したあと，0.5寸28号のステンレス毫鍼を敏感点の穴位へ刺入し，軟骨膜まで到達させる．耳介軟骨を貫かず，腫れぼったい痛みがある深さでよい．得気したら30分留鍼し，10分ごとに運鍼する．もう一側の耳は，やはり同じような耳穴に王不留行子か磁石粒を貼り付け，毎日3～4回，毎回5分ずつ按圧する．隔日に1回治療し，両耳を交互に使用する．

配穴は症状によって選んで刺鍼する．28～30号の毫鍼（長さ1～1.5寸）を使い，すべて色素が沈着した方向へ斜刺し，得気したら小刻みな捻転で軽刺激する．やはり30分留鍼し，その間2～3回運鍼する．

体鍼も隔日に1回で，耳鍼と並行しておこなう．15回を1クールとし，各クールは7日空ける．

★治療効果★

141例を治療し，治癒66例，著効43例，有効29例，無効3例で，有効率97.9%だった．

★注意事項★

①筆者の経験によると，本法は耳鍼法だけでは効果の悪い患者や，病状の重い患者に適用する．

②顔面部の刺鍼は痛いので，患者が続けたがらない．そこで励まして元気づけるが，また熟練した刺鍼操作が求められる．

(4) 鍼灸

★取穴★

主穴：阿是穴，迎香．

配穴：肝兪，腎兪，気海．

阿是穴の位置：病変部分（以下同様）．

★治療方法★

主穴・配穴ともすべて取る．まず配穴（両側）に刺鍼して平補平瀉し，鍼柄に1～3cmに切った棒灸を挿して，5～10分ほど灸頭鍼する．続いて両側の迎香へ刺鍼するが，1寸30号の毫鍼を使い，鍼下に腫れぼったい痛みがあれば15～30分留鍼し，さらに肝斑の中心に麦粒大の艾炷で，無瘢痕灸を3～7壮すえる．毎日1回治療して，7回を1クールとし，各クール間は2～3日空ける．

★治療効果★

25例治療し，治癒21例，著効3例，有効1例で，有効率100%だった．

★注意事項★

①本法により観察された症例は多くないので，さらなる臨床によって症例数を増やさねばならない．

②顔面部の無瘢痕灸は，火傷させないように注意しないと美容に影響する．

③本法は他の方法で効果が悪く，病巣面積が大きかったり，集中している患者に使う．

(5) 刺絡抜罐
★取穴★

主穴は2組に分ける．①督脈（大椎→長強），足太陽膀胱経（大杼→白環兪）．②背三角区．

配穴：耳背部静脈（耳裏側）．

背三角区の位置：背部で，大椎穴と両側の肺兪穴によって作られる三角形の区域内．

★治療方法★

主穴は，どちらか1組を取り，症状が重ければ配穴を加えたり，配穴に改める．①組の主穴は，患者を腹臥位にし，液状パラフィンを経絡上に塗って，患者の体型や体質に基づいて大号から中号のガラス罐を選び，閃火法によって火罐を大椎か大杼に吸着させる．そのあと両手で火罐を掴み，経に沿わせて上から下へゆっくりと火罐を移動させる．こうして3～4遍，各経脈ラインを走罐させ，皮膚が赤紫になるか，赤紫の出血斑が現れる程度にする．出血斑が現れたら，大きなものを5～7個選び，そこを消毒したあと梅花鍼で叩刺する．知覚が敏感であれば，左手の親指と人差指で出血斑をつまみ上げ，三稜鍼に改めてすばやく2～3回点刺し，出血部位に5～10分抜罐して血を吸い出す．出血斑の数は病状が好転するに従って減少する．隔日に1回治療し，10回を1クールとする．

背三角区は梅花鍼で叩刺する．毎回1～2個の叩刺点を選び，15個ぐらいの出血点ができればよい．叩刺してできた出血点は，2号ガラス罐を使った閃火法にて抜罐するが，出血量は1mlぐらいとする．

耳背部の静脈は，はっきりした静脈を選び，太い三稜鍼で点刺し，3滴ほど出血させればよい．以上の方法は隔日に1回治療し，10回を1クールとする．

★治療効果★

治癒－色素斑が全部消え，周囲の皮膚と違いがなく，顔の皮膚の色も正常．**著効**－色素斑が80％以上消えた．**有効**－色素斑が部分的に消えたり，色が薄くなって，皮膚の色が好転したり正常になった．**無効**－2クール治療したが，肝斑の面積，色，皮膚の色に変化がない．

552例治療し，治癒131例，著効164例，有効231例，無効26例で，有効率95.3％だった．

★注意事項★

①刺絡抜罐は，簡単で効果的な方法である．筆者の経験では，耳穴圧丸と組み合わせれば，効果が長続きする．

②感染を防ぐため穴位をきちんと消毒するだけでなく，できるだけディスポの梅花鍼や三稜鍼にする．ガラス罐も消毒液に浸して消毒する．

③女性の月経中には治療しないほうがよい．

(6) 総合療法の1

★取穴★

主穴は2組に分ける．①耳尖，面頰，額，顳，外鼻．②阿是穴．

配穴：内分泌，腎，脾，肺，縁中．

★治療方法★

主穴を主にする．①組は刺血法を使い，耳尖は必ず取る．耳介を揉んで充血させ，消毒した三稜鍼をすばやく1～3 mmの深さに刺入し，抜鍼したら両手の親指と人差指で周囲を軽く圧迫し，1回に10～15滴の血を絞り出す．ほかの穴位は病巣部と対応する部位を取り，三稜鍼で皮膚を破る程度に点刺し，血珠ほど出血すればよい．②組は0.5～1寸30号の毫鍼を使い，シミとなった皮膚部分に直接刺鍼するか，シ

ミを囲むように刺鍼する．その方法は揚刺する．つまり中心の皮下へ1鍼直刺し，その上下左右から中心へ向けて皮内に4鍼横刺して，30分留鍼する．

配穴は片側の耳から毎回4～5穴を取り，王不留行子を貼る．穴位は順番に使用し，両耳を交互に使う．耳穴を毎日3～4回，耳介が発熱するか灼熱感がある程度に患者が按圧する．

こうした方法は毎週1～2回おこない，10回を1クールとする．

★治療効果★

288例治療し，治癒69例，著効97例，好転113例，無効9例で，有効率96.9%だった．

★注意事項★

①本法は耳穴刺血，貼圧，顔面局部の囲刺法を併用した治療である．臨床では一般に主穴の2組だけを併用する．もし配穴を加えるならば，1耳は耳尖の刺血をし，もう1耳は圧丸する．

②本法は耳尖の刺血がポイントである．十分に出血させる．

(7) 総合療法の2

★取穴★

　主穴：耳尖，面頬，額，顳，外鼻，阿是穴．

　配穴：内分泌，肝，腎，脾，肺，縁中，耳中，皮質下．

★治療方法★

まずマッサージする．2つの方法に分ける．

①顔面部をマッサージするが，額から始め，鼻梁→眼の周囲→頬→口角→下顎→耳後に沿って均一に，上向きに外向きにと順次マッサージする．均一な力加減が求められる．顔面部と同時に，皮膚損傷部分は念入りにマッサージし，顔面部の常用美容穴も点圧する．一般には次の順序でマッサージする．廉泉　→承漿→水溝→地倉→大迎→頬車→迎香→四白→攅竹→魚腰→絲竹空→睛明→承泣→瞳子髎→太陽→印堂→百会→翳風

→耳門→聴宮→聴会など．摩・揉・推・搓・按・叩・弾などでマッサージすることにより，疎通経絡・消積散瘀・宣暢気血・調和血脈の効果が生まれる．

②次に耳のマッサージである．まず耳尖を揉み，続いて耳輪→舟状窩→対輪と順に下がって耳垂に至り，そのあと上へ向かって耳甲介腔→耳輪脚→耳甲介舟→下対輪脚→三角窩→上対輪脚に至り，最後に耳尖へ戻る．時間は約1分で，耳介全体が発赤して発熱するぐらいにマッサージする．マッサージする前に，耳介表面の病理反応を注意して観察し，両耳を交互に使う．

刺血：まず耳尖を揉んで充血させ，耳尖の皮膚を消毒したら，左手で耳尖の点刺する部位を固定し，右手で消毒した鍼を持って，鍼体を安定させ，すばやく耳尖を1～3 mmの深さに速刺し，両手の親指と人差指で軽く周囲をつまんで出血させる．毎回10～15滴ずつ，毎週1～2回出血させる．続いて顔面部の穴位を按圧したあと，3～4穴を選んで皮膚を消毒し，左手で穴位を固定し，右手で消毒した鍼を持って穴位を梅花状に軽く点刺する．点刺は表皮が破れ，針先ほどの小さな血珠ができる程度でよい．毎週1～2回おこなう．

刺鍼：消毒したあと0.5～1寸の毫鍼を使い，皮膚損傷区か損傷区周辺を囲刺するが，それは肝斑の大きさによって決める．一般には揚刺を用い，斑の中央に皮下まで1本，四隅から中心へ向けて横刺で皮内に4本刺入する．局部は浅刺するのが特徴である．30分留鍼する．

耳穴圧丸：患者をきちんと椅子に腰掛けさせ，まず穴位を選び，耳介を消毒したのち，7×7 mmの絆創膏に王不留行子を載せ，耳穴へ貼り付けて按圧する．毎週1～2回貼り替える．治療期間は，耳穴を毎日3～4回，耳介が発熱するか灼熱感があるまで按圧する．

上述した方法は毎週2回おこない，10回を1クールとする．

★治療効果★

治癒－シミが全部消失した．著効－シミが70％以上消えたか，シミ

の色が明らかに薄くなった．**好転**－シミの消失が70%に満たないか，シミの色が薄くなっただけ．**無効**－治療の前後で変化なし．

　360例治療し，治癒104例，著効134例，好転108例，無効14例で，有効率96.1%だった．

　長期効果：1年後に治癒した69例を追跡調査したところ，そのうち効果を保持していたのは51例，著効9例，好転5例，無効4例で，有効率94.2%だった．この方法は肝斑の長期効果においても，満足できるものだった．

　★注意事項★

　①本法は，マッサージと多種の刺鍼法を併用した総合療法である．実際の操作では，症状に基づいて使用する．末期患者や症状が重い者には4法を併用してもよいが，一般に2つか3つの方法を併用する．

　②本法の梅花状点刺出血方法は，前述したものと少し異なるので，区別しなければならない．

(8) 梅花鍼と抜罐

★取穴★

　主穴：華佗夾脊穴，督脈の大椎から命門まで．

　配穴：膈兪，肺兪．

★治療方法★

　主穴は全部取る．患者はベッドでうつ伏せになり，穴区を消毒したら，最初に梅花鍼で華佗夾脊穴を叩刺する．手法は，最初は軽く，徐々に強くし，初めはゆっくりで，徐々に速くしてゆき，叩刺した皮膚が赤くなればよい．さらに同じ方法で大椎から命門まで叩刺する．引き続いて小号のガラス罐（罐口には潤滑油を塗っておく）を取り，閃火法で前述した穴区を1～2遍ほど走罐（ガラス罐を吸着させたまま皮膚上を滑らせること）し，取り外して留罐しない．症状が重かったり，以上の方法で効果が悪ければ，配穴を加える．最初に梅花鍼で，肺兪と膈兪を局部

が赤くなるまで叩刺し，それぞれ抜罐を使って15分ほど留罐する．隔日1回治療し，10回を1クールとする．

★治療効果★

　59例を5クール治療した結果，治癒45例，有効7例，無効7例で，有効率88.1%だった．

★注意事項★

　①本法の観察例は少ないが，治癒率が高く，方法も簡単なので，試す価値がある．

　②本法は，前の刺絡抜罐法と異なり，梅花鍼で軽刺することが主で，出血量は多くない．

12. 女子顔面黒皮症（䵣黒斑）

　女子顔面黒皮症は，皮膚に色素が沈着する皮膚病で，顔面部に痒みや発赤が出現したあと，メラニン色素が沈着して薄茶色や褐色の色素沈着斑となるもので，平らで，触っても何も感じられないのが特徴である．色素斑は額や頬に多く，青年や中年の女性に多い．この疾患の報告は多くないが，確かに美容を損なう疾病である．現代医学ではリール黒皮症と呼ぶ．本疾患は，性ホルモンや自律神経系の乱れと関係があるが，憂鬱な気分，過度の疲労，日焼け，粗悪な化粧品の使用などでも誘発される．これは難治の色素増殖性皮膚病の1つで，現代医学にも良薬がない．

　本疾患を中医学では䵣黒斑と呼ぶが，面䵟黶ともいう．面䵟黶の鍼灸治療は古書に記載されていないが，最近の20年でも蓄積された臨床報告も多くはなく，刺灸方法も限られており，一般には体鍼，面鍼，耳鍼，穴位注射が主である．しかし一定の効果があり，さらに研究する価値がある．

(1) 耳鍼と体鍼

★取穴★

主穴：内分泌，交感，皮質下，肝，脾，腎．

配穴：コメカミには太陽と絲竹空，額なら上星と陽白，頰には頰車と顴髎，鼻梁なら地倉と水溝，頸には大椎を加える．

★治療方法★

主穴は全部取り，配穴は色素斑の部位に基づいて加える．耳穴は消毒したあと，28号0.5寸毫鍼で，軟骨に達するが貫かない程度に刺入し，少し運鍼して，はっきりと腫れぼったい痛みを感じさせる．毎回一側の耳を取り，両側交替に使う．配穴は両側とも取り，30号1～1.5寸毫鍼を15度角に平刺する．刺入する長さは，色素斑の幅によって異なるが，一般に色素沈着した部分を少し通り過ぎるぐらいがよい．平補平瀉で捻転する．耳鍼と体鍼は30分留鍼して，その間に3回運鍼する．耳穴を抜鍼するときは，少量の血を絞り出してもよい．隔日に1回治療し，15回を1クールとして，各クール間は7日空ける．

★治療効果★

21例治療し，治癒12例，有効9例で，有効率100％だった．

★注意事項★

①本法による観察症例は少ないので，実際の臨床効果を証明するには，さらなる症例数が必要である．

②治療効果を高めるため，もう一方の耳穴に王不留行子か磁石粒を貼り付けてもよい．

(2) 体鍼

★取穴★

主穴：大椎，血海，曲池，三陰交，肺兪，心兪，肝兪，腎兪．

配穴：食欲不振には足三里，月経量が少なければ中極，心悸には内関を加える．

★治療方法★

　主穴は必ず取り，配穴は症状に基づいて加える．28 号 1.5 寸毫鍼で，大椎穴は鍼尖を下向きに 1.2 寸刺入し，留鍼せずに鍼感を腰へ向けて放散させる．血海穴は鍼尖を上へ向け，局部にだるくて腫れぼったい感覚を発生させる．背俞穴は鍼尖を脊柱方向へ刺入し，局部にだるい腫れぼったさを発生させる．そのほかの穴位はマニュアル通りに刺入する．そのあとすばやい捻転と小さな提挿により，平補平瀉する．捻転速度 120 回/分，提挿幅 2 〜 3 mm とする．2 分運鍼して抜鍼する．毎日 1 回治療し，14 回を 1 クールとして，各クール間は 5 〜 7 日空ける．一般に 6 〜 8 クールの治療が必要である．

★治療効果★

　基本治癒－色素沈着の範囲が縮小するか減少し，目測で 90%以上は色素が減退したか薄くなった．**著効**－ 50%以上は色素が減退したか薄くなった．**有効**－ 30%以上は色素が減退したか薄くなった．**無効**－色素が減退したか薄くなったのが 30%以下．

　10 例治療し，治癒 2 例，著効 7 例，無効 1 例で，有効率 90%だった．

★注意事項★

　①本法による症例観察数は少ないので，確実な効果があるといいがたいが，本法は遠道取穴を使ってリール黒皮症を治療するものなので，検証する価値がある．

　②本法は，刺鍼だけでなく，ビタミンＣに 5%ブドウ糖注射液を加えて静脈点滴する．

13. 老人斑

　本疾患は脂漏性角化症とも呼ばれ，良性腫瘍の一種である．一般に 40 歳以降から発生し，老人に多い．老人斑は，顔面部，頸部，体幹，

上肢などに最も多く発生し，円形か卵円形で，不規則な斑点や塊であり，その色は淡褐色，黄褐色，灰褐色，濃い黒となる．一般に高齢となるにつれて皮膚から盛り上がり，色も濃くなって，表面に厚い油脂性のカサブタができ，数も増えてゆく．本疾患は一般に自覚症状がなく，ときたま痒みがあるだけだが，容貌に影響する．

本疾患に鍼灸治療が始まったのは近年のことで，取穴は病巣局部が主となり，方法も火鍼，液体窒素冷凍など多用されるが，その目的は斑の直接除去である．

(1) 火鍼
★取穴★
　主穴：阿是穴．
　阿是穴の位置：病巣部．
★治療方法★
　鍼は，新九鍼の三頭火鍼1本と，アルコールランプ1つを使う．
　患者を仰臥位にして，局部を消毒し，面積が大きければ2%リドカインで皮下に局所麻酔する．そして三頭火鍼の鍼尖をアルコールランプで赤く焼き，皮膚と平らな色素斑を速刺すればよい．患部が皮膚より盛り上がっていれば，皮膚と水平になるまで鍼を斑点で留める．操作は，均一な力で，正確に刺鍼して，適切な深さにし，操作が速すぎたり，刺入が深すぎたりしないようにする．色素斑が多ければ，いくつかに分けて治療する．もし部分に分けた治療や1回目の治療で完全に消えなければ，1回目の治療を終えてカサブタが全部落ちたあと，2回目の治療を始める．一般に2回で終える．
★治療効果★
　治癒－2回治療し，2～3週間のちにカサブタがすべて落ち，瘢痕が残らないか後遺症が出ない．**無効**－2回治療し，色素斑が消えないか瘢痕が残る．

437例を治療した．色素斑は不規則な形で，小さいもので1〜5 mm，大きいものは6 mm〜1 cmであり，複数の斑点が融合してできている．結果は，1回の治療で治癒426例で97.5%，2回の治療で治癒11例で2.5%だった．すべてに有効で，色素沈着や瘢痕が残ったり，他の後遺症が起きたりなどは一切なかった．

★注意事項★

①本疾患の火鍼治療では，適切な鍼の温度，点刺する深さと速さを把握する必要があり，経験者が治療する．正確に刺鍼すれば的確な効果があり，だいたい1〜2回以内で治癒する．

②本法は標治法なので，老化防止の穴位を併用すれば，標本兼治の効果がある．

(2) 液体窒素灸

★取穴★

主穴：阿是穴．

配穴：耳穴の腎，肺，内分泌，面頬．

阿是穴の位置：病巣部．

★治療方法★

顔面穴は老人斑の多さに基づいて分けて選び取る．配穴は全部加えるが，毎回一側を取る．主穴は刺激区を選び，消毒したあとチューブ式低温治療機を使い，液体窒素で穴位冷凍する．治療ガンのヘッドは，直径5 mmの銅製平面冷凍ヘッドである．治療機を起動したら，すぐに冷却ヘッドが冷えるので，それで耳穴を按圧し，各穴に10〜15秒ほど灸治療する．中心の皮膚温度は，すぐに下降する．そして30分後に組織の温度が自然に回復し，皮膚は少しシワとなって縮み，シワにより毛孔が起立するが，このとき血管が収縮するため皮膚表面は蒼白となり，少しくぼむ．さらに血管が拡張し始めて，穴位周囲の皮膚が赤くなると，患者に少し局部の刺痛があるが，我慢できる程度である．冷凍したあと

は，1〜3日で小さな水疱となり，一般に5日の内に自然吸収され，1週間後にカサブタとなって落ちる．水疱を破って水が流れる患者もあるので，それには消毒ガーゼを当てて創傷面を保護する．毎週1回治療する．一般的に同一穴位を再度冷凍するときは，15日ぐらい空けたほうがよい．耳穴には王不留行子を貼り付け，毎週1回貼り替えて，両耳の穴位を交互に使用する．耳穴貼圧は3〜5回を1クールとし，主穴の冷凍治療クールは20日から1カ月とする．配穴の治療は，間隔を空けなくてもよい．

★治療効果★

30例治療し，治癒21例，有効9例で，有効率100%だった．

★注意事項★

①本法では，阿是穴に何回も穴位冷凍を繰り返すと，皮膚の色素が脱けやすい．しかし瘢痕とはならない．

②液体窒素灸の期間は，洗顔してはならない．清潔なガーゼにきれいな水を染み込ませ，それで拭き取るだけにする．

14. イボ

イボはウイルスによってできる新生物である．人の美容に影響するのは，扁平疣贅と尋常性疣贅なので，それを中心に検討する．扁平疣贅を中医では「扁瘊」と呼び，米粒大から大豆大の扁平に隆起した丘疹で，表面はツルツルして硬く，薄茶か正常な皮膚の色で，急に出現し，1カ所に密集するが，顔面に好発して青少年に多い．尋常性疣贅は中医で「千日瘡」とか「疣目」と呼ばれ，円形や多角形の新生物で，触ると硬く，表面がザラザラしており，灰黄色か汚い黄色で，最初は1つだが徐々に増える．やはり青少年に多い．本疾患は，以前は慢性で良性だと考えられていた．しかし最近になってウイルスに感染したあと，皮膚癌などの

悪性腫瘍となることが分かり，イボの治療に臨床価値が高まった．

　イボの鍼灸治療は，古籍では『霊枢・経脈』にあり，唐代や宋代の書籍にも記載されている．おしなべて古人の使った穴位は少なく，灸法が多く使われているが，そのなかでもイボに直接灸する方法は，現在でも使用されている．現代でイボに鍼灸を使った治療は，20世紀の1960年代初頭に多くの報告があった．初期には施灸，ならびに手の奇穴である骨空穴を使って治療され，多くの症例が観察された．この20年で大きく発展した．そのうち刺鍼が多く使われ，鍼で尋常性疣贅の基底部を直接刺激し，しばしば優れた効果を収めた．火鍼によるイボの治療も，一定の長期効果があった．鍼や灸による治療法は痛みを伴うので，電子火鍼によるイボ基底部切除を開発し，数秒の内に治療が終わる方法も開発された．このほか穴位注射，耳鍼，電気鍼などを使って尋常性疣贅を治療したり，梅花鍼の叩刺，レーザー照射，耳穴敷貼などで扁平イボを治療したりもする．鍼灸を使ったイボの有効率は90％前後である．海外でも鍼灸によるイボの治療が発表され，例えば日本の西谷郁子は米粒大のモグサをイボに直接すえるとともに，モグサの灰を練ってペースト状にし，イボの上に塗り付けて優れた効果を上げているが，これなども古代の灸によるイボ治療の方法を受け継いだものである．

(1) 体鍼
★取穴★
　主穴：阿是穴．

　阿是穴の位置：患部．一般に母イボ，つまり多くのイボのうち最初にできたり，一番大きいものを狙う（以下同様）．

★治療方法★
　阿是穴を消毒して，28号0.5〜1寸のステンレス毫鍼（耳鍼によく使われる）を用い，母イボの頂点から垂直に刺入する．刺鍼時の痛みを軽減するため，先に左手でイボの基底部をきつく挟み，白く変色させて

から刺鍼してもよい．鍼で切皮したら，すばやく基底部まで0.5寸ぐらい刺入し，力を入れて強くすばやく30回ぐらい捻転して，緊提慢按の瀉法で提挿し，患者にだるい，痺れる，腫れぼったい感覚を発生させる．そのあと鍼をイボと皮膚表面の境界に引き上げ，鍼尖をイボの内部でぐるりと1周させ，鍼孔を広げたら抜鍼し，血を1～2滴出して，圧迫して止血すればよい．もし楕円形や変形したイボならば，その最大直径部分の平面に沿って，イボと皮膚表面の境界に鍼をさらに1本加えて反対側に透刺し，10分留鍼する．そのあと鍼を逆方向に1周させ，15分たったら抜鍼して少量出血させる．もし出血しなければ，両親指でイボ基底部を挟んで出血させ，絆創膏を貼る．4日に1度刺鍼し，そのあとは15日ごとに1回刺鍼して，4回を1クールとする．

★治療効果★

255例治療し，治癒248例，無効7例（治療中断した4例を含む）で，有効率97.3%だった．

★注意事項★

①本法は主に尋常性疣贅の治療に使い，信頼できる治療効果があるが，刺鍼する部位（爪の縁や足の裏）によっては痛い．それを事前に患者へ説明しておくこと．

②本法の取穴は簡単だが，熟練した操作が必要である．少量だけ出血させるのが効果を得るポイントである．

(2) 火鍼

★取穴★

主穴：阿是穴．

★治療方法★

電子火鍼か，普通の火鍼を使う．電子火鍼ならば，先に電源に接続し，電子火鍼治療機のパイロットランプを点灯させ，術者は火鍼の鍼柄を持ってスイッチを入れ，火鍼の鍼尖が発熱してきたら操作する．普通

の火鍼ならば，アルコールランプで鍼尖を赤く焼いたあと治療する．方法は鍼尖を母イボの中心に目がけてすばやく刺入し，イボの基底部を焼く．あるいはイボの基底部へ向けてすばやく平刺して抜く．刺入深度はイボ底の2/3で，米字型に交差させて刺入し，イボの根を灰白色に変性させる．すると7～14日で，イボは自然に落ちる．イボを焼くときに，普通の火鍼を使う場合は，何回も加熱を繰り返さなければならない．例えば乳頭状のイボならば，まず乳頭状のイボを外に引っ張り，赤く焼いた鍼で横になぎ払って根部から切断する．数秒で取れる．そのあとヨードチンキを塗り，ガーゼを被せて絆創膏で固定する．局部が治るまで入浴しない．

★治療効果★

589例を治療し，治癒率89.7～100%だった．

★注意事項★

①本法は尋常性疣贅に用い，多くの症例観察によって確実な効果のあることが証明されている．

②火鍼は一般に1回だけ治療すればよい．そのため，できるだけ正確に操作し，徹底的な治療をすることが求められる．

(3) 灸

★取穴★

主穴：阿是穴．

★治療方法★

直接灸と線香点灸という2つの方法がある．

直接灸法は，母イボを選んで消毒したあと，1%プロカイン注射で局所麻酔する．そのあとイボ周囲に絆創膏を貼り付けて，イボだけ露出させ，正常な皮膚を保護する．局所麻酔して2～3分したら，イボのてっぺんに麦粒大かイボと同じ大きさの艾炷をすえる．1回に1つだけイボを取る．1～2回ほど灸をすえると，イボのてっぺんは黒く焦げ，少し

腫れたようになり，根部の皮膚は焼かれて赤くなる．3〜5回治療すると，イボの根がグラグラして動きやすくなるので，ピンセットで挟んでイボを取り除いたあと，メスを使って基底部を軽くそぐ．その凹んだ傷口に2％ゲンチアナバイオレットか5％マーキュロクロムを塗り，ガーゼで覆う．傷口は普通3日で治る．

線香灸は，点火した線香を持ち，火をイボの頂点に向けて，ニワトリが米をつつくように付けたり離したりしながら焼く．患者が痛みを感じれば灸点を移動させ，繰り返し施灸する．灸の火がイボ全体に付いていれば，熱が内部に入ったことを示している．あるいは灸で焦げて硬くなり，前述したようにイボが軽く浮くような感じになればよい．施灸したあとで処置する必要はなく，7日前後でイボは自然に干涸びて落ちる．

★治療効果★

200例の臨床例がある．そのうち71例は線香灸で，直接灸は129例だが，いずれも全員が治癒しており，傷口も癒合すれば瘢痕が残らない．再発率は10％前後である．

★注意事項★

①この方法は古代から継承されている方法で，尋常性疣贅に使う．

②ここで紹介した2つの灸法だが，直接灸はイボの大きな患者に用い，線香灸はイボの小さいケースに用いる．イボが大きかったり根が深ければ，何回も施灸しなければならない．1クール（5回）治療して効果がなければ，他の方法に改める．

(4) 電気鍼

★取穴★

主穴：阿是穴．

配穴：阿是穴付近の経穴．

★治療方法★

まず0.5寸の毫鍼を阿是穴（母イボの基底部）に刺鍼して得気させる．

次に1.5～2寸の毫鍼を配穴に刺入して得気させたあと，パルス器に接続するが，主穴に陽極を，配穴に陰極を繋ぐ．電流量は患者が我慢できる範囲内とし，連続波で20～30分通電する．毎日か隔日1回治療し，5～7回を1クールとする．

★治療効果★
38例治療し，治癒35例，無効3例（治療を中断した患者2例を含む），治癒率92.1%だった．

★注意事項★
①本法は尋常性疣贅に使う．配穴を選ぶときは，母イボから近い経穴を取る．

②本法は観察された症例が少ないので，確実に効果があるのかどうかは追試が待たれる．しかし取穴が少なく，方法も簡単で，他の方法とも併用できる治療法である．

(5) 耳鍼

★取穴★
主穴：肺，皮質下，神門，内分泌．

配穴：面頬，縁中，阿是穴．

阿是穴の位置：耳介で，皮膚損傷部分と対応する部位．

★治療方法★
毎回主穴を2～3穴選び，配穴から1～2穴取る．耳穴の刺激方法は，毫鍼，皮内鍼，レーザー照射あるいは磁石粒を貼り付けるなどの方法がある．毫鍼は敏感点を探したあと，速刺で刺入し，腫れぼったい痛みなどの鍼感があれば30分留鍼する．レーザー照射はヘリウム－ネオンレーザーを使い，出力6mW，50～100cmの距離で，各耳穴へ5分ずつ直接照射する．鍼とレーザー鍼は，毎回両側の耳穴に使うが，1日1回あるいは隔日1回治療し，10～15回を1クールとする．埋鍼法は円皮鍼を専用のピンセットで挟み，垂直に刺入するが，耳の軟骨に刺さら

ないようにする．絆創膏で貼り付けて，患者に自分で1日2回按圧させる．圧丸法は380ガウスの磁石粒か，王不留行子を7mm四方の絆創膏で耳穴に貼り付け，1日に3〜4回痛いぐらいに按圧する．円皮鍼法と圧丸法は毎週2回治療し，1回に片側の耳だけを使い，両耳を交替で使う．上に述べた4法のうち，いずれか1つを選ぶが，効果が悪ければ他の方法に切り替える．

★治療効果★

291例治療し，治癒165例，著効27例，有効56例，無効43例で，有効率85.2％だった．

★注意事項★

①本法は扁平イボの治療に使う．

②耳穴の刺激方法は非常に多い．筆者の経験では，最初は毫鍼を使うか，円皮鍼を入れ，効果が得られてから他の方法のうちの1つを使うほうがよい．

(6) 梅花鍼

★取穴★

主穴：頸椎，胸椎1〜5，背部両側の膀胱経ライン，阿是穴．

阿是穴の位置：イボの密集した部分．

★治療方法★

まず頭から足先へ，梅花鍼で膀胱経を叩刺する．左側を叩き終わったら右側を叩き，内側を叩き終わったら外側を叩く．軽刺から重刺へと徐々に力を入れて各ラインを20回以上叩き，皮膚を発赤させる．さらに1〜5胸椎と頸椎を取り，各椎体の両側を2回ずつ横に叩刺する．最後に中重度の手法で，血がにじむ程度に阿是穴を密刺する．毎週2回治療し，10回を1クールとする．

★治療効果★

100例治療し，治癒80例，有効17例，無効3例で，有効率97％だった．

★注意事項★

①本法は扁平イボの治療に使う．

②皮膚鍼で頸背部の穴位を叩刺するとき，操作に時間がかかる．中重度で叩刺すると患者は耐えがたいが，効果はかなりよい．これは重症の患者に使用したほうがよい．

15．顔のシワ

顔のシワが増えるのは，やはり美容に影響する．一般的に25歳を過ぎると皮膚が老化し始め，徐々にシワが現れる．30歳ぐらいで目尻に小ジワが現れ，40歳以降から額にもシワが現れ，50歳には顔全体に人生の年輪が刻まれる．当然にして辛酸をなめ尽くした人は，顔の表情が豊かになるので，シワの現れるのが早くなり，深くなる．シワ消しは予防が重要だが，それには次の点を含む．①直射日光を避ける．紫外線が真皮の弾性線維を破壊するからである．②運動する．運動は血液循環を促し，皮膚に養分を与えて，老廃物を運び出す．③食事バランスに気を付けて，毎日6～8杯の水を飲み，皮膚の潤いを保てばシワになりにくい．④規則的に生活し，十分な睡眠をとって，仰向けに眠る．低い枕を使用し，顔の筋肉をリラックスさせる．

この20年，世界の鍼灸従事者は，鍼灸を使ったシワの予防や除去を探求してきた．筆者も近年，耳鍼を使って一定の効果があった．

(1) 鍼灸
★取穴★

主穴は2組に分ける：①陽白，地倉，瞳子髎，迎香，太陽，印堂．②肝兪，腎兪，足三里，三陰交，血海．

配穴：合谷，内庭，肺兪，脾兪．

★治療方法★

　主穴の①組は刺鍼する．毎回①組から4～5穴選び，1～1.5寸32号の毫鍼を斜刺する．各穴へ3～4本ずつ，シワの走向と逆にして扇形に刺入し，少し腫れぼったい重みがあればよい．強くつついたり提挿の強刺激をしてはならず，そのまま30～40分留鍼する．留鍼中は弱電流の疎密波を通電してもよいが，パルス頻度は少なくする．②組は瘢痕の残らない知熱灸をする．毎回2穴を選び，穴位にニンニク汁を塗り，大豆ぐらいの艾炷で施灸する．そして患者が熱さを感じたら，すぐに艾炷を取り替えて施灸する．各穴に4～5壮施灸し，皮膚を発赤させる．配穴は状態に基づいて毎回1～2穴を加え，刺鍼して得気したら平補平瀉する．両法は同時に併用し，毎日か隔日に1回治療し，穴位は順番に使う．15回を1クールとし，各クール間は1週間ぐらい空ける．

★治療効果★

　50例治療し，刺鍼前の写真と比較したところ，著効27例，有効18例，無効5例で，有効率90%だった．

★注意事項★

　①本法は細い鍼を使い，軽く刺激する．施灸では火傷させないように注意する．

　②長期間の治療を続けなければならず，また日頃の生活にも注意する．

(2) 耳鍼

★取穴★

　主穴：面頬，内分泌，脾，腎．

　配穴：眼，口，額，鼻．

★治療方法★

　耳鍼と耳穴貼敷を併用する．主穴は毎回2～3穴取り，シワの目立つ部分に基づいて配穴を加える．そのうち片耳には0.5寸28号の毫鍼を刺入し，腫れぼったく重い感じがあれば数十秒捻転し，20分留鍼す

る．もう一方の耳穴には王不留行子か，380ガウスの磁石粒を貼り付け，患者に毎日3～4回，自分で按圧させる．1週間に2～3回治療し，15～20回を1クールとして，各クール間は5～7日空ける．

★治療効果★

31例治療し，著効7例，有効16例，無効8例で，有効率74.2%だった．

★注意事項★

①本法で観察された症例数は少ないので，正確な効果を評価するには，さらなる臨床が必要である．

②体鍼治療や耳鍼治療を問わず，患者は自分で顔面部をマッサージし，治療効果を強化する．

(3) 指鍼（指圧）

★取穴★

主穴：天容，天牖，人迎，扶突，天窓．

配穴：陽白，絲竹空，迎香，地倉．

★治療方法★

主穴は毎回3～4穴選び，穴位を順番に使用する．配穴はシワが目立つ部分を選んで加える．親指と中指で天容と天牖を点圧し，中指と薬指で人迎，扶突，天窓を指圧する．配穴には点揉法（指圧して揺り動かす）を使ってもよい．各穴を1～2分指圧する．毎日1～2回治療し，治療クールは数えない．

★治療効果★

44例を観察し，有効率77.3%だった．

★注意事項★

①本法は患者自身が指圧できる．適切な強さで指圧するが，だるくて腫れぼったい感覚があればよい．

②顔面の広範囲なマッサージを加えれば，さらに効果がよい．

16. 痙性斜頸

　痙性斜頸は，頸筋の捻転や間代性の傾斜を特徴とする錐体外路系の器質性疾患である．発病が緩慢で，頭部が不随意に片側を向き，頸部がもう一方に屈曲する．感情刺激により悪化し，睡眠中にはまったく起こらない．本疾患は成人に多く，現在でも原因は分かっていない．現代医学でも治療法はなく，薬物療法や手術なども効果があまりない．

　古籍には本病に類似した病証に関する鍼灸治療の記載がない．現代鍼灸による痙性斜頸の治療は，20世紀の1970年代に，刺鍼と梅花鍼の局部叩刺を併用し，2例を治癒させている．しかし痙性斜頸に関する臨床資料が現れるのは80年代に入ってからで，いくつかの1例治療のほかは，すべて複数例を観察するようになった．穴位刺激方法も，刺鍼，電気鍼および共鳴電気火花，そして低周波電流穴位刺激などが用いられた．特に後者は観察症例が多いだけでなく，治療効果もはっきりしていた．本疾患は臨床が少ないため，鍼灸治療のマニュアル形成でも，さらに探求が求められる．

(1) 電気鍼
★取穴★

　主穴：天容，容後，天窓，臂臑．

　配穴：陽白，合谷．

　容後穴の位置：下顎角の後方で，耳垂後ろの凹みの下1.5寸．

★治療方法★

　筋肉痙攣がきわだっている同側の頸部の主穴1つ，両側の臂臑，そして同側の配穴1つを選ぶ．頸部の主穴と配穴は，刺鍼して得気があれば，少し捻転提挿したあとパルス器に繋ぐ．そのうち頸部の穴位は陰極，配穴は陽極に接続する．具体的には以下のとおりである．**天容穴**：0.5～0.8寸に直刺し，通電時に頭を鍼の側に向けて回す動きと同時に，同側

の肩をすくめる動作をする．**容後穴**：0.5〜1寸に直刺し，通電時に頭を鍼の側に向けて回す動きをする．**天窓穴**：直刺で 0.5 寸か，上に向けて斜刺で 1 寸刺入し，通電時に上を見上げたり，刺鍼部の肩をすくめる動作をする．**臂臑穴**：内下方に向けて 1.5 寸に斜刺し，だるく腫れぼったい得気があったら，捻転と小さな提挿を組み合わせて 1 分間運鍼したあと留鍼する．これは通電しない．通電または留鍼する時間は 20〜30 分で，毎日か隔日 1 回治療し，15 回を 1 クールとする．それでも治らなければ 3〜5 日鍼治療を停止したあと次のクールを続ける．

★治療効果★

8 例を治療し，全員が完治した．そのうち 4 例は 7〜9 年後の再調査でも再発していなかった．

★注意事項★

①本法で効果を得るポイントは，刺鍼部位の正確さである．パルスを通電して，もし前述した動作が起きなければ，刺鍼する深さや方向を調整し，こうした動きが現れるようにする．

②本法では効果があったあと，必ず治療効果を固める治療も続ける．

(2) 穴位電気刺激

★取穴★

　主穴：風池，肩井，扶突．

　配穴：百会，合谷．

★治療方法★

主に共鳴電気火花と低周波電流を使って穴位刺激する．主穴は痙性斜頸の症状によって選択する．水平回旋型は 3 穴すべて使う．後屈型では扶突，前屈型では風池と肩井を使う．まず低周波電流で刺激する．パルス治療器の低周波電流部分で出力 0〜18V の交流を使う．1 の目盛りは 3V，2 は 5V，3 は 9V，4 は 15V，5 は 18V で，パルス密度が 60〜80Hz の不規則なスパイク波を使う．低周波電流で治療するとき

は，2つの電極を2個の穴位に置き，断続電流で治療する．その刺激方法は次のとおりである．

　水平回旋型の痙性斜頸患者では，最初に両側の風池に電極を置いて断続的に3分間通電し，その電極を肩井穴まで滑らせて3分間断続通電する．さらに両側の扶突穴に置いて断続的に1～2分通電するとともに，患者の頭部を運動させ，この穴位でさらに2分間通電する．後屈型の患者では，両方の電極を扶突穴へ同時に置いて5分間断続通電し，患者に頭部の運動をさせたあと，もう1度5分間の断続通電を繰り返す．前屈型の患者では，電極を両側の風池穴に置き，3分間断続通電し，さらに両側の肩井穴に滑らせて3分間通電する．電気を切ってから患者の頭部を運動させたあと，上の方法を繰り返す．低周波電流の穴位刺激は，最初は3Vから初めて徐々に強めてゆき，筋肉がはっきりと収縮し，患者が我慢できる限度まで電圧を上げる．

　そのあと共鳴電気火花を使って治療する．二股の電極か小さな円状の電極を，主に風池と配穴に当てて治療する．その刺激量は成人なら中程度，老人や子供は弱刺激とし，各穴を3分間刺激する．風池は両側を取るが，合谷は一穴のみ（対側か同側）を使う．

　低周波電流と共鳴電気火花の穴位刺激は，毎日1回治療して15～20回を1クールとし，各クール間は3～5日空ける．

★治療効果★

　治癒－頭頸部の異常運動が消え，どの方向にも頸が自由に動き，局部の硬直も正常に回復した．**著効**－頭頸部の異常運動が消えたかほとんどなくなったが，極度に疲労したときや緊張したときに起こることがある．**有効**－頭頸部の異常運動の回数が減ったり，揺れ幅が小さくなった．

　42例治療し，治癒40例，著効1例，有効1例で，有効率100%だった．

★注意事項★

　①本法は鍼を恐がる患者，特に老人と児童に用いる．

　②本法の効果は確かだが，操作が複雑なので，ある程度の経験者が治

療すること.

17. 尋常性白斑（白なまず）

　尋常性白斑は, 後天的に皮膚の色素が脱落する限局的な皮膚病である. 本疾患の主な臨床症状は, 大きさが不揃いの限局性で境めのはっきりした白斑が皮膚に現れ, その部分の毛も白くなることがある. 自覚症状はまったくなく, 日光に当たると焼けるような痒さがある. 尋常性白斑は中医学で白駮風と呼ばれ, やはり美容に影響する. 白なまずの原因は不明で, 診断は簡単だが治療は難しい.

　本疾患の鍼灸治療は, 唐代の『備急千金要方』と『千金翼方』に最初の記載があり, 灸法を提唱している. 尋常性白斑の鍼灸治療に関する現代の文献は, 20世紀の1980年代になってから続々と現れた. 中国に多くの臨床例があるだけでなく, 国外（スリランカ）の医者も鍼灸を使って尋常性白斑患者を治癒させている. 現在では尋常性白斑に対する鍼灸の穴位刺激法はかなり広く応用されており, 刺鍼, 灸, 梅花鍼, 耳鍼と耳穴圧丸, 穴位埋線, 鍼灸に電磁波を加えた治療, そして蜂鍼など多種が試みられている. 現在の尋常性白斑に対する治療には, 次のような特徴がある. ①さまざまな穴位刺激法を組み合わせることで, 治療効果が高くなることが強調されている. ②一般に有効率が高くて90%前後だが, 治癒率は低くて4～7%であり, 長期的効果にはさらなる観察が必要である. ③治療期間が長く, 経験からすると, 白斑が白からピンクに変わり, 正常な皮膚の色に戻るまでは2～6カ月ほど必要なので, 患者が忍耐強く治療を続けることが求められる. ④現在の鍼灸は, 主に初期の白なまずに適用される.

(1) 耳穴円皮鍼

★取穴★

主穴：肺，内分泌，腎上腺，神門，阿是穴．

配穴：耳中，皮質下，縁中，交感．

阿是穴の位置：白斑となった皮膚損傷部分が，耳介で対応する部分．

★治療方法★

主穴から毎回3〜4穴取り，配穴を1〜2穴選ぶ．最初は円皮鍼を使う．敏感点を探し出し，円皮鍼を刺入して絆創膏で固定し，3〜5日留鍼する．さらに貼り替えて5回を1クールとする．第2クールからは王不留行子か，380ガウスの磁石粒を7mm四方の絆創膏に載せて耳穴に貼り，毎日数回按圧して刺激を強める．虚寒証では軽い刺激，実熱証では強い刺激をし，毎週1回貼り替える．以上は片側の耳だけを使い，両耳へ交互に貼る．治療期間は白斑部分を梅花鍼で軽く叩刺したり，棒灸で患部が発赤するまで温めたりして効果を強める．

★治療効果★

治癒－皮膚の白斑がすべて消え，正常な色と変わらなくなった．**著効**－皮膚の色が濃くなって正常に近づき，白斑部分が小さくなったか部分的に消えた．**有効**－病変の進行が停止し，白斑の色が少し濃くなったか，小さくなった．**無効**－治療の前後で変化なし．

361例治療し，治癒27例，著効138例，有効173例，無効23例で，有効率93.6％だった．

★注意事項★

①本法の臨床例は最も多く，方法も簡単で安全，有効率も高く，患者が自分で治療できる．

②本法の治癒例は多くなく，総数の7.5％にすぎない．灸法と併用したほうがよい．

③本法は，初期で白斑の面積の小さな患者に適用する．

(2) 総合療法
★取穴★

主穴：俠下，癧風，阿是穴．

配穴：背部の膀胱経ライン．耳穴の心，肝，肺，内分泌．

俠下穴の位置：上腕二頭筋外側縁の中 1/3 と下 1/3 の交点より少し上．

癧風穴の位置：中指末節で指の腹側下縁，指節間関節横紋の中点より少し上．

阿是穴：白斑の皮膚損傷区．

★治療方法★

普通は主穴だけを使うが，効果が悪ければ配穴を加える．俠下穴は三稜鍼で点刺出血する．それで出血しなければ，点刺した部位に抜罐する．毎回一側のみに治療し，両側交替で 1 週間に 1 回点刺する．癧風穴は麦粒大の艾炷で無瘢痕の直接灸を 3 壮すえるが，水泡ができないようにする．

薬艾の作り方：五倍子，桑葉，威霊仙，当帰，川芎，白蔻仁を各 100g，石菖蒲と白芥子を各 30g，全蝎 10g．以上をすべて粉末にする．これで毎週 1 回施灸する．

さらに梅花鍼を使い，腰背部の膀胱経ラインと阿是穴を中刺激で叩刺する．阿是穴は周囲から中心へ向けて叩刺し，さらに棒灸で熏灸（棒灸フードを使って煙でいぶす）する．方法は，まず白い紙に皮膚損傷部分と同じぐらいの大きさの穴を開け，周囲の正常な皮膚を覆い，棒灸に点火したら白斑に施灸する．距離は患者が我慢できる程度に離し，外から内に向けて回旋灸しながら，徐々に範囲を小さくする．最初は毎回，白斑がピンク色（かなり充血した状態）になるまで回旋灸し，1 周 1 周と徐々に円を縮め，忍耐できる熱さで施灸する．もし病巣部位が多くて分散していれば，部分に分けて灸治療する．毎回 30 分施灸し，皮膚の色が真紅か正常な色に近づけばよい．毎日 1 ～ 2 回ずつ始め，白斑が灸で充血し，ピンク色になって皮膚と同じ色になったら施灸を止める．白

斑が皮膚と同じ色になったあと，さらに3〜5回施灸して治療効果を安定させる．一般に4週間を1クールとする．

こうした治療が終わったら，配穴の耳穴へ王不留行子か磁石粒を貼り付けて按圧する．毎回一側の耳穴を取り，毎日6回，1回に各穴を1分ほど按圧し，2〜3日を1単位として，10単位を1クールとする．

★治療効果★

治癒−白斑部分へ色素が完全に沈着し，周囲の皮膚の色と同じになった．**著効**−白斑の50％以上（総面積）に色素が沈着した．**有効**−白斑の色素回復が10〜50％．**無効**−連続1カ月間の治療を続け，白斑の色素に変化がないか，色素回復が10％に満たない．

111例を1〜6クール治療し，治癒44例，著効36例，有効25例，無効6例で，有効率94.6％だった．そのうち42例の治癒した患者は，2年間の追跡調査で，再発が見られなかった．

★注意事項★

①本法は，複数の刺灸方法を総合した治療で，治癒率が上述したように高いだけでなく，長期効果もよい．

②本法で使われる体穴は，経穴ではない．そのうち癜風穴は，唐代の名医である孫思邈が創作した．これは歴代の医学書にも記載が多く，現代の臨床でも効果があると検証されている．

③白斑が消失してゆくプロセスは，まず局部に充血が続いて赤くなり，周辺から徐々に中心に向かって回復する．また毛孔から赤くなり，それが徐々に広がってくっつき合い，白斑が消える場合もある．

(3) 薬物灸

★取穴★

主穴：阿是穴．

★治療方法★

まずアルコールで阿是穴を消毒し，その上に薄く金黄膏を塗る．さら

に棒灸で30分ほど回旋灸して，白斑がピンク色になればよい．全身に現れていれば，部分ごとに治療する．棒灸したあと患部を拭いてきれいにする．毎日1回治療し，12回を1クールとする．さらに還原丹を服用させる．15歳以下なら1丸を1日3回，15歳以上なら1日2回服用させる．

★治療効果★

147例を治療し，治癒2例，著効40例，有効84例，無効21例で，有効率85.7%だった．

★注意事項★

①本法は患者や家族にやらせることができる．
②治療期間中は，辛い食べ物や海産物を避ける．

(4) 抜罐

★取穴★

主穴：阿是穴．
配穴：孔最，足三里，三陰交．

★治療方法★

薬液の作成：川芎，木香，荊芥を各10g，丹参，白蒺藜，当帰，赤芍，丹皮を各15g，鶏血藤20g，霊磁石30g．以上を適量の95%アルコールに10日間浸す．そしてカスを取り去った液200 ml をガラス瓶に入れて密封する．

阿是穴は皮膚損傷の大きさによって定める．斑が小さければ，1つの火罐を白斑に吸着させる．斑が大きければ，2～5個の火罐を白斑の縁に吸着させる．配穴は毎回一側の穴位を取り，各側の穴位に連続10回抜罐する．次の治療では反対側に抜罐し，両側を交互に使う．

操作方法：指の先ぐらいの脱脂綿を薬液に浸し，それを火罐の中ほどの内壁に貼り付けて点火し，吸着させる．毎回15～20分留罐する．白斑から抜罐をはずしたら，漢方薬チンキ剤（紅花，白蒺藜，川芎を等

量ずつ 30%のアルコールに浸したもの）を塗り，5～20 分ほど日光浴させる．毎日 1 回治療して，30 回を 1 クールとする．

★治療効果★

40 例治療し，治癒 13 例，著効 9 例，有効 14 例，無効 4 例で，有効率 90%だった．

★注意事項★

①本法は，抜罐と薬物外用を組み合わせた治療方法である．2 種の薬液作成は少し面倒だが，操作は簡単で，条件があれば患者自身が治療できる．

②筆者の体験では，配穴にガラス罐や竹罐を吸着させるのが難しいので，特に身体の小さな患者は小型のポンプ式抜罐を吸着させてもよい．

(5) 梅花鍼

★取穴★

主穴：阿是穴．

★治療方法★

最初に白斑部を消毒し，梅花鍼の重刺激で患部をまんべんなく叩刺する．方法は，毎回 2～3 カ所の白斑を選び，75%アルコール綿花で消毒したあと，消毒済みの梅花鍼を使って白斑を叩刺する．最初は軽く，徐々に触れ幅を大きくして強く叩くが，一定の力を保たねばならない．速度は 400 回/分で，患部が発赤し，少し鮮血がにじむ程度に叩刺する．翌日は蒼耳膏を患部に塗り，ラップで覆ったあと縁を絆創膏で接着し，空気を通さないようにする．または白癜風搽剤を塗ってもよい．その製作方法は，赤白芍 25g，生首烏 30g，白芨 20g，補骨脂 30g，附子 25g，土茯苓 25g．これを煎じて汁を取り，毎日患部へ塗り付ける．この順序で各白斑を交替に治療し，10 回を 1 クール（5 回叩いて，5 回塗る）とし，2 日中断したあと 2 クール目を治療する．全部で 5 クール治療する．

治療期間は，毎食後に蒼耳膏をレンゲに半杯（約 10g）飲む．

蒼耳膏の作成：夏季の蒼耳が繁茂する季節に全草を採取し，洗ったあと大鍋に入れ，米のとぎ汁と一緒に煮て膏にする．箸を入れると糸を引くぐらいでよい．これを密封して低温保存する．

★治療効果★

48例治療し，治癒15例，著効26例，有効7例で，有効率100%だった．そのうち25例を1年間ほど追跡調査すると，2例の著効者は翌年の春夏端境期に症状が悪化し，白斑が広がった．1例の治癒者は，翌年の春夏端境期に背部のニキビを押し摘んだことにより，傷口から白なまずが発生した．再発には前述した方法で再治療すると，全員が治癒した．

★注意事項★

①梅花鍼の重刺激は刺激が強い．特に大面積を叩刺したり顔面を叩刺するときは痛みが強く，患者が耐えられないことがある．そこで本法は体格がよく，筋肉があり，皮膚が平らで病変面積の小さな患者に用いる．

②蒼耳膏は少し毒があり，胃腸に対して刺激性があるので，胃腸の働きが悪い患者，肝臓や腎臓の機能が悪い者には使用しない．

③患者が治癒したあと，リラックスした気持ちを保ち，淡泊なものを食べ，生活習慣に注意して，皮膚損傷を避け，白なまずの再発を防止する．

④治療期間中は，脂っこかったり辛い，あるいは香りの強い食品を避ける．

18. 乾癬

乾癬は伝染しないが，紅斑に鱗屑を伴う皮膚病である．皮膚の損傷と全身症状により，尋常性，関節症性，乾癬性紅皮症および膿疱性などに分けられる．尋常性が多いが，それに鍼灸を使う．症状は，コイン大やさらに大きな銀白色の細かい鱗片に覆われた淡紅色の浸潤斑ができ，境界が鮮明で，鱗のような皮膚を取り除くと硬い脂のような光沢があり，

さらに剥くとザルのように出血する．全身に発生し，手足の伸側に多く，美容に影響する．発作を繰り返し，季節と関係がある．本病の原因は完全には分かっていないが，感染や遺伝，アレルギーと関係があると思われる．現代医学では，効果的な治療法がない．

現代鍼灸を使った乾癬治療は，20世紀の1950年代に中国で多く報告された．それと同時に外国でも治療が始められ，オーストリアの医師は，鍼灸治療で乾癬などの皮膚病が治療できると指摘している．初期の治療は刺鍼のみが多かった．70年代後期になると，穴位刺激方法が徐々に多様化し，割治や薬物湿布，灸，漢方薬の内服や外用を組み合わせるなど，多種の刺激方法を総合運用することが強調され，それが治療効果を高めることに繋った．鍼灸を使った乾癬治療は，各地の報告によって効果にかなりバラツキがあるが，治療方法の違いや，定めた基準が異なるためと思われる．

(1) 刺絡抜罐
★取穴★

主穴：大椎，陶道，阿是穴．

配穴：頭部の乾癬には四神聡，上星，頭維を加える．頸やうなじには翳明を加える．背部には天宗，肝兪，脾兪を加える．上肢には肩髃，曲池を加える．腰部には腎兪を加える．下肢には新環跳，血海，梁丘，陽陵泉を加える．胸夾脊5〜6，腰夾脊2〜3．

阿是穴の位置：乾癬部分（以下同様）．

翳明の位置：翳風と風池を繋ぐ線の中点．

新環跳の位置：尾骨先端の傍ら3寸．

★治療方法★

一般に主穴だけ用い，効果が思わしくなければ配穴を加える．配穴を選ぶときは，乾癬の分布や消失状態を見て，上から下に選択する．つまり背部の乾癬がよくなっていないのに，腰から下の穴位を取ってはいけ

ない．選穴は少ないほうがよく，主穴の大椎と陶道のどちらか1穴だけを選んで交互に使う．阿是穴は乾癬が残っているときだけ使い，配穴を1～2穴取る．

刺絡抜罐の操作方法：選んだ穴位を消毒したあと，三稜鍼を使って，軽く浅く点刺し，0.3～0.4mlの血液が出るように10～15分留罐する．頭頂部の穴位は点刺するだけで，抜罐しない．残ったいくらかの乾癬は，その部分の四隅と中間点に数回点刺したあと抜罐する．この方法で効果がなければ，胸夾脊5～6，腰夾脊2～3に，2寸の毫鍼を45度角で脊柱方向に斜刺し，得気があれば20分留鍼する．毎日か隔日1回刺絡抜罐し，15回を1クールとして，各クール間は3～5日空け，再び治療を続ける．

★治療効果★

ほぼ治癒－乾癬が全部消えたか，わずかに点のような損傷が残っている．**著効**－乾癬の大部分が消えた．**有効**－乾癬が部分的に消えた．**無効**－治療前後で変化がない．

769例を治療し，ほぼ治癒356例，著効174例，有効156例，無効83例で，有効率89.2%だった．

★注意事項★

①刺絡抜罐は，袪瘀生新（瘀血を去らせて新しい血を生み出す），散風袪邪（風邪を追い出す），通暢気血（血液循環をよくする）の効能があり，臨床で一定の効果がある．ただし長期効果は楽観できず，再発率が高い．もし漢方薬を併用すれば，効果がよくなる．つまり乾癬の治療には，総合療法がよい．

②本疾患の初期では，病勢が軽くて浅く，若い患者の効果がよい．病歴が長く，病状が重く，高齢で，薬物を多用してこじれた患者は，刺絡抜罐で効果が悪く，総合療法にしなければならない．

③治療しているうちに分かったことだが，乾癬の進行期に刺鍼治療をしては悪い．刺鍼したあと，鍼孔から乾癬が始まる．これを「同形反応」

と呼ぶが，それに関するメカニズムや治療が研究されていない．

(2) 体鍼
★取穴★

主穴は2組に分ける．①大椎，肺兪，膈兪．②曲池，足三里，血海．
配穴：頭部の乾癬には百会と風池を，顔面部では迎香と素髎を，上肢では支溝と合谷を，下肢では三陰交と陽陵泉を加える．

★治療方法★

主穴から1組を取り，2つの組を交替で使う．ひどい乾癬部分には配穴を加える．刺鍼して得気があれば，大きく提挿捻転して鍼感を強める．1分ほど運鍼してから20～30分留鍼する．留鍼中は断続的に運鍼する．抜鍼したあと，乾癬の主な部分は，わずかに出血する程度に梅花鍼で叩刺し，15分間火罐する．毎日か隔日1回治療し，10～15回を1クールとして，各クール間は3～5日空ける．

★治療効果★

126例治療し，有効率は60～100%だった．

★注意事項★

①集めた資料によると，各治療者の取穴や手法は似たようなものだったが，治療効果に大きな開きがある．これは各々の評価基準が違うことと，観察した症例数が少ないからだろう．
②筆者の経験では，体鍼は初期で症状の軽い患者に用いるが，総合療法の1つともすることができる．

(3) 刺血
★取穴★

主穴：大椎から腰陽関までの督脈ラインの各点．

★治療方法★

毎回3～4点を選び，順番に使用する．まずライン上を消毒し，三

稜鍼か太い毫鍼を使って選んだ穴位を点刺し，少し出血させる．あまり血が出なければ，按圧して血を出してもよい．毎日1回治療し，10回を1クールとする．

★治療効果★

250例を2クール治療し，246例に有効で，有効率98.4%だった．

★注意事項★

①本法は簡単である．発作期に多用される．
②本法は有効率が高いものの，治癒率は低い．

(4) 水罐法

★取穴★

主穴：合谷，曲池，足三里，殷門，大椎．
配穴：顔面の乾癬がひどければ印堂と頬車を，背部なら肺兪と膀胱兪を，胸や腹部なら三陰交を加える．

★治療方法★

まず刺鍼治療し，得気したら抜鍼して，さらに1/2〜2/3ほどの丹参液を満たした水罐（ポンプ式の抜罐に液を入れる）を罐口を上にして表面に被せ，皮膚に被せたまま罐口を下にし，注射器かポンプで空気を吸い出して吸引させ，30分留罐したら取り外す．毎日1回治療して30回を1クールとし，2クール治療したら効果を見る．

★治療効果★

尋常性乾癬130例を治療し，ほぼ治癒46例（乾癬消失95%以上，掻痒感消失），著効26例（乾癬消失60%以上，掻痒感があまりない），有効52例（乾癬消失30%以上，自覚症状が少し軽減），無効6例（乾癬消失30%以下か好転しない）で，有効率95.4%だった．一般に15回目の治療以降から効果が現れ，早い者は25回で治癒した．治癒した患者を2年ほど追跡調査すると，36例は再発がなく，10例は再発した．

★注意事項★

①本法は刺鍼と抜罐，および薬物の相乗効果を使い，丹参の浸透力を増強させて，活血化瘀の効果を発揮させる．本法は，初発の患者，ホルモンや抗腫瘍薬（プレドニゾン，アミノプテリン，Ethylenediamine Tetraacetylimide：エチレンジアミン・テトラアセチリミド）などの薬物を使用したことのない患者では，効果が優れているばかりでなく，再発率も低かった．

②水罐の製作方法：容積10～20 mlのガラス瓶を材料に，口をゴム栓でふさぎ，底面を研削砥石で抜いて，縁をツルツルに磨く．

③丹参液と水罐は滅菌してから使用し，鍼孔からの感染を防ぐ．

(5) 貼綿灸
★取穴★

主穴：阿是穴．

阿是穴の位置：皮膚の乾癬部分．

★治療方法★

梅花鍼で阿是穴を中度に叩刺し，わずかに出血させたあと，脱脂綿を乾癬部分の大きさに合わせて非常に薄く広げる．こうして損傷面全体に薄く脱脂綿を広げたら，マッチで端に点火し，脱脂綿を完全に燃え尽きさせる．燃え尽きたらアルコール綿化で灰を拭き取り，乾いたら新しい綿花を薄く広げて，やはり同じように施灸する．こうして3～4回綿を替えて施灸し，皮膚を発赤させる．3日に1回治療し，5回を1クールとする．

★治療効果★

32例を治療し，ほぼ治癒23例，著効6例，有効3例で，有効率100%だった．

★注意事項★

①施灸用の脱脂綿は，両手で柔らかく薄く，平らに広げる．薄く広げれば薄いほどよいが，脱脂綿を押さえつけて薄くしてはならない．薄く

広げた脱脂綿に空洞や隙間があれば，効果に影響する．つまり迅速に燃え尽きるようにして火傷させない．

②施灸時は，患者に患部を十分に露出させ，衣服を焦がさないようにする．

③施灸後に，軽い灼熱痛があるが，そのままにしておけばよい．

④顔面部や発毛部分は，本法が適さない．

19．神経皮膚炎（アトピー性皮膚炎乾燥型）

神経皮膚炎は多く見られる慢性皮膚病の1つで，激しい痒みとともに皮膚がザラザラになるのが特徴である．好発部位は頸，肘関節の伸側，膝窩，股関節および腰仙部で，ほとんどは限局性だが，広範囲に分布するものもある．本病は青年や成人に多く，やはり容貌を損なう病気である．原因は分かっていないが，精神的な要因と関係がはっきりしている．現代医学では鎮静剤や抗ヒスタミン剤およびブロック療法などをおこなっているが，根治はできない．

神経皮膚炎に対する現代鍼灸治療の報告は，20世紀の1950年代中期から始まった．艾灸や刺鍼を使い，多数の症例を観察したところ，確かに効果があった．60年代になると多くの施設で梅花鍼を使った治療が始められたが，この方法は簡単で速効性があるため，一世を風靡した．伝統的方法を発掘した人もあり，清代の趙学敏の『本草綱目拾遺』に記載された丹薬火法の薬物灸で治療しても効果があった．70年代の後期からは，頭鍼，埋線，電気鍼，穴位注射および刺血などが広く応用され，効果はますます確実なものとなった．臨床治療の増加に伴い，現在ではさまざまな穴位刺激法が使われるようになったが，やはり梅花鍼による叩刺が主要な方法の1つとなっている．鍼灸治療は主に限局性の神経皮膚炎を治療し，平均有効率85％以上だった．そのなかには再発した病

例もいくらかある．

(1) 灸
★取穴★

　主穴：阿是穴．

　阿是穴の位置：皮膚損傷区（以下は，特に指定がなければ同様）．

★治療方法★

　直接灸を使う．まずモグサで麦粒大の艾炷を作り，阿是穴の周囲に施灸する．灸の間隔は1.5 cmだが，灸をすえる前に灸点へニンニク汁を塗り，くっつきやすくしてもよい．モグサが燃え尽きたら灰を取り除き，生理食塩水で軽く拭き，ガーゼで覆う．患者が熱いのを恐がれば，燃え尽きる前に舌圧子で押し消すか，灸の周囲を手のひらで叩いて痛みを和らげる．毎回1壮だけすえ，1週間に2回治療したあと，さらに灸点を変える．治療クールは数えずに，皮膚が正常になったら止める．この方法は化膿しないが，もし水泡ができたら，鍼で突いて水を抜き出したあとゲンチアナバイオレットを塗る．化膿したものは，消炎軟膏を塗れば痕が残らない．

★治療効果★

　120例を治療し，短期治癒は88.3%だった．

★注意事項★

　①本法は限局性の神経皮膚炎で，病巣面積が小さく，発病部位が少ない患者に使う．全身性では効果が劣る．

　②本法は無瘢痕灸であり，艾炷が大きすぎれば悪く，施灸回数も2回以内とし，できるだけ水疱ができないようにする．

(2) 梅花鍼
★取穴★

　主穴：脊椎の両側，阿是穴．

配穴：頭面や頸部の皮膚炎には曲池，太淵，合谷を加える．上肢には内関，曲池，肺兪を加える．下肢には血海，足三里，腎兪を加える．会陰部および腹部には脾兪，胃兪，関元，三陰交を加える．

脊椎両側の位置：頸椎から尾椎の両側で，正中線から約4 cm 外側．皮膚炎の部位や性質に基づき，異なる椎体部分を選ぶ．頭面や頸部の皮膚炎には頸椎の両側を使う．上肢の皮膚炎には，頸椎4～胸椎5の両側．下肢の皮膚炎には腰仙椎の両側．腹部と会陰部の皮膚炎には胸椎3～12と腰仙椎の両側．

阿是穴の位置：皮膚損傷区と圧痛点，あるいはひも状の陽性物．

★治療方法★

主穴を主とし，症状に合わせて配穴を加える．まず阿是穴を叩刺するが，強刺激を用い，わずかに出血させる．続いて背中の両側を軽中度で叩刺し，発赤させる．配穴は穴区を叩刺して，やはり発赤させる．一般に3～5遍叩刺する．

阿是穴部分の叩刺法は，まず周囲を叩刺し，軽刺激で1周する．さらに損傷部分を反復して叩刺するが，叩刺する時間は損傷部分の大きさによって決める．直径10 cm ぐらいなら約4～6分である．

背骨両側の叩刺法は，内側から外側に，上から下に向かって叩刺する．治療効果を高めるために，叩刺したあと棒灸で皮膚損傷部分を発赤するまで温めるか，または癬毒霊を塗る．面積が大きければ滾刺筒（車鍼）で滾刺してもよい．梅花鍼で毎日か隔日1回叩刺（癬毒霊は隔日1回塗る）し，15回を1クールとして，各クール間は3～7日空ける．

癬毒霊の作り方：斑蝥20匹，土槿皮24g，馬銭子（細かく砕くかスライス）18g，檳榔18g，川蜈蚣14匹．これを適量の75%エチルアルコールに1週間漬け，カスを除いたあと，さらに75%エチルアルコールを加えて1000 ml とする．

★治療効果★

臨床治癒－痒みが消え，皮膚の損傷も完全に回復した．**著効**－局部の

皮膚はほぼ正常になったが，多少の皮膚損傷や軽度のザラツキがあり，痒みはすでにない．**有効**－皮膚損傷の範囲が減り，痒みも止まった．**無効**－まったく変化がない．

　230例を治療し，臨床治癒59例，著効59例，有効99例，無効13例で，有効率94.3%だった．

★注意事項★

　①梅花鍼を使った叩刺法は，局部の病巣面積が大きな患者に使用し，最初に選択すべき治療方法である．

　②一般には梅花鍼を使って叩刺するだけでよいが，罹患期間が長かったり，症状がこじれていれば，棒灸でいぶしたり，癬毒霊を塗る．

(3) 囲刺法

★取穴★

　主穴：阿是穴．

　配穴：合谷，曲池，足三里，血海，三陰交．

★治療方法★

　主穴は毎回必ず取り，配穴から2～3穴選ぶ．28号1.5寸の毫鍼を使い，阿是穴周辺から沿皮刺で中心に向けて0.5～1寸刺入する．損傷面積の大きさによって10～30本刺入し，鍼尖を皮膚損傷の中心部分に集中させる．留鍼はしない．また周囲の鍼を4本だけ残して抜き，パルスに接続して500～600回/分の連続波を使い，患者が耐えられる強さで15～20分通電してもよい．この方法は，毎日か隔日1回治療し，10回を1クールとして，各クール間は3日ぐらい空ける．配穴は平補平瀉したあと15～20分留鍼する．

★治療効果★

　126例を治療し，臨床治癒106例，著効6例，有効12例，無効2例で，有効率98.4%だった．

★注意事項★

①本法は病巣面積が大きいが，痒み発作のある部位は多くなく，痒みが肘窩や膝窩にない患者に使用する．

②筆者の経験では，症状がこじれていて，痒みの強い患者には，梅花鍼の叩刺を加えると効果を高められる．

(4) 鍼灸
★取穴★

主穴：風池，大椎，曲池，血海，阿是穴．

配穴：合谷，委中，足三里，承扶，天柱．

★治療方法★

主穴は毎回3～4穴取るが，阿是穴を必ず加え，配穴を1～2穴取る．一般の穴位では，毫鍼を刺入して得気があれば，捻転提挿で平補平瀉したあと25～30分留鍼する．阿是穴は棒灸を使う．棒灸に点火して，施灸する皮膚から約3cm離れた高さで，皮膚損傷区域の周りから中心に向け，円を描くように移動させながら燻し，皮膚が赤くなって表皮が熱くなるまで回旋灸する．皮膚損傷した面積によって違うが，ほぼ20～60分ぐらい施灸する．この方法は1日1回治療して10回を1クールとし，各クール間は3～5日空ける．

★治療効果★

37例を治療し，治癒27例，有効8例，無効2例で，有効率94.6%だった．本法には一定の再発率がある．

★注意事項★

①本法では刺鍼したあと，家族か患者自身に施灸させてもよい．施灸を始めて数分間は痒みがひどくなってゆくが，施灸を続けているうちに痒みが消える．

②本法の効果が悪かったり，再発する患者は，梅花鍼で損傷した部分を叩刺したあと抜罐してもよい．

(5) 耳鍼

★取穴★

主穴は2組に分ける．①肺，内分泌，皮質下，三焦．②耳背静脈，耳中，阿是穴．

配穴：痛みがひどければ耳神門，熱が高ければ耳尖，憂鬱ならば心，発病して長ければ枕を加え，熱が高くて痛みが激しければ耳尖を刺血する．

阿是穴の位置：皮膚損傷区が耳介で対応する部分．

★治療方法★

主穴から1組を選び，配穴は①とだけ組み合わせる．

①組の操作方法は，主穴から2～3穴，配穴を1～2穴選ぶ．どちらも両耳とも取る．まず毫鍼で片方の耳に刺鍼し，腫れぼったい痛みなどの得気があれば1時間留鍼する．留鍼中は間欠的に平補平瀉で運鍼する．毎日1回治療し，10回を1クールとする．

②組は点刺出血する．毎回1～2穴を選び，消毒した三稜鍼で点刺出血する．刺血するときは，左手で耳介を固定し，すばやく2mmの深さに刺入し，血を数滴絞り出したあと消毒綿でしばらく押さえる．隔日1回治療し，7回を1クールとする．

★治療効果★

耳鍼法で69例を治療し，臨床治癒59例，好転9例，無効1例で，有効率98.6%だった．

点刺出血は31例（一部分は体鍼も併用した）治療し，臨床治癒27例，有効3例，無効1例で，有効率96.8%だった．

★注意事項★

①本法は発病して間がないか，再発した症例に用いる．刺血法は痒みを効果的に止める．

②刺血法は，まず耳介を揉んで充血させてから点刺する．

(6) 刺血
★取穴★
　主穴：頸椎1から仙椎4までの督脈ライン，膀胱経の1行線と2行線．
　配穴：耳背静脈．
★治療方法★
　一般に主穴のみを取り，28号1寸か2寸の毫鍼を7～8本一緒にして，両側の経脈ラインを上から下へ点刺し，少し出血させる．毎回2～3遍ほど点刺する．毎日か隔日に1回治療し，10回を1クールとして，各クール間は7日空ける．急性期には配穴を加え，消毒した三稜鍼で耳背静脈を点刺し，2～3滴出血させる．これは毎週2回治療する．
★治療効果★
　100例を治療し，治癒92例，著効3例，好転4例，無効1例で，有効率99%だった．
★注意事項★
　①本法は病巣の分布範囲が多く，症状の軽い患者に使う．毫鍼の代わりに梅花鍼を使ってもよい．
　②病巣の分布が多くて症状の重い患者には，上述した方法を組み合わせてもよい．

20．エリテマトーデス

　エリテマトーデスは自己免疫疾患で，成年女子に多発し，円板状エリテマトーデスと全身性エリテマトーデスに分けられる．円板状エリテマトーデスは30歳ぐらいに多い．初期には緑豆か大豆ぐらいの大きさで鮮紅色の斑が，顔面部や耳，頭皮などに一片か数片発生し，その後は徐々に外側へ拡大し，縁が鮮明な赤，中心の色が淡い斑点状の皮疹が現れて，痒みや灼熱感を伴う．損傷は鼻梁を中心とし，頬に向けて繋がって，羽

を広げた蝶のような形に分布する．全身性エリトマトーデスは，皮疹，関節痛，発熱，頭痛，食欲不振など全身症状が現れ，複数の器官や臓器に障害が起きる．円板状エリテマトーデスは容貌に影響するので，ここでは円板状エリテマトーデスの治療だけを紹介する．

中医学では「茱萸丹」，「馬瘰丹」，「陰陽毒」などが，顔面に紅斑状の損傷を起こす主な病気であり，円板状エリテマトーデスにかなり似ている．本病に対する鍼灸治療は，最も早いもので1960年にある．20世紀の1970年代になると，粗鍼や耳鍼を使って，ある程度効果を上げた．現在，鍼を使った円板状エリテマトーデスの有効率は80%ぐらいであるが，まだ治癒率は低い．

(1) 耳鍼
★取穴★

　主穴：面頬，外鼻，肺，腎，陽性点．
　配穴：不眠には神門と心，食欲不振には脾と胃，生理不順には内分泌を加える．
　陽性点の位置：病変部分と対応する耳区を探す．敏感点ならびに局部の形態や色が変化している部位．

★治療方法★

　いつも主穴から3〜4穴取り，症状に基づいて配穴から1〜2穴を加える．両側とも使う．0.5〜1寸の毫鍼で，敏感点にすばやく刺入するが，深さは反対側の皮膚に突き抜けない程度とする．そのまま30〜45分留鍼して5〜10分ごとに運鍼する．毎日か隔日1回治療し，10回を1クールとして，各クール間は3〜4日空ける．症状が改善したら埋鍼治療に切り替える．それは毎回，片側の耳から3〜4穴選んで円皮鍼を入れ，3〜5日に1回貼り替える．両耳を交互に使う．

★治療効果★

　臨床治癒－皮膚損傷が消え，色素沈着斑が残っているだけである．自

覚症状も消えた．**著効**－皮膚損傷は明らかに好転し，安定する．自覚症状もはっきりと減った．**有効**－皮膚損傷ならびに自覚症状が減った．**無効**－4クール治療しても，皮膚の損傷ならびに症状に改善がないか，逆に進行した．

15例を治療し，臨床治癒10例，著効3例，無効2例で，有効率86.7%だった．有効だった症例で，効果が最も早く現れたのは1クール，最も長かったのは6クール，発病してから間がない患者ほど効果が早かった．

★注意事項★

①本法は，長期にわたって治療を続けなければならない．もし効果が悪ければ，別の治療法に切り替える．

②耳穴の刺鍼では，きちんと消毒して感染を防ぐ．

21．強皮症（進行性全身性硬化症）

強皮症は皮膚表面の限局性，あるいは広範囲の皮膚が硬くなって損傷する結合組織の病気である．発病率はエリテマトーデスの次に多く，女性に多くて，やはり限局的なものと全身性のものに分けられる．限局性強皮症は，多くが斑点状の皮膚損傷となり，初期には薄紅色や赤紫色の円形あるいは不規則な形の実質性水腫となり，それが淡黄色や象牙色の硬いしこりとなったあと，最後に白や淡褐色の萎縮した瘢痕となり，容貌に影響する．全身性硬化症は，皮膚だけでなく，筋肉および骨格まで損傷し，消化管，心血管，呼吸器，泌尿器および神経まで侵される．本病の原因は不明で，現代医学では治療法がない．

鍼灸で強皮症を治療した現代の文献は，1959年に毫鍼を使って印堂，水溝，承漿，足三里に刺激し，子供の強皮症を1例治療したのが最初である．そのあと20年あまり，強皮症に関する報告はなかった．20世

紀の1980年代になって，中医の刊行物に続々と現れるようになり，それぞれ異なる刺激方法を使って観察された．灸（隔薬餅灸），穴位注射，毫鍼や皮内鍼などが使われ，耳鍼治療も主張された．現在でも，この病気に関する鍼灸の臨床例は多いとはいえず，報告例も少ない．しかし現在の資料を見る限り，本病に対する鍼灸治療は，限局性であれ全身性であれ，一定の効果がある．また強皮症患者の多くは陽虚に属すると考えられるので，灸が有効である．

(1) 薬餅灸
★取穴★
　主穴は4つに分ける．①大椎，腎兪．②命門，脾兪．③気海，血海．④膈兪，肺兪．
★治療方法★
　薬餅の作成：白附子，乳香，没薬，丁香，細辛，小茴香，蒼朮，川烏，草烏を等量ずつ．粉にしてハチミツとペースト状のネギを適量加え，薬餅（台座）をこねあげる．薬餅の直径2.5 cm，厚さ6 mmとし，いくつかの小さな穴を開ける．
　主穴は毎回1組使い，各組を順番に使う．薬餅を穴位に置き，温灸用のモグサで底面直径2 cmの艾炷を作り，薬餅に載せて点火する．灸が1壮燃え尽きたら，さらに1壮すえ，各穴に2壮ずつすえる．症状に基づいて週2～4回治療し，3カ月を1クールとする．治療期間は肉桂散を服用してもよい．
★治療効果★
　有効－全身性硬化症，レイノー現象が明らかに軽減し，硬くなっていた皮膚も柔らかくなって，あまり寒がらなくなり，関節のだるい痛みも減って，微小循環障害も改善された．限局性硬化症では，局部のこわばって硬くなった皮膚が柔らかくなり，色も正常となって，微小循環も改善した．**無効**－治療前後で，はっきりと改善しないもの．

21例に薬餅灸し，有効だったのは12例（全身性硬化症3例，限局性硬化症9例）で，有効率57.1%だった．

★注意事項★

①本法は，観察された症例がまだ多くないので，さらなる臨床が必要である．

②本法は治療期間が長く，患者に忍耐強い治療の継続が求められる．

(2) 体鍼

★取穴★

主穴は3つに分ける．①前頭部の皮膚損傷：上星，陽白，頭維．②上肢の皮膚損傷：扶突，大椎．③腰背と下肢の皮膚損傷：腰陽関，環跳，秩辺．

配穴も3つに分ける．①血海,三陰交．②印堂,太陽．③承山,三陰交．

★治療方法★

皮膚の損傷部位に基づいて穴位を選ぶ．主穴と配穴は対応させて取る．26号の太い毫鍼を刺入し，得気したら焼山火を使って運鍼する．つまり3進2退させ，病変部位に温熱感を発生させたら30分留鍼する．留鍼中は焼山火で2～3回運鍼する．毎日1回治療し，10回続けて1クールとし，各クール間は3～5日空ける．

★治療効果★

限局性強皮症30例を1～6クール治療し，臨床治癒14例，好転16例で，全員に有効だった．

★注意事項★

①本法は限局性強皮症に使う．臨床で分かったことだが，前頭部の回復が最も早く，次が腰背部と下肢，上肢を損傷したものは回復が遅いが，すべてに効果がある．そのうち最も早く治癒したのは4回，最も長かったのは6クールで臨床治癒となったが，多くは4～5クールで治癒する．

②太い鍼を使った刺激と焼山火が強調されているので，術者は刺鍼手

法に熟練していることが求められる．

(3) 総合療法
★取穴★
　主穴：阿是穴，肺兪，腎兪．
　配穴：曲池，外関，三陰交，関元，大椎．
　阿是穴の位置：皮膚損傷部分．
★治療方法★
　薬液：温めた胎盤組織液．
　本法は穴位注射，皮内鍼，灸および刺鍼など，いくつもの方法で治療する．
　主穴は毎回すべて使い，配穴から2〜3穴を選び取る．
　阿是穴は次の方法のうち1つを使う．①梅花鍼で強く叩き，抜罐を加える．②棒灸で15〜20分ほど雀啄灸する．③損傷した皮膚の両側から縦方向に，長さ4cmの皮内鍼を1本ずつ，損傷した皮膚の両側から横方向に1.5cmの皮内鍼を1本ずつ刺入し，鍼尖がすべて中心に向かうようにして，外周を絆創膏で留める．この方法のうち，刺絡抜罐は隔日1回，棒灸は毎日1〜2回，皮内鍼は毎週2回おこなう．
　肺兪と腎兪は穴位注射する．温めた胎盤組織液10 mlを7号の注射針を使って，各穴位に2.5 mlずつ注入する．1日1回治療する．そのほかの穴位は毫鍼を刺鍼し，得気があれば，緊按慢提の補法で1分間運鍼し，20分留鍼する．留鍼中は中刺激で間欠的に運鍼する．毎日1回治療する．
　これらの方法を総合して，1カ月を1クールとし，3〜5日休んでから次のクールを続ける．2クール目からは，症状に基づいて適当に治療間隔を空ける．
★治療効果★
　15例（すべて1例のみのカルテ）を治療し，すべて効果があった．

★注意事項★

①本法は，筆者が文献を総合して，効果的な治療法を選んでできている．型の異なる強皮症に適用する．

②複数の方法を併用するので，臨床で使うときは病状変化に基づいて臨機応変に融通を利かせる．

22. 湿疹（アトピー性皮膚炎湿疹型）

湿疹は，多く見られるアレルギー性炎症性皮膚疾患である．多形性の皮疹であり，片状や瀰漫状に広がるが，明らかに滲出傾向があって，左右対称に分布し，再発・慢性化しやすく，激しい掻痒感を伴うことが特徴である．その症状によって，急性湿疹，亜急性湿疹，慢性湿疹の3つに分けられる．急性湿疹は赤く腫れ，ただれて液が滲出することが主である．亜急性湿疹は鱗屑と痂皮が主である．慢性湿疹は皮膚の肥厚と浸潤，苔蘚化が主である．本病は，顔面部や耳の後ろ，四肢末端に発生し，容貌に影響する．

現代の本病に対する鍼灸治療は，20世紀の1960年代に電気鍼を使った治療から始まった．本病が肌の表面に発生し，部位が限局されていることから，梅花鍼治療も試みられ，満足できる効果があった．この二十数年では，穴位注射，刺鍼，刺血，灸，耳鍼，刺絡抜罐などが応用され，各種の急・慢性湿疹が治療できるようになったばかりでなく，ある種の難治性陰嚢湿疹に対しても優れた効果があった．さらに臨床観察によって，刺鍼や穴位注射が患者の細胞免疫をいくらか向上させることも分かった．これは本病に対する鍼灸治療の作用メカニズムの1つであろう．

(1) 体鍼
★取穴★

主穴：湿疹点．

配穴：陰嚢湿疹には箕門，血海，曲泉，蠡溝を加える．肛門湿疹には大椎，曲池，三陰交，神門を加える．

★治療方法★

全身の湿疹では，まず湿疹点を捜す．患者の背中を明るいほうに向け，背中から針先ほどの灰色で凹んだ小点を捜すが，その点が湿疹点である．湿疹点が見つかったら，左手の親指，人差指，中指で皮膚をつまみ上げ，右手で30号1寸の毫鍼を持ち，その点を0.7〜0.8寸直刺する．小児なら浅刺してもよい．刺入したら2〜3回提挿し，すばやく抜鍼して留鍼しない．1回に10〜15個の湿疹点へ刺鍼する．毎日あるいは隔日に1回治療する．

陰嚢湿疹と肛門湿疹には，それぞれの配穴を使う．30号1.5〜2寸の毫鍼を取り，仰臥位にして穴位を消毒する．箕門は動脈を避けて1寸直刺し，血海と曲泉は1〜1.5寸直刺する．蠡溝は上へ向けて0.8寸平刺（横刺）し，得気したら留鍼して，10分ごとに運鍼する．大椎は下へ向けて1寸斜刺し，曲池は1.2寸の直刺，三陰交は1寸に直刺，神門は少し肘へ向けて0.5寸に斜刺する．小さな提挿に捻転を加えた手法を使う．毎回30分治療し，10回を1クールとし，各クール間は3日空けて，次のクールを治療する．

★治療効果★

臨床治癒—皮疹が消え，痒みもなくなり，わずかの色素沈着が残る．半年以上の追跡調査では再発がない．**有効**—皮疹と炎症が明らかに減退し，痒みも軽くなった．**無効**—治療の前後で，はっきりした症状改善がない．

一般の湿疹476例を治療し，臨床治癒433例で，治癒率91％だった．

肛門湿疹は125例を治療し，臨床治癒89例，有効33例，無効3例で，治癒率71.2％，有効率97.6％だった．

陰嚢湿疹は28例を治療し，臨床治癒15例，有効10例，無効3例で，

有効率89.3%だった．

★注意事項★

①湿疹点の刺鍼では，熟練した手法が求められる．毎回，刺激点が多いので切皮痛が起きやすいため，各点を爪で按圧してから切皮する．

②本法の効果は，術者が治療技術を正確に把握していることはもちろんだが，患者の病歴の長さ，鍼感の強さ，治療期間の感情変化によっても変わる．特に肛門湿疹と陰嚢湿疹を治療するときは，強い鍼感が必要である．患者によっては鍼を恐がる心理があるので，少し鍼感があると刺激の中止を懇願するが，そうした患者では効果の得られないことが多い．だから忍耐強く治療について説明し，患者の同意が得られたあと手法を施し，徐々に鍼感を強めてゆけば，最後には優れた効果が得られる．

(2) 鍼灸

★取穴★

主穴：曲池，合谷，足三里，血海，三陰交．
配穴：大腸兪，三焦兪，脾兪，関元．

★治療方法★

一般に前述した穴位は全部取る．患者を仰臥位にしてアルコール消毒したあと，曲池，合谷，足三里，血海，三陰交へ刺鍼して，中刺激したら20分ほど留鍼する．また棒灸で関元穴へ局部の皮膚が発赤するまで懸灸（火を2～3cmに近づける）する．そのあと患者を腹臥位にし，脾兪，大腸兪，三焦兪へ中刺激で刺鍼したあと15分留鍼する．留鍼中は，棒灸で皮膚損傷部分を発赤するまで懸灸する．もし皮膚がただれていたり，液がにじんでいれば，滲出した液が乾くまで懸灸する．また皮膚損傷区が乾燥したり，皮膚が肥厚していれば，消毒したあと梅花鍼で患部を中度に叩刺し，そのあと棒灸で皮膚損傷部分の色が薄くなるまで懸灸する．毎日1回治療して，10回を1クールとし，各クール間は7日空ける．

★治療効果★

臨床治癒−痒みが消え，皮膚損傷区もなくなり，色素沈着が残る．半年以上の追跡調査でも再発がない．**著効**−痒みが消え，皮膚損傷区の80%がなくなった．**有効**−痒みが軽減し，皮膚損傷区の50%が消えた．**無効**−2クール治療したが，症状や皮膚ともはっきりした変化がない．

55例を治療し，臨床治癒37例，著効8例，有効6例，無効4例で，有効率92.7%だった．

★注意事項★

①本法は慢性湿疹に適用する．この病気は児童に多発し，急性湿疹が慢性になったものが多い．臨床では，こうした症例が多く，その特徴は頑固で治りにくく，2年以上に及ぶことが多い．アトピー性皮膚炎に進行しやすく，非常に痒くて耐えがたい．

②治療結果を分析すると，10年以下と10年以上の効果に明らかな差があり，発病して間がなければ，治癒率と有効率が病歴の長い患者より高いので，本病の効果を上げるポイントは，早期に正しい治療をすることである．また皮膚がただれたり，液がにじんでいる患者では，皮膚が乾燥したり，亀裂が深かったり，皮膚が肥厚した患者より効果が高い．治療期間は，患者に甘い食品や生な食品，冷たい食品をできるだけ控えさせる．

(3) 耳鍼
★取穴★

主穴は2組に分ける．①肺．②対輪（耳介区域）．

配穴：耳神門，内分泌，交感，皮質下．

★治療方法★

①組の主穴と配穴は，毎回1〜3穴を取って毫鍼で刺鍼する．まず3%硫酸亜鉛に浸した湿式電極を皮膚に密着させ，それを電極板に繋いで，ラップと絆創膏で固定する．術者は耳穴へ毫鍼を刺入し，直流パルスに繋ぐが，そのとき陰極を耳鍼に，陽極は電極板に接続する．15分

ほど通電したら極性を入れ替え，さらに5分ほど治療する．毎日1回治療して，6回を1クールとする．

②組には刺血法を使うが，両耳とも取る．左手で耳介を固定し，対輪を露出させたら，三稜鍼の鍼柄を握って，対輪の弧形接線と垂直に引っ掻く．鍼尖を使って対輪に軽く5 mm以内の長さで掻き破る．各線の間隔は2 mmとし，わずかに出血させたあと消毒綿花で傷口を覆い，3～4時間したら綿花を取り去る．カサブタは自然に落ちるまで待つ．

★治療効果★

①組は65例を治療し，臨床治癒39例，著効9例，有効13例，無効4例で，有効率93.8%だった．②組は12例を治療し，全員が臨床治癒して，臨床治癒率100%だった．

★注意事項★

①簡単な操作と治療効果からすると，刺血法は優れている．しかし症例数が少ないので，さらなる追試が求められる．

②この方法は，急性湿疹や急性発作期に適用される．

(4) 刺絡抜罐

★取穴★

　主穴：肺兪，委陽．

★治療方法★

患者は腹臥位となり，上背部と両膝窩を露出する．まず局部を消毒したあと三稜鍼で両側肺兪を点刺し，そのあと指で鍼孔周囲を圧迫して出血させ，さらに大号のガラス罐を吸着させる．背部の操作が終わったら委陽も点刺し，中号のガラス罐を吸着させる．各穴とも10～15分ほど留罐する．隔日に1回治療して，3回を1クールとする．

★治療効果★

臨床治癒—2～3クール治療し，湿疹や痒みが全部消え，半年の追跡調査で再発がない．好転—湿疹の大部分が消え，痒みも減って，半年

の追跡調査で再発がない．**無効**－3クール治療したが，症状が改善しない．

38例を治療し，臨床治癒26例，好転10例，無効2例で，有効率94.7%だった．

★注意事項★

①本法は主に手の難治性湿疹を治療するが，全身の湿疹に対しても一定の効果がある．

②刺血するときは鍼孔から出血させたほうがよい．臨床によると，火罐で出血させたものは効果のよいことが分かった．痩せた患者では委陽穴を抜罐しにくいため，小麦粉を練ったものを罐口に塗るか，ゴムの抜罐を使用する．

(5) 梅花鍼

★取穴★

主穴：百会，大椎，阿是穴，膀胱経ライン（大杼から白環兪まで）．

配穴：血海，陽陵泉，風市，曲池．

阿是穴の位置：皮膚の損傷部分．

★治療方法★

主穴は必ず取り，慢性患者では阿是穴を強く叩刺する．配穴は状態によって加える．患者を腹臥位にするか椅子に腰掛けさせ，梅花鍼で上から下へと弾刺する．背と腰の部分を重点に，中刺激で叩刺して皮膚を発赤させる．穴区は直径1cm内が発赤するまで繰り返し叩刺する．阿是穴はアルコール綿花で消毒し，消毒済み梅花鍼を使って，皮膚損傷部分を外縁から中心に向け，すばやく散刺する．少し血がにじんだら，散刺した部位にガラス罐を3～5分ほど吸着させたあと，火罐を外し，乾いた脱脂綿で患部の血を拭き取り，消毒ガーゼで覆って感染を防ぐ．毎日か隔日に1回治療し，7回を1クールとする．散刺するときは，局部の筋肉の厚さと血管の深さによって刺鍼する深度を決め，浅く，軽く，

速い手法で叩刺する．もし湿疹が集まって水疱になっていれば，まず三稜鍼で水疱を破り，乾いた綿花で液を吸い取らせる．抜罐時には各罐から 5 ml ぐらいずつ出血させる．出血量が少なすぎたら，抜罐する時間を延ばしてもよい．出血量が多すぎれば，乾いた消毒綿花で圧迫止血する．毎日か隔日に 1 回治療し，5 〜 10 回を 1 クールとする．

★治療効果★

臨床治癒－皮膚損傷が消え，痕も残らず，痒みも消え，1 年以上の追跡調査でも再発がない．著効－ほぼ皮膚損傷が消え，新たな皮疹もできず，はっきり痒みが軽減した．有効－部分的に皮膚損傷が消え，諸症状も好転したが，目立つほど好転していない．無効－皮膚損傷ならびに諸症状に改善や好転が見られない．

170 例を治療し，臨床治癒 87 例，著効 47 例，有効 28 例，無効 8 例で，有効率 95.3%だった．

★注意事項★

①梅花鍼で叩刺するときは，部位や症状の違いによって，方法と叩刺する強さがいくらか異なる．

②きちんと消毒する．特に阿是穴を叩刺するときは消毒に注意する．

23．ヘルペス（蛇丹）

ヘルペスはウイルスによって起こる急性炎症性皮膚病であり，皮膚と神経を損傷する．初めは患部に灼熱感が起こったりし，皮膚に規則的な片状の紅斑が現れて，すぐに密集した丘疹やテカテカした水疱となる．水疱は帯状に分布し，肋間神経や三叉神経の分布に沿っていることが多い．神経痛のような症状があり，ひどいものは発熱する．本病は体表に発生し，顔に及んだりすることから，痛みだけでなく容貌も損なう病気である．

ヘルペスに対する鍼灸治療は，20世紀の1950年代初めに報告されている．この50年，特に1980年以降の臨床経験によって，鍼灸は激しい神経痛様の痛みを速やかに抑え，多くの患者は1回の鍼灸治療で，痛みがはっきりと軽減したり消えることが分かっている．皮膚損傷は数回の治療で広がらなくなり，1週間ぐらいでカサブタとなる．世界中で対照群を設けた比較観察がされており，刺鍼の効果は薬物群に比較して痛みが止まるまでの時間が短く，皮膚損傷が乾いてカサブタに変わったり，紅斑が消えるまでの時間も短いことが分かっている．収集したデータの統計によれば，本病に対する鍼灸治療の有効率は95％前後である．方法は，体鍼，灸，抜罐，耳鍼，穴位注射，梅花鍼による叩刺のほか，伝統的な灯火灸やレーザーの穴位照射で治療し，一定の効果を上げている．

(1) 体鍼
★取穴★

　主穴：阿是穴，夾脊穴，支溝，陽陵泉．

　配穴：ヘルペスが腰から上にあれば曲池，合谷，外関を加える．腰から下にあれば三陰交，太衝，血海を加える．

　阿是穴の位置：皮膚損傷部位（以下同様）．

　夾脊穴の位置：皮膚損傷部分の神経分節に当たる夾脊穴．

★治療方法★

　一般に主穴だけを取り，治療効果がはっきりしなければ配穴から1～2穴を加える．阿是穴の刺鍼は，皮膚損傷の周囲（ヘルペスから0.5～1寸離れたところ）に1.5～2寸の毫鍼を25度角でヘルペスに向けて斜刺する．皮膚損傷の範囲に基づいて周囲から4～8本刺入し，少し捻転提挿を加え，軽い得気があればよい．相応する夾脊穴では，脊柱に向けて深刺し，鍼感が神経に沿って伝わるようにする．そのほかの穴位は捻転提挿の瀉法をする．20～30分留鍼し，5～10分に1回運鍼する．毎日1～2回治療する．

★治療効果★

ほぼ治癒－ヘルペスがカサブタとなり，症状が消えた．著効－ヘルペスがカサブタとなり，症状がはっきりと軽くなった．有効－部分的にカサブタとなり，症状も軽くなった．無効－治療の前後で改善しなかった．

431例を治療し，有効率は96%前後だった．そのうち100例を上の基準に当てはめると，ほぼ治癒67例，著効11例，有効19例，無効3例で，有効率97%だった．

★注意事項★

①背部へ刺鍼するときは，深すぎないように注意する．でないと気胸を起こす．

②本法では阿是穴を取っているが，刺鍼するのは，その周囲である．

③本法は，発病初期で，病巣範囲の大きくない患者に適用する．

(2) 電囲鍼

★取穴★

主穴：阿是穴．

配穴：ヘルペスが腰背部にあれば太衝，三陰交，陽陵泉を加える．頸やうなじ，顔や上肢にあれば合谷，後谿を加える．

★治療方法★

主穴は30号2寸の毫鍼を使い，ヘルペス辺縁の正常な皮膚から平刺（横刺）し，鍼尖を皮膚損傷の中心へ向けて刺入し，捻転して得気させる．2～5cm間隔で刺鍼（痛みの程度によって刺鍼密度を変える．痛みがひどければ密度を高く）する．そのあとG6805パルス器に鍼を繋ぎ，数鍼隔てて1つの電極に接続する．1組の出力コードは，2本のワニ口クリップを向かい合わせの毫鍼に繋ぐ．一般に1患部で4～8本に通電するので，2～4対の出力電極が必要になる．コードを接続したら，300回/分以上の密波で60分通電する．通電しない毫鍼は，10分ごとに捻転瀉法する．配穴は28号2寸の毫鍼を刺入し，10分ごとに捻

転瀉法して60分留鍼する．

毎日1回刺鍼して，5回を1クールとする．
★治療効果★

152例を治療した．本病は痛みがつらいので，痛みの消失を目安とする．本群の症例は，全員が治癒した．そのうち1回で治癒した患者は10例で，うち4例は後遺症の痛みだった．2回の治療で治癒した患者32例，3回の治療で治癒した患者83例，4回以上で治癒した患者27例だった．すべての症例で1回の治療ごとに痛みがはっきりと軽減した．

★注意事項★

①本法では，症状によって適当に留鍼時間を延長する必要があり，少なくとも1時間以上は留鍼する．臨床によって長時間の留鍼は，治療効果を高めることが観察された．痛みが軽くなるに従い，留鍼時間も短縮してよい．

②パルスを使うときは，ワニ口コードの位置とパルスの波形，パルス密度に注意する．

(3) 電気鍼と灸
★取穴★

主穴：阿是穴．

配穴：肺兪，孔最，陽陵泉，外関，足三里，夾脊穴．
★治療方法★

阿是穴（皮膚損傷部）を消毒し，30号1.5～2寸の毫鍼を使い，病巣の周辺0.5～2cmの部位から囲刺する．損傷部位の大きさに基づき，等間隔で4～10本ほど刺入し，捻転瀉法で，だるい，痺れる，重い，腫れぼったいなどの「得気」感があれば留鍼し，G6805パルス器の4～8個の出力コードを各毫鍼に繋ぎ，40～60回/分の疎密波に調節し，耐えられる程度の強さで通電する．そのあと棒灸に点火し，皮膚損

傷部位の上方2～3cmで雀啄灸する．灸で局部が発赤し，熱い感じがあるまで温める．患者は心地よく感じ，痛痒さが消える．電気鍼は30分，施灸時間は皮膚損傷部位の大きさで変わるが，一般に15～30分である．配穴は考慮して2～3穴を取り，1.5寸の毫鍼を直刺し，提挿捻転の強刺激をしたあと，10分後にも1回運鍼して抜鍼する．この方法は毎日か隔日に1回おこない，10回を1クールとする．

★治療効果★

139例を治療し，全員治癒した．そのうち1クールで治癒したのは101例で，72.7％，2クールで治癒したのは38例で，27.3％だった．

★注意事項★

①囲刺する毫鍼の数が少ないと悪く，電気鍼の刺激量も強すぎると悪く，施灸時間も長すぎると悪い．

②治療中と治療後の3カ月は，煙草や酒，辛い食品を禁止し，病状の悪化と再発を防ぐ．

(4) 耳鍼

★取穴★

主穴：肺，耳神門，敏感点．

配穴：皮質下，内分泌，交感，腎上腺．

敏感点の位置：耳介で，病巣部と対応する部分で圧痛のはっきりしている点．

★治療方法★

主穴は必ず使い，症状によって配穴から1～2穴取る．毎回一側を使う．耳を消毒したあと，すばやく切皮する．さらに中心へ向けて30度角で斜刺する．そのあと強刺激の捻転手法で2～3分運鍼し，30～60分ほど留鍼する．毎日1回治療して，5回を1クールとする．これとは別に，きれいな墨汁100gと雄黄（硫化ヒ素）粉末5gを混ぜ合わせ，患部周囲の辺縁に塗ってもよい．毎日1回塗る．

★治療効果★

187例を治療し，平均治癒率は95%以上だった．

★注意事項★

①耳鍼によるヘルペス治療は，操作が簡単で鎮痛効果もよく，ヘルペスが治ったあとも神経痛のような後遺症が残らない．留鍼時間は症状に合わせて適当に延長する．

②筆者の経験では，治療しない側の耳穴に王不留行子を貼り付けて按圧すると，治療効果を高められる．

(5) 梅花鍼

★取穴★

主穴：阿是穴，皮膚損傷部位から1cm離れた環状区（損傷部位の周囲）．

配穴：脊柱から両側2cm離れた正中線との平行線．

★治療方法★

主穴は局部治療，配穴は全身を治療するが，一般に両方とも取穴したほうがよい．皮膚損傷部分はヘルペスの部位に基づいて適切な体位にし，75%アルコールで消毒したあと，さらに消毒綿花か消毒ガーゼに2%プロカインを染み込ませ，ヘルペスを拭きながら梅花鍼でヘルペスを軽く叩刺し，ヘルペスすべてを破って水を出す．血水を出したら拭き取り，再び創面へ2%プロカインを塗って乾燥させる．続いてヘルペスの位置と範囲に基づいて，平行線の長さと環状区の大きさを決める．例えば胸脇部ならば胸椎部分の長さ，皮膚損傷が下肢にあれば腰仙椎部分の長さを取る．そのあと平行線と環周線（環状区を取り巻く線）を強い手法で叩刺する．梅花鍼の鍼尖を皮膚表面と垂直に，鍼尖と皮膚表面が1秒に2回ほど接触する速さで，叩刺間隔が0.5～1cmとなるよう叩刺する．各刺激ラインを続けて3遍ずつ叩刺し，毎日1～2回治療する．

★治療効果★

150例を治療し，治癒147例，著効3例で，有効率100%，治癒率

98%だった.

★注意事項★

①病巣部を叩刺するとき消毒に注意し，感染を防ぐ.
②患者はカサブタを保護するように注意し，自然に剥がれるまで待つ.

(6) 灸

★取穴★

　主穴：阿是穴.

★治療方法★

　①**直接灸**：阿是穴の2カ所（1つはヘルペスが最初に始まったところ，もう1つはヘルペスが密集したところ）へ，それぞれ麦粒大の艾炷を1つ置き，点火して灸が熱くなったら，燃え尽きていない艾炷を吹き飛ばす．さらに同じ方法で，遠端のヘルペス密集部分まで延ばし，それぞれ1壮ずつ施灸する．1回でよい．もし治らなければ5日後に，再び1回灸をすえる．

　②**棒灸**：棒灸か薬条灸に点火し，阿是穴に熏灸する．熏灸方法にも3つある．①は2本の棒灸を使って，同時に広範囲へ回旋灸する方法で，患者は熱く感じるが耐えられる程度に温める．施灸時間は皮膚損傷の面積によって定めるが，一般に30分とする．②は1本の棒灸で，阿是穴をゆっくりと均一に左右上下へ回旋移動させる．棒灸の火がヘルペスの頭頂部に集中するよう注意し，灼熱されて痺れるサワサワとした特殊な感覚が，肋間や経脈循行ラインに沿って感伝すればよい．③は「囲灸法」である．棒灸で皮膚損傷部分を中心から周囲へ向けて，局部が発赤するまで囲灸する．患者が心地よいが痛みのない程度で30〜40分施灸する．こうした3法は，いずれかを選んで，毎日1回施灸し，4〜7回を1クールとする．

　③**ニンニク灸**：ニンニク（独頭蒜がよい）を3〜4 mmの厚さにスライスし，針でいくつかの穴を開け，温灸用モグサで麦粒灸より少し大き

な艾炷を作る．次に阿是穴の周囲をスライスしたニンニク片で1㎝ずつ離して囲み（もし胸背部や腹部ならば，脊髄神経根に当たる夾脊穴にニンニク片を置く），その上に艾炷を載せて点火する．厚紙の切れ端で煽ぎ，燃焼速度を上げてもよい．患者が灼熱疼痛を感じ，耐えられなくなったら火を除去する．1ニンニク片で3壮施灸する．一般に毎日1回治療するが，痛みが激しければ毎日2回でもよく，5回を1クールとする．

★治療効果★

100例あまりを直接灸で治療すると，全員が5～7日で治った．棒灸を使って治療したのは166例あり，そのうち囲灸法と1本の棒灸を使って治療したのは136例で，全員が5回以内に治癒した．残りの30例は2本の棒灸で7回治療し，治癒17例，著効4例，有効4例，無効5例で，有効率83.3%だった．ニンニク灸の治療は36例で，治癒28例，著効5例，有効2例，無効1例で，有効率97.2%だった．

★注意事項★

①前述した3法のうち1つを選ぶが，棒灸が最も簡単で安全である．

②本病は陽熱実証に属し，勢いが急激なので，去りやすい．そのため施灸に使う艾炷は大きくないほうがよく，壮数も多すぎないこと．

③ニンニク灸は，皮膚損傷面積が小さく，痛みの激しい患者に使う．

④治療期間は，うす味の食品を摂り，辛い食品を避ける．

(7) 綿花灸

★取穴★

主穴：阿是穴．

★治療方法★

皮膚損傷部位である阿是穴を露出させ，皮膚を消毒したあと，皮膚損傷部位の大きさに合わせて，消毒脱脂綿を均一で空洞がないように，0.12～0.15㎜の厚さに硬貨ぐらいの綿花を広げて皮膚損傷部位を覆

うが，少し損傷部の縁からはみ出る程度に広げる．一般に綿は皮膚損傷部位より1～2 mmはみ出たほうがよい．操作時には軽く広げた綿を圧し，綿をヘルペスと密着させ，綿が低くなっている縁から点火し，火炎が低い位置から高い場所にかすめるようにする．火が消えたら綿花で灰を拭き取る．施灸したあとヘルペス頂部が少し焦げて黒くなる程度がよく，そうなっていなければ再び施灸する．同じ方法で，すべてのヘルペスに1遍ずつ施灸する．一般にヘルペスへ施灸すると，すぐにシワが寄って小さくなるか干涸びて，痛みがはっきりと軽減する．多くの患者で，2日目にはヘルペスが黒くなり，乾燥してカサブタとなって，もう施灸せずとも治る．一部の患者は1回目の施灸効果が悪いが，翌日にも施灸すれば治癒する．毎日1回治療して，3回を1クールとする．施灸治療中の患者は，軽い焼灼痛がある以外に，何も反応がなかった．

★治療効果★

430例を治療し，治癒425例，著効3例，有効2例で，有効率100%だった．多くは3回以内で治癒する．

★注意事項★

①綿片は，薄い一層の脱脂綿か，普通の綿花を使う．薄ければ薄いほどよい．また脱脂綿を押さえつけて薄くしてはならず，薄く広げた脱脂綿に空洞や隙間があれば，効果に影響する．露出した患部には，綿を引き伸ばして穴のない薄片にし，ヘルペスを覆ったら患者に動かないように指示する．

②本法の施灸時に，患者は一過性の軽い焼灼痛を覚えるだけである．

(8) 壮医薬線灸と抜罐

★取穴★

主穴：阿是穴．

★治療方法★

精製壮医2号薬線（太さ7 mm）を取り，右手の人差指と親指で線の

端を持ち，1～2 cm ほど露出させて，アルコールランプか蠟燭の火で線の端に点火し，そのあと火を振り消して，赤く光っている線の端をヘルペスの中心点，つまり阿是穴へすばやく接触させる．1回の点灸（接触）を1壮とする．一般に各ヘルペスへ1壮すればよく，次々と施灸したら終える．そのあと点灸した部位に火罐する．最初にヘルペス群の両端に抜罐し，さらに他の部位にも抜罐する．最初に皮膚損傷部位の上部，次に下部へ抜罐し，5～10分ほど留罐したあと外し，局部の滲出液を軽く拭き取る．一般にガーゼで覆う必要はなく，翌日にはカサブタとなる．毎日か隔日に1回治療する．

★治療効果★

48例を治療し，全員治癒した．治療回数が最少なのは2回で2例，3～4回が32例，5～6回が4例だった．平均治療回数は3～4回で，全員にまったく後遺症がなかった．

★注意事項★

①薬線で点灸するときは，あわてず，正確に，軽く，すばやいことが求められ，順次ヘルペスに点灸してゆく．

②抜罐の留罐時間は10～15分で，各罐内に3～10 ml の血か液を吸い出させ，ヘルペスが干涸びて落ち込むようにするとよい．抜罐を外したあとは消毒した乾いた綿花で拭き取ればよく，局部に包帯する必要はない．

(9) 火鍼

★取穴★

主穴：肺兪，胆兪，脾兪，阿是穴．

配穴：病変が腰から上にあれば支溝，腰から下にあれば陽陵泉を加える．

★治療方法★

主穴は全部取り，病変部位に基づいて配穴を加える．まず阿是穴と穴

位は75%アルコールで消毒する．そして左手で点火したアルコールランプを持って患者に近づけ，右手で火鍼（特製タングステン－マンガン合金の中号2寸火鍼か，普通の28号毫鍼を使用し，鍼柄は絆創膏を巻いて熱を遮断する）を焼き，鍼尖が赤く輝くようになったら，すばやくヘルペスへ2～3mmの深さで速刺速抜する．各ヘルペスと赤くなった部分に点刺する．ヘルペス病巣群の両端は，5mm程度に深刺してよい．1つ1つのヘルペスすべてを点刺し，最後にヘルペス四隅に数鍼ほど散刺して，点刺して滲み出た液を消毒ガーゼで拭き取る．また点刺が終わったあと，適当なガラス罐で閃火法を使い，点刺した部位に5～10分ほど抜罐してもよい．抜罐を外したら，消毒した乾いた綿花で血を拭き取り，75%アルコールで消毒する．治療した部位は，特別な処置をする必要はない．体穴にも同じ方法で3mmの深さに直刺し，速刺速抜する．3日に1回治療し，3～5回を1クールとする．

★**治療効果**★

治癒－自覚症状が消え，皮疹がなくなり，まったく後遺症がない．**有効**－自覚症状が消え，皮疹が80%以上なくなった．**無効**－1クール治療したが，症状が改善しなかったり，本人が治療を止めた．

171例を治療し，治癒160例，有効8例，無効3例で，有効率98.2%だった．

★**注意事項**★

①火鍼の操作は熟練しなければならない．鍼は白く光るまで焼き，正確に点刺する．一般に皮膚損傷部位へ抜罐するときは，火鍼したあとで抜罐する．

②患者は24時間ほど患部を水に浸してはならない．鍼孔は清潔にし，手で引っ掻いたりしてはならない．再診では，新しくできたヘルペスや，前に取り残したヘルペスに点刺すればよい．

(10) 抜罐

★取穴★

主穴：阿是穴.

★治療方法★

患者を適当な体位にするが，一般に座位とする．そして皮膚損傷部位を露出させる．閃火法で抜罐するが，最初に皮膚損傷の両端に抜罐し，続いて帯状の分布に沿って，密集したヘルペス集団に次々と抜罐する．罐の大きさは部位によって決めるが，ぴったりと吸着する大きさの抜罐を選ぶ．もしゆるければ，抜罐し直す．罐の数は皮膚損傷部位の範囲によって決めるが，隙間なく列ができればよく，15分留罐する．留罐中は，罐内に水疱ができても気にしない．抜罐してヘルペスが破れたらゲンチアナバイオレットを塗り，ひどく局部が感染していればクロラムフェニコールの粉を付ける．一般に毎日1回治療し，治療クールは数えずに治癒するまで続ける．

★治療効果★

111例を治療し，全員が治癒した．治癒までの日数は最短で2日，最長で10日だった．治癒までの平均期間は4.2日で，1例の後遺症も出なかった．

★注意事項★

①本法は簡単で，読者が自分で治療したり，家族に治療してもらえる．
②感染に注意する．

(11) 刺絡抜罐

★取穴★

主穴：龍眼，龍頭，龍尾，阿是穴.
配穴：曲池，合谷，足三里，三陰交，太衝.
龍眼穴の位置：小指の中節尺側.
龍尾穴の位置：最初にヘルペスの発生した部分.
龍頭穴の位置：ヘルペスが延びた先.

★治療方法★

　主穴はすべて取り，局部を消毒する．患部を消毒するときは，こすって水疱を破らないように注意する．龍眼穴は，しばらく小指を揉み，三稜鍼で速刺して9滴の血を絞り出す．龍頭と龍尾の外側ならびに頭と尾の間は三稜鍼で点刺出血したあと，ヘルペスの阿是穴を囲刺し，さらにヘルペス局部を点刺する．最初の点刺では出血量を多くするとよく，ヘルペスが密集している部分や赤く腫れた部位を点刺するときは強く点刺出血させたほうがよい．そしてアルコールかヨードチンキで出血部位を消毒したあと閃火法で火罐し，10～15分留罐する．各罐内に3～15mlずつ出血するか水疱内の液体を吸い出し，水疱が干涸びて凹むようにする．抜罐を外したあとは，乾いた消毒綿で創面を拭き取り，特に局部を処置しなくてよい．皮膚損傷部位の面積によって3～5個の抜罐を使う．ヘルペスの範囲が大きければ2回や3回に分けて治療する．ヘルペスが胸から上にあれば曲池と合谷，腰から下にあれば足三里，三陰交，太衝を加える．これは1～2穴を選び，両側とも取って，鍼で瀉法し，30分ほど留鍼する．発病して1週間以内ならば毎日1回，発病して時間を経ていれば隔日に1回治療する．

★治療効果★

　239例を治療し，全員が治癒した．平均治療回数は4.2回だった．ヘルペスが消え，皮膚損傷が回復するまで平均5～6日で，感染したり有害反応のあった例は1例もなかった．1例の後遺症も出ず，鎮痛効果が最も優れ，多くの患者は治療して30分以内に痛みが止まった．

★注意事項★

　①本法は落ち着いて，正確に，軽く，速く，力を均一に，適切な深さへ点刺し，出血量が少ないと悪い．そうでないと効果が劣る．

　②火罐するとき3分ぐらい一時的に痛みが悪化するが，抜罐を外すと重さから解放されたように，急に痛みが消えて，全身が軽くなり，元気が出る．

③本法は初めて発病した患者や熱毒の火が盛んな患者に効果が優れている．発病してすぐに治療するほど効果がよく，時間を経ていれば効果も悪い．

④条件が許せば，点刺したあと患部に10%高張食塩水を塗り，高い浸透圧を利用して，ヘルペスならびにヘルペス内容物と炎症性組織の収縮，消失，吸収を助ける．

(12) 刺血
★取穴★

　主穴：阿是穴．
★治療方法★

　皮膚損傷部位を消毒し，三稜鍼をヘルペス周囲に沿わせ，皮膚に血がにじむ程度にぐるりと引っ掻く．そのあと筆か綿棒に雄黄酒を少量垂らしてヘルペスに塗る．毎日3～5回塗り，治療クールは数えない．

　雄黄酒の作り方：少量の雄黄を粉末にし，瓶に入れて同量の酒と水を加えて密封する．
★治療効果★

　44例を治療し，全員が治癒した．
★注意事項★

　①本法も簡単だが，皮膚損傷が限られている患者に用いる．
　②消毒に注意する．

(13) 灯火灸
★取穴★

　主穴は3組に分ける．①内関，委中．②列缺，合谷．③阿是穴．
　配穴：四肢は陽陵泉，腹部は足三里と三陰交，臀部は環跳を取る．
★治療方法★

　穴位は皮膚損傷部位に基づいて取る．主穴の①組は胸脇腰背の皮膚損

傷に，②組は頭面部の皮膚損傷に用いる．

③組は皮膚損傷の分布を見て，水平線によって病変部の最高点（蛇頭）と最低点（蛇尾）を探し，施灸部位を確定する．全面的に散在しているヘルペスを探し，特に本人が気付いていない毛髪の中ならびに耳の後ろなども調べ，蛇頭と蛇尾を漏らさないようにする．

施灸点が見つかったら，直径 1.5 mm，長さ 4〜5 cm の灯心草（イグサの芯）を持ち，先端に落花生油（ゴマ油でも茶油でもよい）を 1.5 cm の長さに浸す．点火したら蛇頭と蛇尾へすばやく接触させて点灸し，「パチッ」と音がしたら離す．施灸した部位には緑豆ぐらいの水疱ができるが，処置する必要はなく自然に消える．2 回目の施灸では，最初に施灸した部位の傍らにしたほうがよい．毎日 1 回治療し，4 回を 1 クールとする．

★治療効果★

1 クールを治療効果観察の期限とした．

治癒－患部の痛みが消え，ヘルペスがなくなり，皮膚損傷がカサブタになった．**著効**－患部の痛みがはっきりと減り，眠れるようになって，ヘルペスも消えて平らになり，紅斑も消えた．**有効**－患部の痛みが軽減し，ヘルペスが小さくなり，紅斑の色も薄くなった．**無効**－患部の痛みが減らず，紅斑の水疱も元のままか，かえって悪化した．

172 例を治療し，治癒 90 例，著効 3 例，有効 17 例，無効 10 例で，有効率 94.2％だった．

★注意事項★

①灯火灸をおこなうとき，灯心に油を付けて点火した端を必ず上に向ける．そうしないと火が燃え上がって灯心草を持った手が火傷する．

②灯火灸に付ける油は多すぎてはならない．多すぎると点火したあと油が垂れて，患者が火傷する．

24. ジンマシン

　ジンマシンは中国で風疹塊とも呼ばれ，アレルギー反応性皮膚病であり，青年から中年に多い．その症状は，皮膚に突然，浮腫性の丘疹ができ，その色は淡紅色や白，大きさは不揃いであり，融合して大きく広がることもある．掻痒感や灼熱感を伴う．皮膚損傷の発生と消失も極めて速く，一般に24時間以内である．広い面積に発生したり，1日に何度も起きたりする．一般に急性では数日か数週間で治まるが，何度も発作を繰り返して1カ月から数カ月も続いたり，慢性になって数年から十数年も，再発を繰り返したりする．ジンマシンも容貌を損なう疾患の1つである．

　本病に対する鍼灸治療の現代報告は，20世紀の1950年代初めに現れる．1958年からは，複数の症例を観察したデータが徐々に増えていった．以前の治療は体鍼が主であったが，近年になると耳鍼，抜罐，刺血，穴位注射および穴位空気注射などの方法が登場した．さまざまな刺灸方法すべてがジンマシンに有効だが，有効率は各地の報告によって異なり，75～95％である．

(1) 体鍼
★取穴★
　主穴：曲池，血海，三陰交，中脘．
　配穴：大椎から身柱へ透刺，神道から至陽へ透刺，後谿，委中，尺沢．
★治療方法★
　主穴から2～3穴を選び，配穴から1組の透穴か1つの配穴を加える．主穴は刺鍼して得気があれば，捻転提挿の瀉法で1～2分強刺激で運鍼し，20分留鍼する．留鍼中は2～3回運鍼を繰り返す．透穴は26号5寸の毫鍼を使い，沿皮刺で透刺し，症状によって1～2時間留鍼する．後谿，委中，尺沢は三稜鍼で点刺出血する．

★治療効果★

急性ジンマシン225例を治療し，有効率は95.2〜96.5%だった．

★注意事項★

①本法は現在，ジンマシンの鍼治療でルーチンに使われる方法の1つで，主に急性ジンマシンが発生したときやジンマシンの予防に使われる．筆者の経験では，慢性に繰り返すジンマシンにも効果がある．

②本法で効果を得るポイントは，十分な刺激量を与えることである．

(2) 抜罐

★取穴★

主穴：神闕．

★治療方法★

患者を仰臥位にし，鉗子で95%アルコールに浸した綿花を挟み，点火したらすぐに大号のガラス罐内をぐるりと1周させ，綿花を取り出して抜罐を穴位に載せる．3〜5分したら抜罐を取り外し，しばらく待ってから再び吸着させる．これを皮膚が紅潮するか，出血斑が現れるまで連続して繰り返す．1日1回治療する．

★治療効果★

105例を治療し，治癒101例で，治癒率96.2%だった．最も短いものは4日で治癒，長いものは9日だった（9日以上は無効とした）．

★注意事項★

①本法は症例報告が多いものの，筆者の経験では一般に急性ジンマシンの初期段階なら適用できる．やはり総合治療の1つとできる．

②本法の操作は簡単で安全なので，患者や家族が治療できる．抜罐するとき，燃料用アルコールに浸した綿花は，絞って水気を切る．そうしないと燃焼させたときアルコールが垂れて火傷する．ポンプ式の抜罐を使えば安全である．

(3) 耳鍼

★取穴★

主穴：肺，風溪（過敏点），腎上腺．

配穴：心，神門，内分泌，肝．

★治療方法★

一般に主穴のみを用い，効果がはっきりしなければ配穴を加える．耳の敏感点を探し出して刺鍼し，耳介が熱くなって発赤するまで強刺激で捻転したあと30分留鍼する．痒みが激しければ1日2～3回治療するが，普通は毎日1回治療する．常に一側の耳穴を使い，両耳を交互に使う．もし再発を繰り返すようであれば，耳穴に王不留行子か緑豆を貼り付けて自分で按圧させる．これは毎週2回治療する．

★治療効果★

82例を耳鍼治療し，有効率は97～100%だった．

★注意事項★

①本法は急性の痒みなどの症状を消すのに効果があり，他の方法も併用して効果を安定させる．

②本法は十分な刺激量が求められる．

(4) 刺鍼と抜罐

★取穴★

主穴：大椎，肺兪，膈兪．

配穴：曲池，足三里，血海．

★治療方法★

まず配穴へ刺鍼し，得気したら瀉法して20分留鍼する．そのあと主穴へ刺鍼するが，大椎は必ず取り，肺兪と膈兪は交互に使用する．刺鍼して得気があれば，大椎穴へは閃火法かポンプ式で留鍼した上へ抜罐し，10分ほど留罐する．吸引するときに罐内の陰圧が高すぎないようにする．局部が発赤すればよい．毎日1回治療し，6回を1クールとする．

★治療効果★

73例を治療し，治癒14例，著効30例，有効17例，無効12例で，有効率80.9％だった．

★注意事項★

①肺俞と膈俞は，深刺しないように注意する．肺気腫のある患者は，特に気胸を起こさないよう慎重に鍼罐（留鍼の上に抜罐すること）する．

②本法は慢性ジンマシンにも一定の効果がある．

25. 下肢の静脈瘤

　下肢の静脈瘤とは，下肢の表在静脈が伸びたり曲がりくねったりし，蛇行する．局部の外観が変化（下腿の内側が目立つ）し，下肢がだるくて腫れぼったい，重い，痛み，腫れなどの症状がある．病歴が長いと，皮膚の萎縮，色素沈着，潰瘍，出血，皮下の硬結となったりする．静脈瘤になった静脈の血管壁は薄く，少しの外傷で出血する．これも美容に影響する疾患である．

　静脈瘤の鍼灸治療は1956年に始まったが，20世紀の1990年代になってから注目され始めた．本疾患の特徴を考えると，伝統的な鍼灸では効果が得られにくい．そこで鍼や取穴，操作方法が大きく改良されねばならなかった．現在では有効な方法が考え出されている．主に使われるのは磁圓梅鍼（磁石梅花鍼．鍼がない）と高周波電気鍼である．この両者は簡単で安全，かつ経済的な特徴がある．治療対象は，軽症で初期の患者がよい．

(1) 磁圓梅鍼

★取穴★

　主穴：足三里→解谿，三陰交→陰陵泉，阿是穴．

阿是穴の位置：静脈瘤の部分（以下同様）．

★治療方法★

　患者を寄りかからせ，重心を患肢にかけて直立にし，静脈瘤を怒張させる．術者は左手で患肢を固定し，右手に磁圓梅鍼を握り，手首のスナップで叩刺する．最初は足三里から胃経に沿って解谿まで叩刺し，次に三陰交から脾経に沿わせて陰陵泉まで叩刺するが，それぞれ3～5遍速刺する．そのあと術者は左手親指で,曲がりくねった静脈瘤の最上部(心臓に近い端）を押さえて固定し，拡張した静脈を遠端から近端へと垂直に叩刺して，徐々に静脈瘤の盛り上がりに移動させ，青いミミズのように膨らんだ静脈瘤が消え，温度も上昇する（局部が発赤するか，手で触れると発熱している）程度に膨らんだ静脈を叩刺する．15日に1回治療し，3回を1クールとする．

★治療効果★

　治癒－皮膚の色が正常になり，静脈瘤が消え，軽快に歩ける．**著効**－ほぼ皮膚の色が正常になり，だいたい静脈瘤が消え，治療前よりも軽快に歩ける．**有効**－静脈瘤が部分的に消えた．**無効**－外観，症状ともに改善しない．

　519例を治療し，臨床治癒340例，著効136例，有効2例，無効41例で，有効率92.1%だった．静脈瘤の程度が軽いほど，治療効果もよかった．

★注意事項★

　①本法は操作する前に，深部静脈が流れているかどうか調べ，流れているものに対してだけ磁圓梅鍼で治療する．したがって本法は軽症患者に適用する．

　②磁圓梅鍼は特製の鍼（中国で市販されている．強力磁石）で，鍼頭と鍼柄からできている．鍼頭が緑豆大の粒状で，内部に強力磁石が埋め込まれているものを「磁圓鍼」と呼ぶ．鍼頭が梅花鍼のよう で,ローラー鍼のような溝があり，内部に強力磁石が埋め込まれているものを「磁梅

花鍼」と呼ぶ．こうした鍼を併せて「磁圓梅鍼」と呼んでいる．本法は主に磁圓鍼で叩打するので，安全かつ有効なうえ，操作も簡単なので，本病の治療で最初に選ぶべき治療法である．

(2) 高周波電気鍼
★取穴★
　主穴：阿是穴．
★治療方法★
　患者を仰臥位にして局部を消毒し，0.25～1.25%のプロカインで麻酔する．高周波電気鍼を調節したら，電気鍼で静脈瘤部位を刺鍼治療するが，皮膚と鍼は1mmほど離す．そして鍼で血管前壁を貫いて後壁に到達させるが，健康な組織は傷付けないようにする．鍼を刺入する深さは一定にし，鍼を血管内に3～5秒ほど留める．鍼を引き上げると出血するが，電気鍼と皮膚が1mmほど離れたときにスパーク放電が起こり，それが皮膚を焼いて止血し感染を防ぐ．放電の方式だが，電気鍼を横向きに移動したあと，縦向きに移動させれば，創面が網目状になり，瘢痕が残らないか，残ってもわずかである．怒張した静脈が長ければ，いくつかに分けて治療する．結節となったり，団子になった部分は，まず結節の周囲から刺鍼治療し，最後に中心を治療する．治療が終わったら創面に包帯する（アクリノールガーゼで覆い，2日に1回交換する）．毎日1回鍼し，6回を1クールとし，各クールは2日空ける．
★治療効果★
　295例を治療し，1回で臨床治癒263例，2回で臨床治癒29例，無効（2クール治療しても改善しない）3例で，有効率99%だった．
★注意事項★
　①本法は治療する前に検査し，深部や表在静脈の閉塞や血栓がないことを確認し，表在静脈瘤だけにおこなう．また本法は，心臓脳血管疾患や血友病があれば使えない．

②本法には専用の設備が必要で,治療者にも一定の経験が求められる.

26. うおのめ（鶏眼）

　鶏眼を中国では肉刺とも呼ぶ.多くは靴が小さいため,長期にわたって足底と足趾が圧迫摩擦され,限局性に円錐形の角質が増殖したものである.成人の足底前端あるいは足趾間に発生することが多く,数は一定していないが通常は1～2個,大きさはエンドウ豆ぐらいで,ニワトリの眼に似ており,歩いたり圧迫されたりすると痛む.本病は,ある程度美容を損なう.

　鶏眼の鍼灸治療は,古代の文献に記載されてない.現在では1956年に,鶏眼へ直接灸して治療した臨床報告があった.20世紀の1980年代から現在までの二十数年で,かなり豊富な治療経験が蓄積され,刺鍼,灸,穴位注射,火鍼,割治などの穴位刺激方法も登場した.そのなかで穴位ブロックと灸は臨床観察症例が多く,効果も優れている.

(1) 灸
★取穴★

　主穴：阿是穴.

　阿是穴の位置：病巣局部（以下同様）.

★治療方法★

　直接灸か棒灸かを選ぶ.直接灸は,艾炷（底面は鶏眼より少し小さい）を阿是穴へ直接載せ,頂点に点火して局部に痛みを感じたらピンセットで取り去り,さらに1壮すえる.こうして5～7壮すえ,毎日1回治療する.棒灸なら点火したあと鶏眼へ雀啄灸し,患者が少し焼灼痛を感じ,局部が発赤して湿ればよい.毎回20分施灸し,毎日1回おこなう.いずれも5回を1クールとし,各クール間は2～3日空ける.

★治療効果★

343例を治療し，治癒336例，有効7例で，有効率100%だった．そのうち直接灸したのは307例で，全員が治癒した．棒灸は6カ月後に再調査すると，5例が再発していた．

★注意事項★

①施灸する前に，足をぬるま湯（約40℃）に30〜45分ほど浸し，皮膚を軟化させる．そのあと75%アルコール綿花で皮膚を消毒し，消毒した刃物で角質を削り取る．このとき痛かったり出血するまで削らないようにする．

②棒灸は患者に操作させてもよい．ただし直接灸より効果が劣る．

(2) 体鍼

★取穴★

主穴：阿是穴．

★治療方法★

26〜28号1寸の毫鍼を取り，患部を消毒したあと，鶏眼の中心へ向けて迅速に刺入する．もし硬ければ捻転しながら刺入してもよい．0.6〜0.7寸刺入して鍼尖が鶏眼根部に達すると突然柔らかくなるが，それ以上は刺入しない．鶏眼が大きければ，鶏眼の傍らに45度角で中心へ向けて，もう1本刺入するか，周囲の前後左右から4本刺入したりする．いずれも留鍼しないか20分留鍼する．抜鍼したあと少量の血液を絞り出し，アルコール綿花で局部を按圧する．隔日に1回治療し，3回を1クールとする．刺鍼を終えて15〜20日すると，鶏眼が柔らかくなるか小さくなって脱落する．

★治療効果★

161例を治療し，治癒156例，無効5例で，有効率96.9%だった．

★注意事項★

①本法の刺鍼で，鶏眼の中心へ刺入するのは難しい．力が強すぎれば

鍼が湾曲し，刺入が深すぎると痛い．熟練した操作が求められる．

②本法で効果がなければ，他の方法に改める．

(3) 火鍼
★取穴★

主穴：阿是穴．

★治療方法★

局部を洗浄し，穴区をアルコール消毒したあと，細い火鍼あるいは26号0.5寸の毫鍼をアルコールランプで赤く焼き，鶏眼中心の釘のように硬くなったところを目がけて，根底部まで直刺する．このとき鍼下が硬く，患者は痛がるが，鍼下に空虚な感じがあったり，少量の白い分泌物が出たら，すぐに抜鍼する．一般に1つの鶏眼なら1鍼で済む．刺入速度が激しすぎたり速すぎると悪い．もし速すぎれば，鶏眼の角質や毛細血管が炭化せず，出血や痛みとなりやすい．術後は局部へ薬を塗ったり覆ったりする必要がなく，7日後にぬるま湯に浸して硬い皮をはさみで切り取る．2週間しても圧痛が残っていれば，2回目の治療をする．

★治療効果★

281例を治療し，有効率は86.8～100%だった．

★注意事項★

①火鍼治療は，操作の技術水準が高いので，必ず経験者が治療する．

②操作が悪ければ出血や痛みが起きる．そのときはガーゼで覆って感染しないようにする．

(4) ショウガ灸
★取穴★

主穴：阿是穴．

★治療方法★

まず患者の足をぬるま湯に浸し，ふやけたら刃物で鶏眼表面の角質層

を一部切除する．生ショウガを厚さ2 mm，直径1.5～2 cmにスライスし，スライスしたショウガの中心に三稜鍼（楊子でもよい）で数個の穴を開けたあと鶏眼に載せる．温灸用モグサをピーナッツ大の円錐形にし，艾炷をスライスショウガの中心へ置いて頂点に点火する．燃えて耐えられない温度になったら，新しい艾炷と交換して施灸を続ける．連続3～5壮すえる．毎日1回すえて，7回を1クールとする．

★治療効果★

87例を1～3クール治療し，治癒68例，好転19例で，有効率100%だった．

★注意事項★

①本法の治療では，治療クールは関係なく，鶏眼が落ちるまで続ける．
②施灸時には，艾炷を正確に鶏眼の上へ載せるように注意する．

3章　健康

1. ダイエット

　肥満症は，さまざまな原因によって摂取するカロリーが消費量より多くなり，体内に脂肪の形で貯えられる病気である．一般に標準体重の10%を超えると太りすぎ，20%以上が肥満である．標準体重は｛身長(cm) − 100｝× 0.9 で計算できる．体重が標準より 20 〜 30%を超えると軽度の肥満，30 〜 50%で中度の肥満，50%以上が重度の肥満である．また肥満指数の計算では，体重 kg/（身長 m）^{2} が 24 以上が超過，29 以上が肥満である．

　過度な肥満は，健康に対する脅威である．計算によれば，体内脂肪が 1 ポンド（453.6g）増加するごとに，1000 m の長さの毛細血管が作り出される．したがって体内脂肪が蓄積するほど，心臓に負担がかかり，心筋内に脂肪が沈着することによって，さらに心筋が疲労しやすくなる．それだけでなく肥満は内分泌も乱し，血中脂質を高め，動脈にアテローム硬化を引き起こす．また身体の免疫力や抵抗力も低下させる．正常人と比べると，太った人の発癌率は 2 倍，冠状動脈硬化は 6 倍，高血圧は 9 倍，糖尿病は 8 倍も高い．

　最近の中国衛生部の発表によると，中国の人口 13 億のうち 6000 万人が肥満者で，標準体重を超過している者は 2 億人にも上る．特に大都市に目立つ．ただし，こうした傾向が中国では始まったばかりで，今後は肥満症の罹患率がさらに増えると予測される．現在の肥満症に対する治療は，食欲抑制剤と代謝刺激剤などを使っているが，効果に乏しく

副作用が大きい．鍼灸は主に単純性肥満症に使われるが，特に後天性肥満症に対する効果が優れている．後天性肥満症はメタボリックシンドロームとも呼ばれ，20～25歳で発病することが多く，栄養過多と関係があり，腹部の肥満が主で，脂肪細胞が単純に肥大しているだけで増殖はなく，飲食を控えたり運動療法をすることで効果がある．

　肥満症に対する鍼灸治療は，中国古代の文献には見られない．現代鍼灸のダイエットは，20世紀の1970年代初頭にアメリカや日本から始まり，徐々に世界中へ広まっていった．中国で肥満症に対する最初の鍼灸治療が始まったのは1974年である．20世紀の80年代に入ると，特に最近の数年は，肥満症の鍼灸治療に関する報告が急激に増えてきた．治療方法も，最も多く使われ，患者に親しまれているのは耳鍼（耳穴圧丸などを含む）だが，体鍼や灸，電気鍼も使われている．すでに鍼灸のダイエット効果は認められており，後天性肥満症に対する有効率は70～80%で，ひどい肥満ほど治療効果がはっきりしている．そのほかの型では肥満に対する効果が劣る．鍼灸ダイエットの反応と副作用は，耳穴を刺激すると，患者によって消化管に一連の異常な反応が発生する．それは咽喉部の緊縮感だったり，食道下部や胃袋の収縮だったりする．そして患者により，それが鍼灸を施したあと少しの食事をしただけで満腹感を覚えたり，食欲がなくなったり，排便回数が増える，軽い下痢などとなって現れる．こうした反応は正常であり，患者は食欲がなくなっても元気である．副作用としては，頭がぼんやりする，頭痛，倦怠などがある．

　肥満は，長い期間かけて形成されたものだから，治療にも時間がかかる．ダイエットの効果があったら，適当に運動したり，脂肪や糖分の摂取を控え，暴飲暴食は止めて，食物繊維を多く含む食物を摂ること，ならびに果物や野菜などを多く摂り，夕食を少なめにし，おやつなどの間食をしない．そして塩分も控えればリバウンドしない．標準体重以内であれば，盲目的なダイエットは必要ない．

なぜ鍼灸でダイエットできるかのメカニズムも，研究されている．ダイエットの耳鍼は味覚を変化させるため，食べる量の減ることが証明されている．耳鍼は塩辛さの味覚を過敏にし，食欲を抑える．体内の生理的物質とホルモン量を測定することにより，食欲を減退させる特異耳穴の存在もはっきりした．それらの穴位はインスリンやガストリンの分泌量を変化させる．耳穴に刺鍼すると，その信号が迷走神経に沿って伝わると同時に，視床下部の空腹信号を遮断し，食物摂取を制限するためダイエットができると考えられている．

(1) 耳穴圧丸．
★取穴★
　主穴：外鼻（飢点），口，内分泌，耳中，縁中，胃．
　配穴：肺，脾，耳神門，三焦，大腸，直腸下段．
★治療方法★
　主穴から3～4穴，配穴から1～2穴を取る．王不留行子（王不留行の種）1粒を7×7mmの絆創膏に載せ，耳穴の敏感点を探して貼り付け，親指と人差指で，だるい重く痺れる感じや痛みが出るまで按圧する．患者には毎日3回，できるだけ食事前に，さっきの感じが起こるまで自分で按圧するよう指導する．毎回一側の耳を取り，両耳を交替で使う．1週間に2回貼り替え，10回を1クールとし，各クール間は5～7日空ける．
★治療効果★
　著効－体重が5kg以上減った．**有効**－体重の減少が1～5kg．**無効**－体重の減少が1kgに満たない，または軽くならない，かえって増えた．
　2307例の治療例がある．そのうち767例を上の基準で評価すると，著効110例，有効537例，無効120例で，有効率84.4%だった．残りの1540例については，体重が2.5kg以上減った529例，0.5～2.5kg減った645例，無変化366例で，有効率76.2%だった．

★注意事項★

①王不留行子を使った耳穴圧丸は，簡単で，患者が自分で治療できる．だが有効率は高いものの，著効率が低く，しかも多数の体重減少は1〜3kgである．

②耳穴圧丸のダイエットは，最初は順調に体重が減るものの，一定段階が過ぎると，それ以上は体重が減少しなくなる．そこで治療を続けたければ，他の方法に改めて効果を上げる．ただし1クール目が無効ならば，さらに治療を続けてもダイエットできるとは限らない．治療効果を高めるためには，やはり患者に適切な食事制限をさせ（ただし極端な食事制限は悪い），マラソンや競歩などの野外活動を多くする．

(2) 耳穴円皮鍼

★取穴★

主穴：肺，内分泌，三焦，胃，外鼻，耳神門．

配穴：大腸，心，脾，交感．

★治療方法★

主穴から毎回3〜4穴を選んで順番に使う．もし主穴の効果が思わしくなければ，配穴を加えるか配穴に切り替える．耳穴探索器か鍼柄を使って耳の敏感点を探し，少し強く押さえて凹ませる．そして消毒したあと円皮鍼を凹みに入れ，小さな絆創膏を貼り付ける．毎回一側の耳穴を取り，両耳を交互に使用する．そして毎日，3度の食事の15分前に，耳穴を50回ずつ按圧する．円皮鍼は2〜3日に1回貼り替え，8回を1クールとし，1週間休んでから2クール目の治療を始める．

★治療効果★

著効―体重が15kg以上減少．**有効**―体重が3〜15kg減少．**無効**―体重の減少が3kgに満たない．

1273例を治療し，著効206例，有効667例，無効400例で，有効率68.6%だった．

★注意事項★

①本法は専門の鍼灸師が治療する．耳穴と鍼は，きちんと消毒しなければならない．

②耳穴圧丸と比較して，一見すると両者の効果は似ているものの，効果の評価基準が違うため，実際は円皮鍼のほうが優れている．だから耳穴圧丸で効果が悪ければ，本法に改めたほうがよい．

③耳穴円皮鍼のダイエット効果は，多くが1クール目から2クール目に現れ，中間では体重が減らないが，治療を続ければ有効になる．治療効果は年齢とも関係があるようで，20～45歳なら効果が優れているが，それ以外の年齢では効果が劣る．しかし個人差がある．治療中，かえって食欲が旺盛になる者は効果が悪い．またスポーツや適切な食事制限をし，便通を保持することも，治療効果を高めたり安定させるための助けとなる．

(3) 体鍼の1

★取穴★

主穴は3組に分ける．①関元，三陰交．②華佗夾脊穴（第3胸椎から第5腰椎）．③臍周八鍼（両側の天枢，滑肉門，外陵，下脘，石門の8穴）．

配穴：辨証配穴する．

①**脾虚湿滞**：飲食が少なく，手足がだるく，息切れしやすくて便が水っぽく，身体は太っているが柔らかい．舌の色が淡くて胖，脈が濡緩で無力－内関，水分，豊隆，列缺，脾兪．

②**湿熱内盛**：飲食量が多く，便秘して尿が黄色，口臭がひどく，血圧が高く，身体は太って硬い．舌が紅く舌苔は膩，脈は滑数か弦数－曲池，支溝，大横，四満，内庭，腹結．

③**衝任失調**：食欲・睡眠とも普通で，便通もあり，頻尿で腰がだるく，生理不順，腹とお尻が水枕のように太り，舌は胖で色が淡く，脈は沈細

か濡細－支溝, 中注, 帯脈, 血海, 腎兪, 太谿.

★治療方法★

主穴は毎回1組を取り, 辨証に基づいて配穴から3～4穴を加える. 関元と三陰交は, 刺入したあと補法する. 華佗夾脊穴は, 第3胸椎から第5腰椎の外側0.5寸を30号1.5～2寸の毫鍼を使い, 45度角で正中へ向けて1～1.5寸の深さに斜刺する. 捻転瀉法して患者にだるくて腫れぼったい感覚があれば, 30分留鍼する. 臍周八鍼は, すべて2寸ほど刺入し, 平補平瀉で運鍼し, 腹筋が臍に向かって収縮し, はっきりと腸が蠕動する感覚が患者にあればよい. 配穴は刺鍼して得気があれば, それぞれ異なる手法で運鍼する. 脾虚湿滞では三陰交と列缺が補法, そのほかは平補平瀉する. 湿熱内盛では内庭と腹結が瀉法, そのほかは平補平瀉する. 衝任失調では支溝と中注が平補平瀉, そのほかは補法する. 手法は提挿補瀉を主とし, 少し小刻みな捻転を加える. 穴位は得気したあと30分留鍼する. 隔日1回治療し, 15回を1クールとして, 各クール間は15日空ける.

★治療効果★

著効－1クール治療し, 体重が4kg以上減った, または腹周りが10cm以上減少した. **有効**－1クール治療し, 体重が2～4g減った, または腹周りが5～10cm減少した. **無効**－改善しなかったり, 有効の基準まで達しなかった.

496例治療し, 有効率58.6～90.1%だった. そのうち300例を上の基準に当てはめると, 著効75例, 有効192例, 無効33例で, 有効率89.0%だった.

★注意事項★

①華佗夾脊穴は, 脊柱方向へ斜刺する. 直刺が深すぎたり, ましてや外側へ向けて斜刺すれば, 胸腹腔内に鍼が入って事故が起きる.

②臍周八鍼は, 太り具合によって刺入深度を決める. 一般には鍼尖が腹膜を貫かないようにして, 腹腔内臓器の損傷を防ぐ. 鍼尖が腹膜に当

たると，放射状の痛みが患者に発生することが多く，術者も鍼尖に何か弾力のあるものに当たったような手応えがある．

③体鍼のダイエットも，患者に1カ月以上の治療が求められ，食事制限と運動療法を併用する．

(4) 体鍼の2
★取穴★

主穴：腹群鍼は，腹部にある任脈，腎経，胃経，脾経，胆経の5本で，下腹部の穴位を主にする．背群鍼は，腰背部の督脈，膀胱経の第1・第2行線の経穴を主にする．

配穴：豊隆，上巨虚，足三里，三陰交，陰陵泉，曲池，支溝．

★治療方法★

主穴を主にし，考慮して配穴を加える．腹群鍼は，天枢，大横，中脘，関元を重点にする．両側の腰部から胆経の帯脈，五枢，維道を主に取り，下腹部の脂肪が堆積した部分を包囲し，両側で30穴ほど取って刺鍼する．背群鍼は，腎兪と大腸兪を主とし，臀部の脂肪が堆積した部分を取穴し，両側で20穴ほど取る．配穴も両側を取る．患者を仰臥位にし，1～1.5寸30号の毫鍼を使い，0.5～1寸に直刺する．操作では患者の脂肪の厚みに基づいて，毫鍼を正確に皮下の脂肪層へ刺入する．鍼感は必要なく，鍼を剣山のように刺す．もし腹部で神闕を中心点とすれば，任脈，脾経，胃経，腎経，胆経，肝経へ刺鍼する．背部も同様である．穴位へ正確に刺入する必要はないが，各鍼は経脈上に刺鍼する．そのあとパルス電気を流す．全部で6組の電気鍼を左右で3組に分け，陰極を心臓から近い穴位（例えば腹部）へ，陽極は心臓から離れた穴位（例えば腰部）へ繋ぎ，連続波にし，ゆっくりと電流を調整して，患者が耐えられる限度まで上げる．一般の体穴を操作するときは鍼感が求められるが，その代わり手足の穴位では電気鍼にしなくてよい．仰臥位と腹臥位で交互に治療し，前後とも30分留鍼する．毎日1回治療し，5回治

療したら2日空け，30回を1クールとする．

★治療効果★

著効－体重が5kg以上減った．**有効**－体重が2kg以上減った．**無効**－体重に変化がなかったり，有効の基準にまで達しなかった．

80例を治療し，著効39例，有効38例，無効3例で，有効率96.3%だった．治療の前後でウエストが明らかに細くなった（$P < 0.05$）．また若い者のほうが高齢者より効果がよく，肥満指数が高いほど効果も優れていた．

★注意事項★

①本法は取穴が多く，鍼が群集状態になるので，伝統的な取穴でいわれている「少而精（優れたものを少数）」とは正反対である．それで群鍼法と呼ぶ．そのことを刺鍼する前に患者へ説明し，特に初回の治療では暈鍼などが起きないようにする．

②女性の出産後の肥満や，下腹部に肥満が目立つ者に適用する．

(5) 芒鍼

★取穴★

主穴：梁丘から髀関への透刺，梁門から帰来への透刺，気海．

配穴：肩髎から曲池への透刺，中脘から水分への透刺．

★治療方法★

一般に主穴だけを取るが，過度の肥満には配穴を加える．まず患者を仰臥位にし，28号で長さ1～2尺の芒鍼を使って刺入する．局部の皮膚を消毒し，右手で鍼を持って鍼尖を穴位に当てる．次に左手と一緒に鍼を押しながら捻鍼し，すばやく切皮したあと，もう一方の穴位にゆっくりと沿皮刺する．180～360度の回転角で捻転し，鍼感を強くする．必ずだるくて腫れぼったい感じを強く発生させる．芒鍼を気海に刺入するときは，4～6寸の鍼で捻転しながら徐々に刺入し，捻転補法する．いずれも30分留鍼する．6回を1クールとし，1日空けて，次のクー

ルを始める.

★治療効果★

著効-体重が8kg以上減少した. 有効-体重が4kg以上減少した. 無効-体重の減少が4kgに満たなかった.

70例治療し, 著効35例, 有効31例, 無効4例で, 有効率94.3%だった. 耳圧群と比較すると, 本法の有効率が有意に高く ($P < 0.01$), 効果が得られるまでの期間も短かった.

★注意事項★

①本法は芒鍼を使うため, 操作面で一定の難度がある. だから経験のある鍼灸師が治療する.

②芒鍼は特製の長鍼で, 良質のステンレスから作られており, 鍼体が太くて長く, 臓器を損傷しやすい. だから腹部へ刺鍼するときは, 皮下脂肪層に沿って平刺 (横刺) し, 深く入れないようにする. 深く刺入して腹膜を貫けば, 内臓を損傷する. 四肢に刺入するときは, 鍼尖が硬いものに当たったら, 少しバックさせて方向を変えて刺入し, 血管や神経を傷付けないようにする.

(6) 電気鍼

★取穴★

主穴:天枢, 大横, 豊隆, 支溝, 三陰交.

配穴:高血圧症には風池, 合谷, 太衝を加える. 高脂血症には足三里, 太白, 陽陵泉を加える. 冠動脈 (狭心症) には内関, 膻中, 心兪, 厥陰兪を加える.

★治療方法★

主穴は毎回2対取り, 5対の穴位を交互に使用する. 併発症に基づいて配穴から1~2穴を加える. 穴位を消毒したら26~28号2~3寸の毫鍼を刺入するが, 一般より少し深めに入れる. 腹部の主穴には斜刺で2.5寸刺入する. 普通の人より少し深めに刺入し, 提挿補瀉の手法を

主にする．そして得気があればG6805パルス器に接続し，パルス密度150～200回/分の連続波，患者が耐えられる程度の電流にして20分通電する．配穴には20～25分留鍼し，留鍼中に1～2回，毎回1～2分間運鍼する．毎日か隔日に1回刺鍼し，30日を1クールとする．1クールが終了したら3日休み，さらに1クール治療し，連続2クール治療する．

★治療効果★

　92例を治療した．治療前の患者の平均体重は74.68±12.45kgだった．刺鍼治療したあとは，全員の体重が減り，最も減った者で9.5kg，最も少ない者で2.5kg，平均体重は67.97±11.23kgになり，治療の前後を比較すると有意差があった．

★注意事項★

　①本法の治療では一般に食事制限しないが，高脂肪や糖分の多い飲食物を減らし，患者にできるだけ運動するよう励ます．

　②筆者の経験では，電気鍼で刺激するときの周波数は，パルス密度が小さいほど，また電流が強いほどダイエット効果がはっきりする．

　③電気鍼は25～50歳の肥満症患者に効果がよく，男性患者は効果が優れ，病歴の短い患者ほど速効性のあることが観察された．刺鍼治療を終了した2週間以内にも，体重が引き続き減った患者もある．

(7) 磁鍼

★取穴★

　主穴：腹結，天枢，足三里，豊隆．
　配穴：公孫，内庭，太衝，太谿，三陰交．

★治療方法★

　皮膚を消毒し，右手に鍼を持ち，鍼尖を穴位に接触させたら，按圧手法で切皮し，適当な深さに刺入する．そして提挿捻転手法で得気させる．次に腹結と豊隆に刺入した鍼柄に磁鍼器を被せ，磁場の強さを5000ガ

ウスにする．このまま30分留鍼する．毎日1回刺鍼し，10回を1クールとして，全部で3クール治療する．治療期間は，他のダイエットや薬物を使う必要はなく，元のままの生活習慣を維持する．

★治療効果★

30例を治療し，臨床治癒8例，著効8例，有効10例，無効4例で，有効率86.7%だった．

★注意事項★

①磁気療法は，この数十年に臨床に応用されるようになった治療方法である．本法による肥満治療の効果も，他の方法と似たり寄ったりだが，本法はダイエットだけでなく，血液粘度と血脂を減らす効果もあり，心臓や脳血管の疾病にも一定の作用をする．

②磁鍼法には2つある．本法で述べた方法だけでなく，普通の鍼を強力な磁場で磁化して刺鍼する方法もある．その操作方法は普通の毫鍼と同じである．

(8) 体鍼と耳鍼

★取穴★

主穴を体穴と耳穴の2つに分ける．①体穴の足三里，中脘，水分，天枢，陰陵泉，風市，関元，水道．②耳穴の肺，大腸，耳神門，胃，脾，三焦，内分泌，外鼻，縁中．

配穴：高脂血症もあれば内関と豊隆を加える．高血糖症や糖尿病もあれば陽池，三陰交，然谷，耳穴の膵と胆を加える．高血圧症もあれば太衝，耳穴の降圧溝と心を加える．

★治療方法★

本法は体鍼と耳鍼を併用する．主穴のうち体穴は毎回3～4穴取り，耳穴は4～5穴取る．配穴は併発症に基づいて加える．体穴は両側を取り，28号の毫鍼を使って深刺し，1～2分ほど大きく提挿して，はっきりした得気があれば30分留鍼する．留鍼中は10分ごとに運鍼する．

これは隔日1回治療する．

耳穴は毎回4～5穴取り，両耳とも使う．一側には刺鍼する．まず耳穴探索器を使うか鍼柄で按圧し，陽性点を見つけたら皮膚を消毒して28号0.5寸の毫鍼を刺入したあと，少し捻転して刺激を強め，毎回20～30分留鍼する．反対側の耳穴には王不留行子を絆創膏で貼り付け，3度の食事の前に穴位を按圧させる．各耳穴を毎回1～2分ずつ，だるくて腫れぼったい感覚があるが，耐えられる程度に按圧する．耳鍼も隔日に1回治療し，両耳を交互に使う．耳鍼と体鍼は30回を1クールとする．

★治療効果★

2705例を治療した．

そのうち1637例は，臨床治癒351例，著効421例，有効728例，無効137例で，有効率91.6%だった．

別の1068例は，第1クールで臨床治癒率10.4%，有効率92%．第2クールで臨床治癒率30.4%，有効率93.4%．第3クールで臨床治癒率33.8%，有効率97.1%．これは治療クールが増すにつれ，有効率と治癒率も相応して上がることを示している．

★注意事項★

①本法は，さまざまな併発症を持つ肥満症患者に適用する．治療では，併発症に基づいて対症療法もおこなう．

②一般的に生理不順の肥満症患者へダイエット刺鍼をするときは，18～55歳の肥満女性が最も適しており，病歴が短いほど治療期間が短くて済み，有効率も高くなるが，そうでなければ治療も長くかかる．薬源性の肥満ならば，薬を服用していた期間によって効果が違い，一般に半年以上服用していれば効果が悪い．更年期の肥満ならば，閉経して1年後までに治療すれば著効がある．糖尿病や脳下垂体性の肥満では，原発疾患が制御できれば，はっきりした効果がある．遺伝性の肥満では長期効果が悪い．産後に肥満した患者は，授乳を止めてから本法で治療

するが，産後3カ月〜1年なら効果がよく，90〜95%が出産前の体重に回復し，産後1〜3年では75〜85%が回復，産後3〜5年では60〜70%が回復，産後5年以上では50%が回復する．しかし局所的な効果についてははっきりしない．

(9) ショウガ灸
★取穴★

主穴：陽池，三焦兪．

配穴：地機，命門，三陰交，大椎．

★治療方法★

主穴と配穴から1穴ずつ選び，穴位は順番に使用する．ショウガ灸をすえる．艾炷は1cmの高さで，底面直径8mmの円錐形にする．生のヒネショウガを厚さ2mm，直径1cmにスライスする．そのショウガ片に艾炷を置いて施灸する．1日1回，各穴へ5〜6壮ずつすえる．30回を1クールとする．モグサは温灸用モグサを使う．

★治療効果★

15例を治療し，有効5例だった．そのうち体重が最も減った者は4kgで，最も減りの少なかった者は1.5kgだった．

★注意事項★

①本法は症例数が少なく，効果も満足できるものではないが，方法が簡単なので，鍼灸師が印を付け，患者か家族に治療させてもよい．

②施灸して穴位が熱すぎるとき，艾炷を交換して施灸し直さねばならない．そうでないと火傷する．施灸後に水疱ができたら，ゲンチアナバイオレットを塗って感染を防ぐ．

(10) 懸灸
★取穴★

主穴：足三里，中極，関元．

配穴：天枢，豊隆，脾兪．

★治療方法★

患者を半臥位にし，施灸する穴位を露出させ，棒灸に点火して間接灸する．棒灸と穴位の距離は，患者が耐えられる程度に離して，雀啄灸か回旋灸をする．毎回2個ずつ主穴と配穴を取り，各穴へ5〜10分施灸して皮膚を発赤させる．毎日1〜2回施灸し，10回を1クールとして，各クール間は2〜3日空ける．

★治療効果★

31例を治療し，著効2例，有効21例，無効8例で，有効率74.2%だった．

★注意事項★

①本法はショウガ灸よりさらに安全で簡単であり，患者が自分で施灸できる．

②本法は効き目が遅いので，長期間の治療が必要である．

③本法は虚証の患者に適している．

(11) 総合療法

★取穴★

主穴は2組に分ける．①気海，関元，陰陵泉，三陰交．②曲池，足三里，天枢，中脘．

配穴も2組に分ける．①列缺，水分，脾兪，腎兪．②上巨虚，支溝，太衝，豊隆．

★治療方法★

前述した主穴と配穴だが，①組は虚証の肥満患者，②組は実証の肥満患者に使う．まず28号の毫鍼を刺入する．

①組は灸頭鍼をする．刺鍼して得気があれば，提挿捻転補法する．つまり強く押し入れて軽く引き上げる操作を繰り返し，30分留鍼する．留鍼中は2〜3個の主穴を選び，2 cmの棒灸を鍼柄へ挿して施灸する．各穴位に少なくとも2つの棒灸を使って施灸する．

②組は電気鍼をする．28号毫鍼を刺入して，得気したら提挿捻転瀉法，つまり軽く押して強く引き上げる操作で，回転角度を大きく，速いスピードで捻転し，強い鍼感を発生させる．さらに主穴から2～3穴取り，G6805パルス器に繋いで，連続波，周波数20回/秒，患者が耐えられる最大値で通電する．通電したまま，やはり30分留鍼する．

抜鍼したら虚証・実証に関わらず，腹部への推罐法をする．中号の火罐を選び，罐口と腹部に液状パラフィンを塗り，閃火法で抜罐を吸着させたあと，手で罐底を握り，少し斜めにして，抜罐の後ろ半分は力を入れ，前半分は少し持ち上げて，ゆっくりと前へ向けて推し動かす．皮膚表面を上下，左右に何度も往復させ，皮膚が発赤したら外す．または梅花鍼を使って脊柱の両側，腰部，臀部，大腿部，そして足三里，三陰交などの穴位を中刺激で叩刺してもよい．これは毎日1回，毎回20分治療する．虚実とも毎日1回治療し，毎週6回治療して，日曜日に治療を休み，30回を1クールとする．

★治療効果★

臨床治癒－1クールが終了したとき，標準体重か少し太めの範囲に体重が減少した．著効－1クールが終了したとき，体重が5kg以上減少した．有効－1クールが終了したとき，体重が3kg以上減少した．無効－1クールが終了したとき，体重の減少が3kgに満たなかった．

182例治療し，臨床治癒34例，著効58例，有効70例，無効20例で，有効率89%だった．

そのうち虚証群82例は，臨床治癒22例，著効28例，有効24例，無効8例で，有効率90.2%だった．実証群100例は，臨床治癒24例，著効30例，有効34例，無効12例で，有効率88%だった．両群の治療効果は，ほぼ似たようなものだった．別の糖尿病を伴った35例の患者では，治療によるダイエット効果が著効10例，有効17例，無効8例で，有効率77.2%だった．体重が減るに従って，はっきりと血糖値も改善した．

★注意事項★

①本法の治療では，虚証と実証に分けなくてはならない．虚証の肥満は，眠りたがる，気短（息切れ）や神疲（疲労），痰が多くて納呆（少食），眩暈，顔色が薄い黄色で浮腫がある，男性ではインポテンツがあり，舌質は淡嫩，水滑か歯痕があり，浮滑脈で力がない．実証の肥満は，痰が多くて気喘（喘息）か気短，食欲は旺盛か正常，しょっちゅう頭痛や眩暈がし，便秘する，舌の色が淡くて膩苔で滑脈，あるいは紅舌で黄苔，脈が洪数で力がある．

②糖尿病，高脂血症，高血圧などの代謝障害を伴う肥満患者へダイエットの鍼灸をするときは，長期の治療を続けなければ効果が得られない．一般的に何クールもの治療が必要だが，それは単純性肥満症へ刺鍼して効果を得るよりも難しいので，食事療法や運動療法も併用しなければならない．

2. 高血圧の降圧

降圧とは，高すぎる血圧を下げて，高血圧症を予防したり治療したりすることである．世界保健機構は，収縮期血圧で 120 mmHg（16.0 kpa）より低く，拡張期血圧で 80 mmHg（10.7 kpa 80）より低いのが 18 歳以上の理想血圧であると 1999 年に打ち出した．高血圧症とは，体循環している動脈血圧の上昇（収縮期血圧が 140 mmHg 以上，つまり 18.6 kpa 以上．そして拡張期血圧が 90 mmHg 以上，つまり 12.0 kpa 以上）を主な特徴とする疾患であり，頭痛，頭が詰まった感じ，頭暈，不眠，心悸，健忘などの症状があって，末期には心臓や脳などの病変を引き起こす．本疾患の明確な病因は不明だが，一般に年齢，職業，遺伝など，さまざまな要因が関係していると考えられている．近年では中国の高血圧症罹患率が急激に上昇し，統計によると中国人の 35 〜 74 歳

のうち高血圧症の罹患率は27.2%に達しているが，その年齢における高血圧症患者だけでも1億3000万人もいる．そのうち大都市部の高血圧症罹患率は最高で20.4%に達する．驚くべきことに，高血圧症患者のうち自分が発病していることを知っているのは30.2%に過ぎず，治療を続けているのは24.7%，そのうちコントロールできているのが6.1%しかいなかった．

　本疾患に対する鍼灸治療の現代報告は，1953年が最初である．20世紀の1950年代中後期になると，刺鍼，施灸，梅花鍼を含む多くの症例の臨床観察資料が登場した．60年代には，穴位注射法，穴位イオン導入法など穴位刺激の方法も増え，例えば高血圧患者の手指容積に対する施灸の影響が検討されるなど，研究実験も始まった．この20年で治療方法や効果が一層進歩し，穴位磁場療法を例に取れば，磁帯法，磁片法，電磁片法，旋磁法などが増えた．

　臨床により鍼灸は，正常範囲で高い血圧ならびに境界域高血圧に最も効果があった．正常範囲で高い値は収縮期血圧130〜139 mmHg（17.3〜18.5 kpa），拡張期血圧85〜89 mmHg（11.3〜11.9 kpa）であり，境界域高血圧は収縮期血圧140〜149 mmHg（18.6〜19.8 kpa），拡張期血圧90〜94 mmHg（12.0〜12.5 kpa）である．高血圧症の第1期（血圧は高いが，心臓や脳，腎に障害がない）のとき，鍼灸による降圧を続ければ，健康な生活や適当な降圧剤を使うことによって優れた効果がある．鍼灸の血圧降下は，身体を調整することで効果があるため，副作用もなく長期に続けられる．

(1) 体鍼
★取穴★
　主穴：曲池，風池．
　配穴：合谷，太衝．
★治療方法★

主穴を主にし，効果が悪ければ配穴を加えるか配穴に変更する．すべて両側を取る．曲池は1.5～3寸に深刺し，得気したら鍼感を，上は肩，下は手首へ伝わらせ，捻転提挿手法で1分ほど運鍼したら留鍼する．風池へ刺鍼するときは，患者を仰臥位にし，枕を少し高くして頸部を宙に浮かせ，刺入しやすいようにし，鍼感を前頭部へ放散させ，やはり1分ほど運鍼したら留鍼する．合谷と太衝は，上下，左右の順序で刺鍼し，1分ほど運鍼して留鍼する．いずれも留鍼は30分～1時間で，留鍼中は5～10分ごとに運鍼する．毎日か隔日に1回治療して，6回を1クールとし，各クール間は3日空ける．

★治療効果★

219例を治療し，著効142例，有効57例，無効20例で，有効率は90.9％だった．

★注意事項★

①本法は常用される方法で，境界域高血圧症患者と第1期高血圧症患者に適用する．

②鍼灸治療では，一気に降圧剤を中止してはならない．血圧が下がるに従って，徐々に薬を減らしてゆけばよい（以下も同様）．本法では長期の治療が必要で，2クール目からは1週間に2回か1回に改めてよい．

(2) 電気鍼

★取穴★

主穴は2つに分ける．①合谷，太衝．②曲池，風池．

★治療方法★

毎回1組を取り，両組を交互に取る．すべて両側を取る．刺鍼して得気したら瀉法し，そのあとパルス器に接続する．連続波，パルス密度200回/分，刺激量を患者の耐えられる範囲にし，20分通電する．毎日あるいは隔日に1回治療して，10回を1クールとし，各クール間は3～5日空ける．

★治療効果★

145例を治療した結果，著効42例，有効84例，無効19例で，有効率は86.9%だった．

★注意事項★

①風池穴の刺鍼は同側の内眥（内眼角）へ向けて刺入し，深く刺入してはならない．深く刺入すると，事故が起きる．

②本法も長期に治療を続けなければならない．

(3) 施灸

★取穴★

主穴：百会，湧泉．

配穴：足三里．

★治療方法★

一般には主穴のみを取る．百会穴は雀啄灸する．棒灸に点火したあと，遠くから穴位に接近させ，患者が熱いと感じたら1壮とする．そのあと棒灸を遠ざけ，再び百会穴へ接近させる．こうした操作を10回ほど繰り返して終える．灸の壮と壮の間はしばらく時間を置いて，水疱ができないようにする．湧泉穴は温和灸するが，両側同時に施灸してもよい．患者を仰臥位にし，棒灸を皮膚から2～3 cm離し，患者は温熱を感じるが火傷する熱さのない程度で15～20分施灸する．こうした灸法は毎日1回おこない，7～10回を1クールとする．効果がはっきりしなければ配穴を加える．これは艾炷を使った無瘢痕灸であり，大豆ぐらいの艾炷をニンニク汁で穴位に貼り付け，点火して患者が痛みを感じたら艾炷を交換する．こうして3～4壮施灸する．

★治療効果★

202例を治療した．百会穴の施灸だけで，収縮期血圧が平均16.9 mmHg，拡張期血圧が平均10.1 mmHg低下した．湧泉穴の施灸のみでは収縮期血圧が平均18 mmHg，拡張期血圧が平均11.6 mmHg低下し

た．その効果は明らかである．

★注意事項★

①臨床では1穴のみを選んで施灸すればよい．血圧が下がったら配穴に改めて，長期に施灸する．これは週に1～2回でよい．

②本法は家庭にて自分で治療できる．

(4) 抜罐
★取穴★

主穴：大椎．

★治療方法★

患者を頭を垂らした姿勢で腰掛けさせ，28号2寸の毫鍼を使って鍼尖を少し下向きに大椎穴へ1～1.5寸刺入し，捻転しないで少し提挿を加え，下に走るような鍼感が現れたら，鍼柄に95％アルコールを含ませた綿花を置いて点火し，すぐにガラス罐を被せる．またはポンプ式抜罐を使ってもよい．15～20分ほど留罐し，抜罐を外したときに鍼も抜く．隔日に1回治療して10回を1クールとし，各クール間は5～7日空ける．一般に3クールは治療する．

★治療効果★

75例を治療し，臨床治癒18例，著効20例，有効16例，無効21例で，有効率72％だった．

★注意事項★

①大椎穴へ刺鍼するときは，垂直に深刺してはならない．脊髄を損傷して事故が起きる．本法は正常範囲で高い血圧ならびに境界域高血圧に適用する．

②抜罐の時間が長すぎると水疱となるので悪い．

(5) 耳穴圧丸
★取穴★

主穴：降圧溝，肝，心，交感，腎上腺，縁中．

配穴：枕，額，耳神門，皮質下．

★治療方法★

主穴から毎回3～4穴取り，状況に応じて配穴を加える．毎回4～5穴を取る．穴区から耳介の敏感点を選んで消毒し，王不留行子あるいは磁石粒を絆創膏で貼り付け，患者に毎日各穴を4～8回按圧するよう指示する．1回で各穴を5分ほど按圧し，腫れぼったい，痛い，熱いなどの感覚があり，患者が耐えられる強さで按圧させる．耳穴は左右の耳を交互に使い，3日に1度貼り替える．15～21日治療して1クールとする．

★治療効果★

348例を治療し，有効率は91.5～97.8%だった．

★注意事項★

①本法は，他の方法による血圧制御の補助治療，ならびに境界域高血圧に多用される．家庭で治療できる．

②耳穴を按圧するときは，粒を貼った部位をつまんでは離す方式をとる．力を入れて揉むと，皮膚が破れて感染するので注意する．

(6) 刺血

★取穴★

主穴は2組に分ける．①耳尖（耳穴）．②百会，太陽，印堂，天柱，大椎．

配穴：風府，風池，腰兪，湧泉．

★治療方法★

主穴は毎回1組を使い，2組を交互に使用する．体穴の穴位を消毒したあと，三稜鍼で点刺して2～3滴ほど出血させる．うまく出血しなければ，親指と人差指でつまんで押し出してもよい．耳尖穴は両側を取り，最初に揉んで充血させたあと消毒し，三稜鍼を使って耳尖穴を点刺し，各側から8～10滴ずつ出血させる．点刺が終わったらヨードチン

キで鍼孔を消毒し，15日後に血圧を再検査する．毎週2回治療し，10回を1クールとする．配穴は，中指を使って，毎回1分，毎日1回ずつ患者にマッサージさせる．治療クールは関係ない．

★治療効果★

390例（耳尖だけを使ったのは340例）を治療し，有効率は92〜94.1%だった．そのうち306例は，拡張期血圧が15.0〜21.7 mmHg低下，収縮期血圧が18.7〜41.2 mmHg低下した患者が243例あり，79.4%を占めた．拡張期血圧が3.7〜14.9 mmHg低下，収縮期血圧が7.5〜18.6 mmHg低下した患者が39例あり，12.8%を占めた．血圧が変化しなかったのは24例で，7.8%だった．治療の前後で血圧に有意差があった（P＜0.001）．

★注意事項★

①本法は第Ⅰ期高血圧で，血圧が安定しない患者に用いる．一般に耳尖穴のみを使えばよく，操作も簡単で，効果も確実である．

②本法は，きちんと消毒せねばならない．

(7) 穴位敷貼

★取穴★

主穴：神闕，湧泉．

★治療方法★

上述した2穴のうち1穴を選ぶ．薬用附子，川芎，三棱などで作った膏薬を神闕穴に入れ，桑紙（桑の樹皮で作った紙）か絆創膏で固定し，毎週2回貼り替える．あるいは呉茱萸を粉末にし，毎晩睡眠前に15〜30gを取って酢で練り，両側の湧泉穴に貼って翌朝取り去ることを毎日1回繰り返す．いずれも10回を1クールとして治療する．

★治療効果★

124例を治療した結果，著効78例，有効36例，無効10例で，有効率は91.9%だった．そのうち神闕穴のみを使ったのは94例で，治療

後は収縮期血圧が平均 33.8 mmHg, 拡張期血圧が平均 18.8 mmHg 下がり, 治療前の血圧と比較して有意差があった ($P < 0.01$). 湧泉穴のみを用いた 30 例も, やはり効果がよかった.

★注意事項★

①本法は家庭にて自分で治療できるので, 正常範囲で高い血圧と境界域高血圧に適用する.

②上述した薬物ばかりでなく, 類似した薬物は多いので, 市販されている薬物の参考に使用する.

3. 高脂血症

高脂血症は, 身体の血清脂質の 1 種類または何種類かの成分濃度が正常値を超えている病気であるが, なかでもコレステロールとトリグリセリドの数値が高い. 高脂血症について国際的な基準はないが, 中国ではコレステロール (TC) が 5.2 mmol/L (200 mg/dl) 以下, トリグリセリド (TG) が 1.7 mmol/L (150 mg/dl) 以下が正常値としており, これを超えると高脂血症である. 病因によって原発性と続発性があるが, 原発性が鍼灸治療の対象である. どうして高脂血症となるのかは, 現在もはっきり分かっていない. 続発性では糖尿病や甲状腺機能減退および腎臓病などの合併症と関係がある. 高脂血症は, 心臓血管の疾病, 内分泌疾患, 代謝異常, 肝臓病と関係があり, 特に成人病とは大変深い繋がりがある. 中国成人の血清脂質異常は 18.6％の罹患率である. 中年と老年の罹患率に差がなく, 都市と地方の差も大きくない. そこで血清脂質を下げることが, 現代の保健の重要な内容の 1 つとなっている.

本病の治療は, 古籍にはない. 現代の報告が始まったのは 20 世紀の 1950 年代からで, 70 年代になると, 狭心症に対する鍼灸治療の効果が国際的にも医学界に注目され, 鍼灸が血清脂質を降下させることも

人々の関心を集めたため，世界中の関連した雑誌が，相次いで本病に関する刺鍼治療を掲載した．80年代になると，高リポ蛋白血症に対する治療穴や穴位刺激法，治療効果ならびに治療メカニズムなどが系統的に調べられた．選穴も多数から絞られ，最初は20個あまり取穴していたが，現在は数個ほど取穴するようになった．穴位刺激でも，刺鍼と電気鍼だけでなく，灸法，穴位埋線およびレーザー照射などが加わった．また治療効果の面でも，鍼灸はコレステロール，トリグリセリド，β-リポ蛋白とリン脂質の血中濃度を下げることが分かっている．初期に治療すれば，さらに効果がある．

　近年100例の患者が観察された結果，耳垂のシワと高脂血症に一定の関係があることが分かった．血清脂質の高い者，特にトリグリセリドの高い者は，耳にシワのある陽性率が高い．これは高脂血症の診断，ならびに耳と高脂血症の関係を調べるうえで1つの材料となっている．

　血脂に影響を与える要因は非常に多いが，そのうち食事と生活様式が重要である．そこで低脂肪の食事をし，高コレステロールの食品を制限すること，そして悪い生活習慣を改めることが重要である．

(1) 体鍼
★取穴★

　主穴：内関，足三里，豊隆．

　配穴：三陰交，太衝，太白．

★治療方法★

　一般に主穴だけを使うが，治療効果が悪ければ配穴から1～2穴を加える．また併発症に基づいて配穴を加える．内関穴は，気を病の場所に至らせる．方法は患者を寝かせ，30号の毫鍼（長さ1～1.5寸）で切皮し，鍼尖を少し肩に向けて刺入し，得気があったら激しく感じるところを繰り返し探し，鍼感を上向きに伝わらせるとともに，捻転に小さな提挿を加え，捻転速度120～150回/分，提挿幅1～2 mmで，2

分間運鍼する．すばやい手法を使い，鍼感が前胸部か側胸部に伝わるとよい．足三里穴は子午流注納子法に基づいて開穴する時刻に刺鍼するが，それは午前7～9時である．刺鍼方法は内関と同じ．豊隆は1～1.5寸に直刺し，得気したらゆっくりとした重い手法を使い，鍼感を第2，第3趾へ伝わらせる．そのほかの穴位は直刺し，得気があれば前と同じ手法を使って2分ほど運鍼する．すべて20分留鍼し，留鍼中は5～10分ごとに，前と同じ手法で運鍼する．配穴には疎密波を使い，患者が気持ちがよいと感じる程度の強さで，20分ほど電気鍼をしてもよい．抜鍼したら，足三里に棒灸で15分間ほど回旋灸するが，これは患者に方法を教えて自分でやらせてもよい．局部の穴位が発赤すればよい．毎日か隔日1回治療して，10～15回を1クールとし，各クール間は3～5日空ける．

★治療効果★

臨床治癒－2クール治療して，コレステロール，トリグリセリド，β-リポ蛋白の3項目の数値が正常範囲まで下がった．著効－3項目の数値全部がある程度下がったか，1～2項目の数値が正常値にまで回復した．有効－3項目のうち，1～2項目の数値が著しく下がった．無効－3項目の数値があまり下がらなかったり，かえって高くなった．

572例を治療し，有効率は51.2～92.1%だった．そのうち治癒率が最も高かったのは89%だった．刺鍼前後を統計してみると，多数の症例で血清脂質の各項目が，いずれも明らかに降下していた（$P < 0.05$～0.01）．61例を治療し，1年を期限に追跡調査して統計処理したところ，コレステロールとトリグリセリドの数値は刺鍼前の水準に戻っていたが，β-リポ蛋白だけは依然として刺鍼治療前の数値より明らかに低かった．また内関だけで72例の高脂血症患者を治療した結果では，刺鍼の前後でコレステロール，トリグリセリド，β-リポ蛋白に明らかな違いがあった（$P < 0.001$）．つまり血清脂質を下げる作用は明らかであり，1年後の追跡調査でも，β-リポ蛋白は刺鍼前より明らかに低

かった．

★注意事項★

①本法は，血清脂質すべてに対して用いられ，一般的には1穴だけ使えばよい．筆者の経験では，内関穴を選ぶべきである．

②血清脂質を下げる鍼灸は，食事療法や運動療法を併用するとよい．

(2) 灸
★取穴★

主穴：足三里，懸鐘．

★治療方法★

主穴から毎回1穴を選び，両側を取る．米粒大の艾炷で直接灸を毎回3壮すえ，3度の火傷を起こさせて水疱とし，化膿させる．皮が破れたら，カサブタとなって瘢痕ができるまで，隔日に1回薬を貼り替える．10日後に，もう1つの穴位に施灸する．また子午流注納子法に基づいて，毎朝辰の刻（午前7～9時）に足三里だけを取り，毎回30分ずつ棒灸で温和灸してもよい．これは10回を1クールとする．

★治療効果★

92例を治療したところ，治療後にトリグリセリドとコレステロールが明らかに下降した（$P < 0.01$ と $P < 0.05$）．そのうち50例では，著効21例，有効18例，無効11例で，有効率78％だった．

★注意事項★

①本法は瘢痕灸を使うが，治療する前に直接灸で化膿させることを患者に説明し，同意を得ておく．

②筆者の考えでは，足三里の施灸で子午流注納子法にこだわらなくてもいいと思う．

(3) 耳鍼
★取穴★

主穴：肝, 小腸, 胰.

配穴：顳, 内分泌.

胰穴の位置：胰胆区と珠間切痕の下縁外側に位置する.

★治療方法★

主穴を主とし, 症状に応じて配穴を加える. 1回に3～4穴使う. 初めは耳鍼法を使う. 敏感点を探して28号0.5寸の毫鍼で刺入し, 20分留鍼する. 5回治療したあと圧丸法に切り替える. 王不留行子か380ガウスの磁石粒を, 前述した穴位に貼り付ける. そこを患者は毎日3回, 自分で按圧する. 2～3日ごとに貼り替え, 15回を1クールとする. 1クール終えたら血清脂質を調べ, 効果がはっきりしなければ, 5～7日休んだあと, 次のクールを続ける.

★治療効果★

10例を治療し, 8例 (80%) は血清脂質が正常値に回復した.

★注意事項★

①本法は簡単だが, 観察症例が少ないので, 臨床例が増えることが期待される.

②筆者の経験では, 内関の刺鍼を併用すると相乗効果がある.

4. 血糖降下

鍼灸の血糖降下とは, 鍼灸によって高い血糖値を下げることであり, 糖尿病の予防や治療になる. 糖尿病は1次性と2次性に分けられるが, 前者が多い. また1次性糖尿病も, インスリン依存型糖尿病（多くは幼年期に発病し, 症状が重い）, 非インスリン依存型糖尿病（成人や成年期に発病することが多く, 発病が緩慢で, 病状が軽い）に分けられる. 前者は遺伝と関係があり, 後者は高脂肪食品の摂りすぎや運動不足など, 悪い生活習慣と関係がある. 鍼灸で治療対象になるのは, 初期の非イン

スリン依存型糖尿病である．本病の初期は無症状だが，症状の現れる段階になると，多食，多飲，多尿，喉の渇き，空腹，消痩，疲労などが現れる．長引くと心臓や脳血管，腎臓，眼および神経などの病変ならびに化膿性感染や尿路感染，肺結核などが発生する．中年以上で90%以上は非インスリン依存型糖尿病であり，食欲もあって，太った体型，体力と精力は健康人のようだが，多くは健康診断によって血糖値の高いことが発見される．そこで定期的に血糖値を測定することが必要になる．現在，国際的に標準とされているものは，指先からの血を測定したものなら，空腹時が120 mg/dl（6.7 mmol/L）以下，食後（100 gのブドウ糖に相当する2杯のご飯かパンを食べる）2時間が200 mg/dl（11.1 mmol/L）以下である．また静脈血を使って測定するならば，空腹時が120 mg/dl（6.7 mmol/L）以下，食後2時間が180 mg/dl（10.0 mmol/L）以下である．研究によると，糖尿病になって10年後に30～40%の患者に合併症が起きる．もし糖尿病を早期に予防や治療し，高血糖を効果的に制御すれば，糖尿病を予防できるだけでなく，慢性併発症と死亡率をはっきりと減少させられる．

　鍼灸による血糖降下は，20世紀の1940～50年代に世界中で報告された．中国の糖尿病発生率は，この15年間で4倍になり，発病した患者数は3000万人あまりに上る．そこで鍼灸による血糖降下は，ますます重視されるようになり，鍼灸保健の重要な内容の一部となった．鍼灸は主に非インスリン依存型糖尿病に用いられ，インスリン依存型糖尿病では効果が劣る．また鍼灸は病歴の短い患者で，血糖値が境界線にある初期の高血糖症に効果がよい．非インスリン依存型糖尿病のうち，肥満と標準体型の鍼灸効果は，痩せた人より高い．また鍼感のはっきりしている人や，治療を続けている人の効果が優れている．

　血糖値を下げる穴位刺激方法は非常に多いが，はたしてどの方法が優れているのか？　そうした疑問に，刺鍼，施灸，鍼灸併用の三者が比較されたことがあり，その結果は三者とも血糖降下に明らかな作用があっ

たが，鍼に灸を加えた（灸頭鍼）群の効果が最も優れていた．注意しなければならないのは，鍼灸の血糖値を下げる効果を高めたければ，必ず食事制限を併用しなければならず，3 食のカロリー配分を 1/5，2/5，2/5 にすること．また運動をすることである．2004 年 11 月 4 日の世界糖尿病デーに，世界糖尿病基金は，特に「健康歩行」を推奨した．毎週 5 〜 6 回，毎回 30 分以上，速く歩くことが求められる．鍛錬するときの心拍数は，毎分 170 から年齢の数だけ引いた数に調整し，鍛錬したあと疲労感を覚えない程度がよい．この 2 項目は，中高年や肥満者で自覚症状のない患者に，特に重要である．

(1) 灸頭鍼
★取穴★

主穴：陽池，胰兪，三焦兪．

胰兪穴の位置：第 8 胸椎下の傍ら 1.5 寸．膵兪と日本では呼ぶ．

★治療方法★

主穴は両側とも取り，すべて使う．棒灸を 1.5 〜 2 cm の長さに切り，それとは別に生の薄いミカンの皮を用意する．薄いほどよい．生の皮がなければ，陳皮を湯で戻して柔らかくしたものを使う．ミカンの皮を 2 × 2 cm の大きさに切り，縁から中心に向けて 1 cm の切れ込みを入れる．穴位を消毒したあと 1.5 〜 2 寸の毫鍼を使い，陽池穴は直刺で，胰兪と三焦兪は少し脊柱に向けて斜刺し，平補平瀉して，はっきりした鍼感があれば留鍼する．そして 2 cm ほどの棒灸を鍼柄に挿すが，そのとき棒灸の頂部が鍼柄の頂部と水平になるように鍼柄に挿し，さらに準備したミカン皮の内側を皮膚に向け，皮の切れ目から挿し込んだら棒灸の下側に点火する．瀉法ならば棒灸を吹いて燃えるのを助け，補法ならば自然に燃えるに任せる．全部燃え尽きたら抜鍼するが，その前に再び平補平瀉で運鍼する．毎日 1 回治療して，10 回を 1 クールとし，各クール間は 3 〜 5 日空ける．

★治療効果★

臨床治癒か著効－症状が消え，体重が増加した．そのうち血糖値が120 mg/dl（6.7 mmol/L）以下となり，尿糖が陰性になった者を臨床治癒とし，血糖値が140 mg/dl（7.8 mmol/L）以下で，尿糖が陰性になった者を著効とした．**有効**－血糖値が下がり，尿糖も減少し，ほぼ症状も消えた．**無効**－血糖値が下がらなかったり，かえって上がったりし，尿糖も減らず，症状も元のまま．

200例を治療し，臨床治癒と著効24例，有効162例，無効14例で，有効率93.0％だった．

★注意事項★

①本法は，初期で非インスリン依存型糖尿病の患者の血糖降下と治療に用いるが，薬物と食事療法を併用する．

②ミカン皮と棒灸の間に厚紙を挟み，火傷を防ぐ．

(2) 体鍼

★取穴★

主穴：脾兪，膈兪，足三里．

配穴：膵穴，地機，陰陵泉，三陰交，肺兪，腎兪．

膵穴の位置：第6～8胸椎傍らの圧痛点．

★治療方法★

主穴は常に全部使い，配穴は2～3穴を選ぶが，順番に使ってもよい．刺鍼して得気があれば，まず緊按慢提で十数回，さらに慢按緊提で十数回，捻転と組み合わせて運鍼して30分留鍼する．抜鍼する前にも最初の手法を繰り返し，鍼孔を指で押さえる．1日1回治療して，10回を1クールとし，3～5日空けたあと，次の治療を続ける．

★治療効果★

著効－治療後に症状が消えて，血糖値が130 mg/dl（7.3 mmol/L）以下になった．**有効**－症状がはっきりと軽くなり，血糖値も治療前より

も50〜100 mg/dl（2.8〜5.6 mmol/L）下降した．**無効**－治療しても症状の変化がないか，わずかに減った程度で，血糖の減少も50 mg/dl（2.8 mmol/L）に満たなかった．

234例治療し，有効率は71.4〜96.0%だった．そのうち58例を上の基準に当てはめると，著効25例，有効20例，無効13例で，有効率77.6%だった．

★注意事項★

①本法は血糖値が少し高い者に使う．

②本法は，長期にわたって治療を続ける．2クール目からは隔日1回治療し，徐々に減らして1週間に2〜1回にする．

（3）灸

★取穴★

主穴は8組に分ける．①足三里，中脘．②命門，脾兪，身柱．③気海，関元．④脊中，身柱．⑤華蓋，梁門．⑥大椎，肝兪．⑦行間，中極，腹哀．⑧ 肺兪，膈兪，腎兪．

配穴：口の渇きがひどければ，金津と玉液，内関，魚際を加える．腹が減りやすければ，大都，胃兪を加える．多尿は然谷，湧泉，復溜を加える．

★治療方法★

いつも主穴から1組選び，配穴は症状によって加える．主穴はショウガ灸をする．新鮮なショウガを直径2 cm, 厚さ3〜4 mm にスライスし，その上に直径1.5 cm, 高さ2 cm, 重さ0.5gの艾炷を載せてショウガ灸をする．各穴に10〜30壮すえるので，1回の治療時間は約210分かかる．配穴のうち金津と玉液は，消毒した毫鍼か三稜鍼で点刺出血させる．その他の穴位は棒灸を使って温和灸をする．主穴は各組を順番に使い，隔日1回治療して，50日を1クールとする．

★治療効果★

15例を2クール治療し，有効9例（血糖値降下が15mg/dl以上），無効6例で，有効率60%だった．大部分の患者は症状が軽くなり，有効な症例では，ブドウ糖負荷曲線と血中インスリンの水準が改善した．

★注意事項★

①主穴は大豆大の艾炷で，無瘢痕の知熱灸をおこなってもよい．ただし火傷させないように注意しないと感染の恐れがある．感染すると，ひどいものは，灸痕を中心に直径3～5cmの範囲で潰瘍となり，なかなか治りにくい．

②本法は非インスリン依存型糖尿病に適用する．短期の追跡調査によると，大部分の症例で，依然として薬物に頼らねばならなかった．しかし鍼灸治療を続ければ，薬の量を減らして，血糖値も安定する．

(4) 耳鍼

★取穴★

主穴：胰胆，内分泌，交感．

配穴：腎，脾，耳神門，心，肝，肺．

★治療方法★

いつも主穴は全部使い，配穴から1～2穴選ぶ．1クール目は刺鍼法を使う．耳を消毒したあと，30号0.5寸の毫鍼を使い，ゆっくりと刺入して得気があれば1時間留鍼し，10分ごとに捻鍼する．隔日1回治療し，10回を1クールとする．2クール目からは病状を観察し，王不留行子か380ガウスの磁石粒を貼り付ける圧丸法に切り替える．毎回片側の耳穴に貼り付け，人差指と親指で粒を貼った耳穴を挟み，だるい，重い，痺れる，あるいは痛いなどの得気を発生させる．左右の耳を交替で使い，1週間に2回貼り替えて，3カ月を1クールとする．

★治療効果★

156例を治療し，臨床治癒41例，著効35例，有効61例，無効19例で，有効率87.8%だった．

★注意事項★

①耳鍼療法は，初期の血糖値が少し高かったり，軽症の糖尿病患者に主として用いられる．臨床観察によると，5～10回の治療を終えたあとから尿糖が徐々に減ったり微量になる．ただし空腹時血糖に対しては，効果が現れるのが遅い．本法は重症の糖尿病患者では効果が悪い．

②耳鍼法では，きちんと消毒することが求められる．

5. 脂肪肝の改善

脂肪肝は，肝細胞内へ脂肪が過度に沈着して起きた疾患である．一般にアルコール性脂肪肝と非アルコール性脂肪肝に分けられる．前者は，過度の飲酒と関係があり，欧米諸国には多いが，中国でも増加する傾向がある．ここでは非アルコール性脂肪肝（以下脂肪肝と略す）を重点的に取り上げるが，肥満は本病を引き起こす主な原因の1つである．統計によると，中国人の脂肪肝発生率は5～10%に達している．注目すべきは，中国では児童の肥満症が増加し（例えば上海市では1992年に5.1%だったのが，2001年には11.9%と急増している），それに伴って児童の脂肪肝発病率も43.1%に達して，肥満成人の発病率50～60%に迫っている．一般的には，脂肪肝だけであれば目立った症状もなく，肝硬変にもならないが，予防や治療をしなければ，さらに進行して脂肪性肝炎となり，脂肪性肝線維症や脂肪性肝硬変へと至って，命の危険すらある．そのため脂肪肝の予防や治療が，ますます注目されるようになった．

脂肪肝の予防治療では，まず飲食から変える．高脂肪，高コレステロールの食品を少なめにし，特に油物を控える．塩分を制限し，豆腐や精肉（脂身のない肉），魚やエビなど高蛋白な食品を摂り，新鮮な野菜，特に適量のニンニクや玉ネギなどを食べて，水を多く飲む．次にダイエットして標準体重を維持する．ほかにも，毎日適度な運動をすること

も重要である．

　鍼灸による脂肪肝の予防と治療は，2つの面がある．1つはダイエットによって肝臓の脂肪沈着を防ぐことだが，それはダイエットの鍼灸治療を参考にする．もう1つは脂肪肝を直接治療することで，最近10年ほどの間に始まったことであるが，すでに臨床が積み重ねられている．刺鍼，耳鍼，穴位注射，穴位貼敷など一定の作用がある．

(1) 体鍼
★取穴★

　主穴は2組に分ける．①肝兪，期門．②京門，章門．

　配穴：中封，太衝，蠡溝，足三里，三陰交，豊隆，陰陵泉．

★治療方法★

　毎回1組の主穴を取り，2つの組を交互に使う．配穴は毎回3～4穴取り，順番に使用する．28～30号1.5寸の毫鍼を刺入し，得気があれば中刺激で運鍼したあと20～30分留鍼する．留鍼中に1回運鍼する．隔日に1回治療し，3カ月を1クールとし，各クール間は1週間空ける．一般に2クール治療する．

★治療効果★

　臨床治癒－症状が消え，軟便も治まり，体重も下降して，Bモード超音波エコーで肝臓を見ると正常に回復しており，小血管も明晰で，血清脂質も正常に回復している．**著効**－はっきり症状が好転し，肝臓区にシクシクした痛みがなく，ときたま腹が脹るぐらいで，Bモードでは肝臓後縁エコーの減衰が明らかに好転し，小血管も明晰で，血清脂質も20～30%下降した．**有効**－症状が好転し，肝臓区の腫れぼったい痛みが軽減し，元気がなく，Bモードでは肝臓後縁エコーの減衰が改善したが，まだ血清脂質も下がってない．**無効**－以上の基準を満たしてない．

　60例を治療し，治癒21例，著効13例，有効14例，無効12例で，有効率は80%だった．

★注意事項★

①本法は，食事内容を変え，適切な食事制限をする（以下同様）．

②背部や側胸部へ刺鍼するときは，深すぎないように注意して気胸を防ぐ．

③漢方薬の降脂湯を服用する．降脂湯：生山楂，丹参，菜菔子を各30g，烏首，草決明を各20g，沢瀉，鬱金，半夏，木瓜を各10g，陳皮を6g，症状に合わせて加減する．毎日1剤を煎じ，30剤を1クールとする．

④ 本法は，中度や軽度の脂肪肝患者に適用する．

(2) 穴位電気刺激

★取穴★

主穴：肝兪，中脘，章門．

配穴：足三里．

★治療方法★

運経推按儀（経皮電極のある低周波治療器）を使って穴位治療する．軽症ならば右肝兪（－）と中脘（＋）に，両足三里を加える．重症ならば右章門（－）と中脘（＋）に，左肝兪（＋）と左章門（－）を加える．（＋）と（－）の表示は，陽極と陰極を表す．固定電極を使い，4Hzの出力で穴位を刺激する．また手動電極で，主要な穴位を点穴してもよい．各穴位を10秒ぐらい，患者が耐えられる程度の電流で接触させる．毎回30分治療する．毎日1回治療し，1クールを1カ月とする．

★治療効果★

80例を治療し，臨床治癒55例，特効14例，著効6例，有効3例，無効2例で，有効率は97.5%だった．

★注意事項★

①本法は，鍼灸，マッサージ，電気治療，薬物療法を併用して一体化させ，活血理気，祛瘀化湿除痰の作用があり，さまざまな程度の脂肪肝

患者に使用できる．

②本法では特殊な装置が必要なので，広く臨床に使うことはできない．

(3) 耳鍼
★取穴★
　主穴：肝，脾，耳中，内分泌．
　配穴：胃，三焦．
★治療方法★
　主穴は全部取り，考慮して配穴を加える．毎回一側の耳を取り，両耳を交互に使う．耳介を消毒したあと敏感点を探し，無菌のディスポ28号 0.5 寸の毫鍼を刺入して，少し捻転して刺激を強め，30 分留鍼する．隔日 1 回治療して，20 回を 1 クールとする．
★治療効果★
　60 例を治療し，臨床治癒 5 例，著効 23 例，有効 24 例，無効 8 例で，有効率 86.7％だった．
★注意事項★
　①本法は，軽度の脂肪肝患者の治療に使用する．
　②予防に使うのであれば，刺鍼と同じ取穴で，王不留行子か磁石粒を貼り付けて按圧し，毎週 2 回貼り替える．

(4) 鍼灸
★取穴★
　主穴は 2 組に分ける．①復溜，足三里，三陰交，内関．②関元，腎兪．
　配穴：合谷，太谿，太衝．
★治療方法★
　主穴の①には刺鍼し，考慮して配穴を 1〜2 穴加える．28 号 1.5 寸の毫鍼を刺入し，得気があれば提挿手法で運鍼し，30 分留鍼する．留鍼中は 2 回運鍼する．抜鍼したあとで②の穴位を取り，長さ 5 cm の棒

灸2本を箱灸の中に入れて施灸するか，棒灸で回旋灸する．各穴の施灸時間は10～15分とし，局部の皮膚が発赤すればよい．隔日に1回治療して，10回を1クールとし，各クール間は5日空ける．

★治療効果★

46例を治療し，臨床治癒27例，有効15例，無効4例で，有効率は91.3%だった．

★注意事項★

①本法は軽度や中度の患者に使うが，重度の患者にも効果がある．

②刺鍼では提挿手法を使う．一般に平補平瀉するが，頑健な体質ならば瀉法，虚弱体質なら補法を使う．施灸時間が十分でないと，効果が得られにくい．

6. 不健康の調整

不健康とは，健康と病気の中間状態を意味する．不健康状態は，第三状態とかグレー状態，心身失調状態，潜臨床状態，前臨床状態などとも呼ばれ，健康と病気の中間に介在する非健康状態であり，症状の良いときと悪いときがあり，軽くなったり重くなったりするのが特徴である．20世紀の1990年代に1つの新たな医学概念が登場したが，それは実質上，病気の重視から人の重視へという，観念上の転換であった．統計によると，中国人の不健康発生率は60%前後だが，本当の患者は5.6%にすぎない．不健康の発生と関係する職業は，精神的圧力が大きく，頭脳労働がきつく，人間関係が緊張するなどの仕事である．不良な生活要因として，喫煙，仕事と休憩時間が不規則なこと，食事の不摂生，運動不足の4点が最も目立つ．生活の中で不健康となりやすい項目の順位は，突発的な傷害や自然災害，家庭の負担が重い，配偶者の死，失恋などである．不健康発生率が高いのは，ホワイトカラー，大学生，小中学校教

師，企業経営者などである．

　不健康の症状として出現率の高いものに30種以上あり，記憶力減退，注意力散漫，元気がない，常に自分の健康が気になる，不眠で夢ばかり見る，イライラして怒りっぽい，情緒不安定，作業能率の低下，疲れやすい，虚弱な感じ，抑圧感，胸悶（胸がふさがった感じ），気短（息切れ），汗をかきやすい，筋肉がだる痛いなどが最も一般的である．年齢によっても特徴が異なり，健忘，疲労，性機能減退などは年齢が高くなるに従って出現率も上昇し，青少年では精神的要因と関係した注意力散漫，元気がない，夢ばかり見る，情緒不安定などの症状が多い．またパソコンやテレビの普及により，眼が乾燥したり，ショボショボする，視野がぼやける，眼精疲労など，視覚の不健康も日々に増えている．

　一般に，健康な人に対しては日常の保健と鍛練を重視し，病気になったら治療することが主となるが，不健康では調整に重点があり，身体の軽いバランス失調状態を調整し，不健康状態を矯正することが主な措置となる．不自然な生活様式を改善することだけでなく，健康的な食品（中医の薬膳を含む）を選んだりするが，鍼灸も手段の1つとなる．近年では不健康への鍼灸治療がますます注目されている．その方法として多く用いられているのは，電気鍼と灸法である．

(1) 電気鍼
★取穴★

　主穴：百会，印堂．
　配穴：神門，三陰交，内関．

★治療方法★

　主穴は毎回全部を取り，配穴は症状に基づいて加える．百会穴は鍼尖を後ろへ向けて，印堂穴は上から下へ向けて，それぞれ0.8寸ずつ平刺（横刺）し，平補平瀉手法で得気（腫れぼったくて重い感覚）があれば，それぞれの鍼柄に，ZCEA智能電鍼の陰極と陽極の出力コードへ接続し，

正弦波を変調する．その周波数は 12, 10, 8, 6 Hz とし，750：250 Hz で変調する．または G6805 パルス器を使い，周波数 6～8 Hz の連続波，患者が心地よく感じる電流で通電する．配穴は毎回 2 穴取り，交替に使用する．配穴は直刺したあと平補平瀉し，30 分留鍼する．これには電気鍼を使わない．条件が許せば鼻から酸素吸入をするが，酸素流量は 5 L／分とし，これも 30 分おこなう．隔日に 1 回治療して，15 回を 1 クールとする．

★治療効果★

6～30 日ほど 32 例を調整した．不健康症状が完全に消えた者は 29 例で 90.6％，不健康症状がほぼ消えた者は 2 例で 6.3％，不健康症状が明らかに改善した者は 1 例で 3.1％，有効率 100％だった．

★注意事項★

①不健康に本法を使って調整するとき，筆者の経験では一般に少なく取穴し，主穴だけを取ればよい．

②本法で調整するとき，電気鍼の治療中に眠ってしまう者が多い．そのときは眠っている時間に合わせて適当に留鍼時間を延長する．

③酸素吸入は，疲労や心悸の激しい者に多く使われる．

(2) 灸法

★取穴★

主穴：大椎，命門，神闕．

配穴：足三里，関元．

★治療方法★

一般には主穴だけを取るが，虚弱体質には配穴の灸を加える．清艾条（純粋モグサの棒灸）を使って温和灸する．まず腹臥位にして背部の大椎と命門へ施灸するが，2 本の棒灸で同時に，毎回各穴を 15 分ぐらい，温熱感が筋肉内部へ浸透するように施灸したほうがよく，督脈を上下に伝わるような灸感が現れればさらによい．次に仰臥位にして，神闕へ塩

を詰め，その上から棒灸で 15 〜 20 分温める．配穴の灸法は大椎と同じである．隔日に 1 回か毎週 2 回治療する．

★治療効果★

56 例を治療し，症状消失 35 例，ほぼ症状消失 13 例，緩解 8 例で，有効率 100%だった．

★注意事項★

①本法は十分な施灸時間が必要である．患者が施灸したあと軽くなったと感じるぐらいがよい．施灸では局部の皮膚が発赤しなくてもよく，ただ穴位の深部に温熱感があるようにする．

②本法は患者や家族が治療できるが，棒灸の火が落下して火傷しないようにする．

7. 疲労解消

疲労は非常に多く見られる生理現象であり，長時間あるいは過度の労働によって，身体の不快感と作業能率の低下が生じたものである．近年では生活リズムの加速，ならびに仕事の圧力が増大したため，慢性疲労症候群（CFS）と呼ばれる疾患が登場した．それは特に健康人に現れる原因不明の顕著な全身倦怠を意味し，それが 6 カ月以上も持続して，正常な社会生活がおこなえないものである．長期，慢性，繰り返す疲労発作が主な特徴であり，頭痛，頭暈（頭のふらつき），心悸や気短（息切れ），少気（微弱呼吸）や懶言（喋らない），不眠や夢ばかり見る，微熱，憂鬱，注意力散漫，関節や筋肉の痛み，脱力感などの症状がある．最近の中国でも，こうした病気が日増しに多くなっているが，その正確な病因は現在でもはっきりしておらず，治療も受動的な初期処理の段階にすぎない．

鍼灸は，疲労除去にはっきりした効果がある．20 世紀の 1950 年代，

外国の治療家が金や銀の鍼を異なる穴位へ刺入し，仕事による過度な緊張が生み出した筋肉疲労を解消していた．その後は中国でも，鍼灸と生理学に従事する者たちが，関連した指標を作り，疲労について突っ込んだ研究をした．例えば人差指の収縮および疲労曲線にエルゴグラフ（作業記録器）を使ったところ，足三里へ刺鍼して補法すると，明らかに疲労回復が促進されることを発見した．1980年代からは，鍼灸を使った疲労の予防や除去が，国内外で大きく進展した．日本では磁石通電法や火鍼法などを使い，長時間視力を使う歯科医の眼精疲労を予防したり，低出力レーザーを頭穴へ照射したが，こうした方法は確かに筋力を増強させ，疲労を予防する作用があった．中国でも鍼灸研究員が，耳穴へ土不留行子を貼り付けてスポーツ選手の疲労を消し，やはり一定の効果があることを証明した．さらに疲労回復効果を証明するため，ハツカネズミの遊泳疲労モデルを作って比較したところ，耳穴貼敷群は対照群に比較して遊泳時間が長く，遊泳が終わったのちも対照群より回復が早く，湿った毛も対照群より乾きが早いことが明らかになった．こうした実験から，鍼灸には疲労を予防したり除去したりする作用のあることが客観的にも証明された．また昔のソ連では，電気鍼を使ってパイロットの疲労を診断検査していた．それは特定穴位に刺鍼して検測すれば，パイロットの機能状態が評価できるというもので，それによって疲労しているかどうかを判断していた．

　21世紀が始まってから，鍼灸従事者は慢性疲労症候群の予防や治療をますます重視し，近年では体鍼，電気鍼，抜罐，磁圓鍼などを使って慢性疲労症候群を治療して，満足できる効果があった．動物実験によると，電気鍼は脳内β-EP（βエンドルフィン）の含有量を減少させるが，それによってストレスにより疲労した脳組織に対するβ-EPの損傷を軽減し，心理－神経－免疫学ネットワークを調節して，慢性疲労症候群に対する治療作用を発揮する．

(1) 耳穴圧丸

★取穴★

主穴：腎，脾，皮質下．

配穴：胰胆，耳神門．

★治療方法★

耳穴貼圧法を使う．主穴を主にして，毎回すべて取る．食欲不振には胰胆，よく眠れなければ耳神門を加える．両耳を取って，王不留行子か磁石粒を貼り付け，朝，昼，晩と1回ずつ，毎回2～3分，耳介が発熱して発赤するぐらいに按圧する．磁石粒を貼っていれば按圧する必要はない．圧丸（粒）は睡眠前に取り外し，翌日の午前に貼り直す．緊張する仕事が続く期間は，毎日貼ってもよい．

★治療効果★

41例を治療し，著効21例，有効17例，無効3例で，有効率92.7%だった．

また13名の女子スポーツ選手を治療し，58項目の指標を使って観察した結果，耳穴へ貼り付けたあとは，疲労と関係する各指標のほとんどがいくらか改善された．

★注意事項★

①本法は，一般の生理的疲労を防いだり解消するもので，スポーツ選手だけでなく，さまざまな人々に適用できる．

②本法は簡単であり，患者が自分で操作できる．

(2) 灸頭鍼

★取穴★

主穴：足三里．

配穴：後谿．

★治療方法★

主穴を主にし，一般に緊張する仕事，スポーツや競技の前に刺鍼する．

両側の足三里を取り，1.5〜2寸28号の毫鍼をすばやく刺入し，徐進疾出（ゆっくり刺入して急激に抜鍼する）の補法をする．具体的な操作方法は，最初に穴位を天，人，地の3層に分け，提挿捻転法を使って，ゆっくりと層に分けて刺入し，深部まで鍼を刺入したら地部から天部まで一気に引き上げる．こうした操作を2分ほど繰り返したあと地部へ入れ，鍼柄へ1.5寸に切った棒灸を挿し，点火して15分ほど灸頭鍼する．配穴は筋肉疲労時に使う．28号1.5寸の毫鍼を一側の後谿に1.2寸ほど刺入し，患者の呼気とともに何回か足踏みするように指示して，何度も屈伸と歩行を繰り返させ，10分後に同じ方法で反対側の後谿にも刺鍼する．以上の2法は，一般には1回だけおこなう．

★治療効果★

　足三里の刺鍼は32例を治療し，著効18例，有効12例，無効2例で，有効率93.7%だった．

　後谿穴は，登山後に筋肉疲労が起きた20例を治療し，1〜2回刺鍼した結果，症状消失16例，有効4例で，有効率100%だった．

★注意事項★

　①本法は，主に激しい運動による疲労を予防するために使われるが，両穴の操作法はいくらか異なる．足三里は生理的な疲労の予防に使い，後谿はできるだけ早く疲労を解消するために使う．

　②足三里へ刺鍼するとき，強すぎる鍼感はよくない．穴位のパルス刺激でも優れた効果がある．

　③本法は，陸上競技のスポーツマンの運動能力を高めるのに一定の作用がある．

(3) 穴位のレーザー照射

★取穴★

　主穴：運動区（頭鍼穴の上2/5と中2/5）．

★治療方法★

低出力ヘリウム－ネオンレーザーを使い，頭部にある両側の運動区を往復させる．一側に 30 秒ずつ，632.8 ナノメートル（6328Å）の波長で，出力エネルギー 1 mW として照射する．緊張する仕事中や競技の前後で治療する．毎日治療して，1～2 回すれば予防治療できる．

★治療効果★

12 例の被験者を観察したところ，確かな筋力増強と疲労除去の作用が証明された．

★注意事項★

①本法は無損傷の予防治療であるが，機器が必要である．
②四肢の生理的疲労の予防に用いる．

(4) 体鍼の 1

★取穴★

主穴：印堂，足三里，三陰交，関元，百会．

配穴：腎虚には腎兪と命門，脾虚には脾兪，痰湿には豊隆，心虚には心兪と神門，肺虚には肺兪と列欠，肝鬱気滞には肝兪と太衝，喉の痛みには合谷か曲池，頭痛には太陽か風池を加える．

★治療方法★

主穴は身体を上中下の 3 部に分け，各部から 1 穴ずつ取り，交替で使用する．配穴は証に基づいて取る．30 号のステンレス毫鍼を選び，指弾速刺（指で弾く）にて切皮し，鍼を刺入したあと捻転提挿を使い，補法か平補平瀉で運鍼したあと 30 分留鍼する．毎日 1 回治療して 15 回を 1 クールとし，5 日鍼を休んでから次のクールを治療する．全部で 3 クール治療する．

★治療効果★

著効－主な症状と併発症状が消えるか，2/3 以上消えた．有効－主な症状と併発症状が 1/3 以上消えた．無効－主な症状と併発症状の消失が 1/3 に満たないか，まったく改善されない．

59例を治療し，著効35例，有効19例，無効5例で，有効率91.5%だった．

★注意事項★

①本法は主に慢性疲労症候群の治療に用いる．選穴と使用する手法は患者によって異なり，患者は相当に長期の治療を強いられる．

②治療とともに，患者に精神的や生理的な面から調節するように指示し，ストレスを減らして適度に休息させる．

(5) 体鍼の2

★取穴★

主穴：百会，内関，足三里．

配穴：梁門，天枢，隠白，申脈，後谿．

★治療方法★

主穴はすべて取り，症状に基づいて配穴を加える．体質や穴位の違いにより，1～1.5寸の毫鍼を使う．鍼を刺入して得気があれば，すべて平補平瀉で運鍼し，20分留鍼して，留鍼中には運鍼しない．3日に1回治療し，週末には2日ほど鍼治療を休み，全部で12週ほど治療する．

★治療効果★

臨床治癒－休息時は無症状で，活動したあとは無症状か軽い症状があり，身体は正常な活動能力が保持され，全日制の仕事や学習に困難なく従事できる．**著効**－症状が明らかに改善され，休憩時は無症状か軽い症状があり，働いたあとに症状が少し悪化して，ある種の日常活動が少し制約され，身体の活動能力は70～90%保持され，全日制の軽作業やデスクワークができるが，全日制の激しい肉体労働には耐えられない．**有効**－症状が改善し，休息時に中度の症状があり，労働したあとは症状が明らかに悪化する．日常生活に中度の制約があり，身体の活動能力は50～70%保持され，激しい肉体労働には耐えられないが，毎日3時間の軽作業かデスクワークならできる．**無効**－症状が改善されず，休憩時

にも中度から重度の症状があり，ひどければ1日中ベッドで横になり，少し活動すると重い症状が現れ，身体の活動能力は50%に満たず，まったく仕事ができず，自分で身の回りのこともできない．

38例を治療し，臨床治癒9例，著効21例，有効5例，無効3例で，有効率92.1%だった．

★注意事項★

①本法は主に慢性疲労症候群の治療に用いる．主穴は予防にも使える．

②あらかじめ患者には3カ月ぐらいの治療が必要であることを伝える．3カ月治療して効果が臨床治癒にならなければ，治療を中止する．

(6) 体鍼と抜罐

★取穴★

主穴：大椎，至陽，心兪，膈兪，命門，腎兪，長強．

★治療方法★

患者を腹臥位にし，主穴は全部取る．皮膚を消毒したら毫鍼を刺入し，中度の刺激量で平補平瀉し，得気したあと40分留鍼する．毎回，抜鍼したあと，背部の督脈と膀胱経ラインには推罐法で抜罐する．まず罐口が厚くて滑らかな大号ガラス罐を選び，罐口と走罐ラインには薄く潤滑油を塗り，ガラス罐を吸着させたら両手で罐底を掴み，水平あるいは前を少し持ち上げて推す．皮膚が発赤したり，濃い赤になったり，点状出血が現れ，患者が背部に発熱感を覚えたら，治療を終了する．走罐したあとは局部を消毒綿花で拭く．週に1回治療して，30回を1クールとし，各クール間は3日空けて次のクールを始める．

★治療効果★

治癒−症状がまったく消え，普通の仕事や生活ができるように回復した．**著効**−ほぼ症状が消え，普通に仕事できる．**有効**−症状が明らかに改善したが，普通に仕事できない．**無効**−症状に目立った改善がなく，やはり普通の仕事や生活ができない．

25例を治療し，治癒14例，著効6例，有効3例，無効2例で，有効率は92%だった．

★注意事項★

①背部の穴位は深く刺入してはならない．脊髄を傷付けたり，気胸を起こす．

②背部に走罐したあとは保温に注意し，当日の入浴は禁じる．

(7) 穴位敷貼

★取穴★

　主穴：神闕．

★治療方法★

　敷薬の作成：白人参30g，黄耆30g，当帰15g，生地黄と熟地黄を15gずつ，丹参30g，苦参30g，紫草30g，鬱金15g，茯苓15g，白朮15g，敗醤草30g，陳皮10g，全部で13薬味からなる．これを乾燥，粉砕して100メッシュのふるいで濾し，包装袋に密封して準備する．

　神闕を取り，敷薬を詰める前に臍をぬるま湯で洗い，さらに75%アルコール綿花で拭き取る．次に敷薬0.3～0.5gを取り，2%ラウロカプラム3～5mlを使ってペースト状に練り，「塡貼混合法」を使って薬糊を臍に詰め，外部に麝香膏を貼って密封する．薬を入れたあとBR30－A型電熱器を用い，穴位を20分ほど温めて，薬物吸収と薬物効能が現れるように促し，24時間後に取り外して，ぬるま湯で臍を洗って薬物カスを洗い落とす．隔日に1回治療して，10回を1クールとし，各クール間は7日空け，全部で3クール治療する．

★治療効果★

　32例を治療し，著効15例，有効13例，無効4例で，有効率87.5%だった．

★注意事項★

①本法は慢性疲労症候群の治療に用いるが，予防にも使える．

②本法は，臍に入れる薬物さえあれば患者が操作でき，簡単であるが，治療効果は「体鍼と抜罐」に比べると劣る．

(8) 電気鍼と抜罐
★取穴★
　主穴：百会，膻中，中脘，関元，内関，足三里．
　配穴：大椎から腰陽関までの督脈と膀胱経．
★治療方法★
　主穴は毎回4～5穴を選んで刺鍼する．患者を仰臥位にし，30号1.5寸の毫鍼ですばやく切皮し，ゆっくりした提挿捻転手法で得気させたら，中刺激で平補平瀉する．各穴で30秒ほど運鍼したら，パルス器に繋ぎ，低周波（60～80回/分）の連続波を使い，患者が心地よく感じる弱刺激で30分留鍼する．

　配穴には抜罐法を使う．患者の背中を露出させて腹臥位にし，胸枕を当てて，肩や後頸部を伸ばしてリラックスさせる．そのあと罐口が厚くて滑らかな，直径3.5 cmのガラス火罐を選び，まず罐口と走罐部位に薄く潤滑油を塗り，ガラス罐を吸着させたら両手で罐底を掴み，水平あるいは前を少し持ち上げて，ゆっくりと上から下へ推す．これを5往復以上して，皮膚が発赤したり，濃い赤になったり，点状出血が現れ，患者が背部に発熱感を覚えたら走罐を終了する．毎週2回治療して，6回を1クールとし，各クール間は5日空けて次のクールを治療する．
★治療効果★
　81例を治療し，著効58例，有効19例，無効4例で，有効率95.1%だった．
★注意事項★
　①走罐したあとは消毒綿花で消毒し，保温に注意して，当日の入浴は禁じる．
　②本法は症状が重く，病歴の長い患者に用いる．

(9) 磁圓鍼
★取穴★
　主穴：督脈，華佗夾脊穴，膀胱経の背部1行線と2行線．
　配穴：気海，足三里．
★治療方法★
　一般に主穴だけを取り，症状が重かったり病歴が長ければ配穴を加える．磁圓鍼を使って叩撃法する．まず督脈，華佗夾脊穴，膀胱経の背部1行線と2行線の順序で穴位を叩撃し，特に大椎，膏肓，命門，肝兪，胆兪は重点的に叩く．各穴位を10～20回叩き，皮膚が少し発赤すればよい．そのあと疲労の程度により，随伴症状に基づいて気海や足三里などを叩く．全身の不快感を伴い，頸や腰背，手足がだる痛ければ，経脈に沿って後頸部，背，手足を叩打する．一般に1回で30～40分治療する．2～3日に1回治療して，10回を1クールとする．
★治療効果★
　22例を治療し，著効8例，有効12例，無効2例で，有効率90.9%だった．
★注意事項★
　①磁圓鍼は尖端の叩打する部分が磁性を帯びており，皮膚に対して限局性の磁場を作り出し，さらに経絡や穴位を叩打することで全身の経気を流通させ，人体に調整作用を産生する．皮膚を叩打することで，神経系に特殊な刺激を与え，精神の緊張をほぐし，精神的圧力を和らげ，筋肉をリラックスさせて疲労を解消する．本法は鍼灸治療を恐がったり嫌う患者に適用する．
　②本法は簡単で安全なため，患者の家族に教えれば自分で治療できる．

8. 憂鬱の解消

　ストレス性鬱病の治療に鍼灸を適用する．ストレス性鬱病は持続的に

気分が落ち込み，罹病期間が長引く神経症である．中国の経済発展に伴い，人々の仕事と生活リズムが加速し，生活様式が変化して社会的ストレスが増し，心理的障害も多くなった．そのため本病の罹病率も年々増加する傾向にあり，人々の日常生活と職業能力に影響するようになった．ストレス性鬱病に多い主訴として，気分が落ち込み，感情の活動が低下し，関心がなくなる．症状としては反応が鈍い，不眠，体重減少，主体性の低下，生活に興味が湧かない，朝早く目が覚める，少食，食欲がない，性欲減退などがあり，一般的に幻覚や妄想はない．本症は，器質的精神障害や統合失調症とは異なる．国際的には軽度の鬱病に分類され，中医の「鬱証」に属する．

本病に対する鍼灸治療は20世紀の1980年代中期に始まったが，21世紀になると報告が日増しに多くなってきた．治療では電気鍼が主であるが，頭鍼と灸法も常用される．すでに多くの臨床経験が積み上げられている．また脳卒中による鬱症状も，脳血管障害に多い併発症であり，その発生率は25〜60%，診断漏れとなる率は75%にも達する．その症状は，気分の落ち込み，思考の鈍さ，言葉や動きの減少の3徴候である．それに対する鍼灸，特に頭鍼治療は優れた効果がある．

本病は感情障害の疾患であり，精神や感情のカタルシスが補助療法となる．また音楽，スポーツ，催眠，暗示などを運用して自我を解放し，のびのびとした気持ちになり，ゆったりと気が流れる境地にすることが鍼灸の作用を強め，より早く患者を健康にする．

(1) 電気鍼

★取穴★

主穴：百会，印堂．

配穴：憂鬱で喋らなければ脳戸，瘂門，天突を加える．不眠や物忘れには太谿と内関を加える．焦って落ち着かなければ神道，三陰交，太衝を加える．ぼんやりとして動かなければ少商，十宣を加える．

★治療方法★

　一般に主穴だけを取り，はっきりした症状があれば配穴を加える．皮膚と毫鍼を消毒し，百会は前へ向けて1寸に平刺（横刺），印堂は上へ向けて0.5～0.8寸に斜刺し，701-ⅡA型鍼療電麻儀（パルス）へ接続して，パルス密度80～90回/分で通電する．またはG6805パルス器で疎密波にし，電圧6V，周波数6～8Hz，電流は穴位の筋肉がわずかに跳動し，患者が心地よく感じて耐えられる程度で通電する．配穴は平補平瀉し，パルス通電しない．一般に毎回45～60分治療して毎日1回治療し，毎週6回治療して，日曜日には治療を休み，6週間を1クールとする．有効な症例には状態を見て2クール目の治療をおこない，治療効果を高めたり安定させたりする．

★治療効果★

　臨床治癒－すべての精神症状が消え，情緒や感情が正常に回復し，日常生活が処理できて，普通に仕事や学習に参加できる．**著効**－ほぼ精神症状が消え，ときおり情緒や感情が落ち込むが，一般の日常生活は処理できる．**好転**－部分的に精神症状が消えたが，まだ安定しておらず，情緒や感情の落ち込みもいくらか改善したが，普通に仕事や学習をすることはできない．**無効**－精神症状が改善されず，依然として情緒や感情が落ち込んでいる．

　157例を治療し，臨床治癒41例，著効64例，好転28例，無効24例で，有効率84.7％だった．臨床治癒と著効だった82例を2年間追跡調査したところ，10例が再発して，再発率12.2％だった．

★注意事項★

　①本法の電気鍼のポイントは，強く刺激しないことと，患者が長期の治療を続けることである．

　②本法は，軽度の鬱病を治療するだけでなく，中度や重症の鬱病にも適用できる．

(2) 体鍼

★取穴★

主穴：智三鍼，手智鍼，四関穴，天谷八陣穴．

配穴：神門，三陰交，太谿，大陵，隠白．

智三鍼の位置：前髪際で，頭部正中線との交差点に第1鍼，その左右3寸に1鍼ずつの合計3鍼．

手智鍼の位置：内関，神門，労宮の3穴から構成される．

四関穴の位置：両側の合谷と太衝から構成される．

天谷八陣穴の位置：天谷とは百会穴である．天谷八陣とは百会穴を中心とし，百会の外側1寸，2寸，3寸の部位を半径とする円を描く．その円に八陣穴を取る．各円陣に8つの穴位を取るが，穴位と穴位の距離は等間隔にする．百会を中心として内から外へ，それぞれ内，中，外と3つの八陣ができる．8×3＝24穴．

★治療方法★

主穴は毎回1組を取って順番に使用してもよいし，2組を併用してもよい．配穴は症状に基づいて2〜3穴を加える．智三鍼は28号1.5寸のステンレス毫鍼で，長さ1.4寸に刺入し，強刺激したあと1〜2時間留鍼する．手智鍼は，教科書通りに操作して，得気したら30分留鍼し，5〜10分ごとに運鍼する．四関穴は毫鍼を刺入し，得気したあと導気法する．つまり徐入徐出して，鍼を刺入し終われば鼻から深呼吸を6回し，1分休んだら再び深呼吸を6回するが，これを抜鍼するまで続ける．天谷八陣穴は，毎回順番に2円の八陣穴を取り，28号1寸の毫鍼を穴位に刺入したら瀉法し，得気したら30分ほど留鍼し，留鍼中は10分ごとに運鍼する．配穴は教科書通りの鍼法で，30分留鍼する．こうした方法は毎週2回おこない，全部で8週治療する．

★治療効果★

135例を治療し，ほぼ治癒25例，著効68例，有効27例，無効15例で，有効率88.9％だった．

★注意事項★

①本法は多種の取穴方法を総合したものだが，臨床では患者の症状に基づいて選択治療する．

②本法はストレス性鬱病に用いるが，脳卒中による鬱病の治療にも使用できる．

9．安眠

睡眠は生命に必須のプロセスである．研究によれば，人は食物がなくとも1カ月は持ちこたえられるが，眠らなければ10～14日も生きられないという．また高血圧症患者の1/3と心臓病患者の1/5は，質の悪い睡眠から発生することが分かった．睡眠は人の寿命とも関係する．そこで科学的睡眠を維持することが非常に重要となる．一般に青少年の1日の睡眠時間は8～9時間，中年で8時間，老人で7時間前後は必要である．

不眠を古代では不得臥とか不寐と呼ぶ．それは睡眠障害の主要な原因で，一過性不眠，短期不眠，慢性不眠の3つがある．前の2つは環境変化，精神刺激，仕事のストレスが必ず関係しており，環境を改善したり，心理調整によって改善することが多い．後者は毎週3夜以上眠れないもので，それが1カ月続き，仕事や学習，生活の質に影響し，はっきりした症状を伴うので治療対象となる．現在，不眠症の発病率は絶えず増加する傾向にあり，中高年から青年に広がりつつあって，中国の都市住民の不眠症発病率は10～20%に達し，すでに社会問題となり，医療関係者に注目されている．

鍼灸により安眠を促す方法は，古代にはあった．現代の報告で最も早いものは1955年にある．刺鍼や穴位注射，梅花鍼などで本病を治療した．20世紀の1980年代からは，耳穴圧丸，磁療法，静電鍼法など，

さらに多くの穴位刺激法が不眠の治療に取り入れられた.

(1) 梅花鍼
★取穴★
　主穴：頸椎1～7の両側, 胸椎5～12の両側.
　配穴：額部, 頭部, 神門, 足三里, 三陰交.
★治療方法★
　前述した部位をすべて取り, 梅花鍼を使い, 軽度か中度の手法で主穴の両側を重点的に叩刺する. 頸椎から始め, 上から下へ2遍ずつ叩刺する. そのあと胸椎5～12を横に叩刺するが, これは各部位を3鍼ずつ横向きに叩刺する. 穴位は表面0.5～1.5 cmの範囲を教科書通りに20～50回叩刺する. 同じ手法で, 額は横に3行叩刺し, 頭部は網目状に叩刺する. 皮膚が発赤するか, 少し血がにじむ程度に叩刺するとよい. 毎日あるいは隔日に1回治療し, 12回を1クールとして, 各クール間は1週間空ける.
★治療効果★
　224例を治療し, 臨床治癒15例, 著効101例, 有効102例, 無効6例で, 有効率97.3%だった.
★注意事項★
　①本法は不眠を主訴とする患者に用いる. 発病して間がない患者は効果がよく, 病歴の長い患者は効果が悪かった.
　②梅花鍼の叩刺手法だが, 本法は専門の人に施術してもらう.
　③不眠の鍼灸治療では, 心理調整とリズムのある生活, そして仕事のストレスを適度に減らすこともしなければならない（以下同様）.

(2) 耳穴圧丸
★取穴★
　主穴：心, 縁中, 耳神門.

配穴：腎，皮質下，肝，内分泌，脾．

★治療方法★

一般に主穴のみを取り，効果が悪ければ配穴から1～2穴加える．貼り付けるものは，王不留行子，緑豆（もやし豆），冰片（テレビン油から作った氷砂糖のような六角結晶，樟脳，艾納香，龍脳からも作る。事前に米粒大の顆粒にしておく）などで，一側の耳穴へ貼布する．貼り付けたら各穴を1分ずつ按圧し，耳介を充血発熱させる．患者に自分で毎日耳穴を3～5回按圧するように指示し，眠る前には必ず各穴を1～2分ほど按圧させる．隔日に1回貼り替えて，両耳の穴位を交互に使用する．10回を1クールとし，各クール間は4日空ける．

★治療効果★

428例を治療し，臨床治癒125例，著効169例，有効103例，無効31例で，有効率92.8％だった．

★注意事項★

①本法は，初めて発病した者や軽い不眠症の患者に多用されるが，予防効果もある．

②筆者の経験では，睡眠の30分前に按圧することがポイントとなる．10～15分ほどの足の温浴か，両足心（土踏まず）を3～5分ほどマッサージすると，さらに効果がある．

③本法は穴位を特定したら，家族が粒を貼り付けることができる．

(3) 耳穴円皮鍼

★取穴★

主穴：心，腎，縁中，耳神門，皮質下．

配穴：胃，肝，枕，脾．

★治療方法★

主穴はすべて取り，効果がはっきりしなければ配穴を加える．耳介を消毒したあと，円皮鍼を刺して絆創膏で固定する．そして患者に毎日3

〜4回,軽い痛み,腫れぼったさ,発熱を感じる程度に自分で按圧するよう指示する.毎回一側の耳を使い,両耳を交互に使って,3〜5日に1回鍼を貼り替え,貼り替え2回で1クールとし,各クール間は5日空ける.

★治療効果★

円皮鍼による耳穴療法は191例で,臨床治癒84例,有効84例,無効23例で,有効率は88%だった.臨床結果を比較観察したところ,治療効果は西洋薬を服用した群より勝り,片側の耳だけを使った群と両耳を使った群とでは差がなかった.

★注意事項★

①本法は重症の不眠症患者に用いる.

②きちんと消毒する.夏に本法を使うと感染する恐れがある.

③2クール治療して効果がなければ,他の方法に改める.

(4) 刺血(刺絡)

★取穴★

主穴:耳の阿是穴.

配穴:内中魁.

阿是穴の位置:両耳根の上半分が多い.

内中魁穴の位置:中指掌側で,近位指節間関節横紋の中央が1穴,その上下0.1寸に各1穴,両手で6穴.

★治療方法★

まず耳穴探索器か探索棒を使い,耳根部から丹念に敏感点を探し出して印を付ける.耳を消毒したあと,消毒した弾簧刺鍼(バネ式三稜鍼)か三稜鍼を使って,すばやく点刺し,マッチの頭ほど出血させる.毎回一側のみを刺し,毎日あるいは隔日に1回治療して,両耳を交互に使う.治療効果がはっきりしなければ,反対側の手の内中魁穴も加える.5〜7回を1クールとする.

★治療効果★

254例を治療し，著効150例，有効88例，無効16例で，有効率93.7%だった．

★注意事項★

①治療時間は午前か午後がよく，夜間では効果が劣る．

②耳の阿是穴を正確に探す．内中魁穴は，横紋の中点1穴を取ればよく，つまんで出血させれば効果がある．

③きちんと消毒する．

(5) 体鍼と敷貼

★取穴★

主穴：百会，四神聡．

配穴：湧泉．

★治療方法★

前述した穴位はすべて取る．主穴には刺鍼する．百会は，前に向けて1寸横刺し，すばやく均一に2分ほど捻転する．そして10分ごとに同じ手法を3回繰り返し，刺鍼したまま48時間留鍼する．百会を抜鍼したら四神聡へ刺鍼するが，すべて前に向けて1寸横刺し，すばやく軽く均一な提挿手法で2分ほど運鍼する．これも10分ごとに同じ手法を3回繰り返して24時間留鍼する．抜鍼したあと，前の方法と同じように百会へ刺鍼する．こうして9日を1クールとし，各クール間は3日空ける．

配穴は敷貼法をする．適量の珍珠粉（真珠粉），朱砂粉，大黄粉，五味子粉を均一に混ぜ合わせ，毎回3gを取り，生の竹瀝を使ってペースト状に練り，それを2つに分けて5×5cmの絆創膏に塗る．これを毎晩眠る前に左右の湧泉へ貼り，9日続けて1クールとし，各クール間は3日空ける．

★治療効果★

重症の不眠患者168例を治療し，治癒85例，有効69例，無効14例で，有効率91.7％だった．

★注意事項★

①本法では長時間の留鍼法を使うので，きちんと消毒する．鍼はディスポを使い，折鍼を防ぐ．留鍼中は頭を洗えない．

②本法は重度の不眠症に用いる．

10. 陰萎（インポテンツ）

陰萎は，男性に性的欲求があっても陰茎が勃起しなかったり，勃起が不足するために，正常な性行為ができない病気である．機能性陰萎と器質性陰萎に分けられるが，機能性陰萎が85～90％を占める．その原因の多くは精神的な原因が関係しているが，それが鍼灸の主な対象となり，本節で解説する内容である．器質性陰萎は，解剖学的な原因や薬物，他の疾患によって起こる．機能性陰萎は，現代医学で治療しても，満足できる効果が得られない．

中医学では本病を，心腎不交や腎気虚衰によるものとし，また恐れや湿熱などによって宗筋（陰茎）が栄養されないため緩み，陰茎が虚弱となって使えなくなり，セックスに臨んでも勃起するが硬くならないと考えている．

本病は『黄帝内経』にも記載があり，陰萎の鍼灸治療が『鍼灸甲乙経』に解説されて以来，多くの書籍に記載された．初期に遠道穴へ施灸するものが多いが，明代や清代からは腹背部の穴位で本病を治療することが重視され，刺鍼が提唱された．

現代の鍼灸を使った陰萎治療の報告は，最も早いもので1935年にある．大量の臨床例が観察されるようになるのは20世紀の50年代以降からで，伝統的な鍼灸治療を主としていた．この二十数年で，電気鍼，

灸，埋鍼（円皮鍼や皮内鍼），穴位注射など，さまざまな穴位刺激法を使って治療するようになった．また下腹部や仙椎部の穴位に刺鍼するときは，鍼感が会陰部や亀頭に伝わると優れた効果があるとか，遠道穴に刺鍼するときも鍼感が腹部に放散したほうがよいなど，刺灸法についても細かく観察された．また穴位も選別されて，確実に効果のある穴位がまとめられ，また現代医学の解剖知識を応用して，いくつかの新穴も発見された．治療効果からすると，各種の刺激法を使った治療は刺鍼と大同小異で，90％以上の有効率である．ある種の器質性陰萎に対しても鍼灸は一定の治療効果がある．

治療効果を高めるため，陰萎の鍼灸治療をする前に，患者を心理的にカウンセリングし，セックスの方法や性に関する知識を指導しなければならない．治療期間中は患者の性生活を禁止することが，優れた効果を得るポイントとなる．

(1) 皮内鍼
★取穴★

　主穴：三陰交．

★治療方法★

　穴位を選定したらヨードチンキで消毒し，さらに75％アルコールで拭き取る．術者は左手親指で患者の会陰部を指圧し，深呼吸させて吸気時に肛門を収縮させ，亀頭の先に意識を集中する．そのあとで消毒した9の字形皮内鍼を三陰交から上に向けて刺入し，捻転提挿して得気があれば絆創膏で固定する．両足とも貼り，会陰穴を毎日5分ずつ按圧する．一般に皮内鍼を埋めておく期間は3日で，鍼を取り外したのち3日休んで再び治療する．

★治療効果★

　治癒－症状が消え，正常な性生活ができる．**有効**　陰茎が勃起し性生活ができるが，良いときとだめなときがある．**無効**－症状に変化がない．

31 例を治療し，治癒 28 例，無効 3 例で，有効率 90.3%だった．

★注意事項★

①本法の取穴と操作方法は簡単だが，皮内鍼を入れたあとは試しに患者を歩かせ，刺鍼部位に不快感がないよう調整する．夏はおこなわない．

②本法は，他の方法で効果がはっきりしないときに用いる．

(2) 鍼灸

★取穴★

主穴：中極，関元，足三里，曲骨．

配穴：命門，腎兪，大敦，神闕，三陰交．

★治療方法★

毎回，主穴から 2 穴，配穴から 2〜3 穴を選ぶ．下腹部の穴位に刺鍼するときは，事前に患者に排尿させて膀胱を空にしておき，28 号 1.5〜2 寸の毫鍼で深刺し，電気ショックのような刺激を尿道根部に伝わらせる．それ以外の穴位は局部にだるい，腫れぼったい，重い，痺れるなどの感覚があればよい．強い鍼感があり，よい得気があれば平補平瀉を使い，軽くて速い捻転提挿で 1 分ほど運鍼したあと，10 分留鍼する．よい得気がなければ，ゆっくりと力を込めて捻転提挿し，補中寓瀉で 2 分ほど運鍼し，20 分留鍼する．抜鍼前にも少し運鍼する．大敦と神闕は，棒灸で 15 分ほど雀啄灸する．または 12 × 12 cm の箱灸（桝温灸．四角い箱型で，底が金網になっている）を使い，中に 4 cm の棒灸 2 本を入れて点火し，命門と腎兪に施灸して，燃え終わるか，患者が熱くて耐えられなくなれば終える．次に 2 本の棒灸を取って箱灸へ入れ，関元穴を中心に施灸する．毎日か隔日 1 回治療して，10 回を 1 クールとし，各クール間は 3〜5 日空けて，さらに治療を続ける．一般に 3 クール治療する．

★治療効果★

411 例を治療した．そのうち治療効果の統計を取った 396 例では，

臨床治癒253例，有効102例，無効41例で，有効率89.6％だった．早いものは1回で治ったが，45回以上治療した患者もいた．そのうち20例は，鍼治療を受ける前に暗示やセックスの指導を受けたり，漢方薬や現代薬を使って長期に治療を受けたが効果のなかった患者だった．だが鍼治療により，3例の器質性陰萎患者は無効だったが，残りの17例は全員治癒した．

★注意事項★

①本法で陰萎の治療をして無効だった症例は，高齢の患者や病歴の長い患者が多かった．他の穴位刺激法も試すとよい．

②本法で使う2種の灸法だが，棒灸による雀啄灸と箱灸は，いずれか1つを選んでもよいし，交替に使用してもよい．

③本法の施灸法は煩雑なので，まず刺鍼治療し，効果が悪ければ施灸を加えるとよい．

④下腹部や仙椎部へ刺鍼するとき，鍼感が会陰や亀頭へ放散すると優れた効果がある．遠道穴の刺鍼でも，鍼感が腹部へ放散したほうがよい．

（3）灸

★取穴★

主穴：関元．

★治療方法★

モグサで大豆大の艾炷を作り，無瘢痕の直接灸をする．つまり艾炷を皮膚に直接置いて点火し，患者が熱いと感じたら艾炷をピンセットで取り去って交換する．1回の治療で100～200壮すえ，1週間に1回治療して，3回を1クールとし，各クール間は1週間空ける．

★治療効果★

12例を治療し，臨床治癒7例，有効5例で，有効率は100％だった．

★注意事項★

①本法の操作は煩雑で，1回の治療時間が長く，患者は受け入れがた

い．だから他の方法で効果がなかったとき，本法を試すとよい．先に棒灸の雀啄法で治療してみるとよい．

②施灸時は火傷に注意する．

(4) 体鍼
★取穴★

主穴は 2 組に分ける．①起陽，会陰．②大赫，命門．

配穴：足三里，気海，関元，三陰交．

起陽穴の位置：恥骨結合の下縁．

★治療方法★

主穴から毎回 1 組を選び，効果が悪ければ配穴を加えるか配穴に改める．①組の起陽穴は 1.5 寸刺入して陰茎海綿体に到達させ，鍼感が亀頭に至ったら提挿し，局部が熱く腫れぼったくなればよい．会陰穴は，手で陰嚢根部の陰茎海綿体を按圧し，0.8 寸刺入して，やはり鍼感を亀頭に伝わらせて捻転補法する．30 分留鍼して，5 分ごとに運鍼する．②組は 1 ～ 3 寸の毫鍼を刺入し，軽く捻転して鍼感を陰茎に放散させ，焼山火の補法と刮法で熱感を発生させたら，やはり 30 ～ 40 分留鍼する．抜鍼は徐々に引き上げて，鍼尖を抜くときは左手親指と人差指で皮膚を軽く下へ按圧し，右手でゆっくりひねりながら抜鍼したら，すぐに鍼孔を押さえ，熱感を陰茎へ伝わらせる．配穴は普通に刺鍼する．こうした方法は毎日 1 回治療し，10 回を 1 クールとする．

★治療効果★

268 例治療し，臨床治癒 229 例，著効 24 例，有効 12 例，無効 3 例で，有効率 98.9%だった．

★注意事項★

①腹部穴の刺鍼では，鍼尖が腹膜を貫かないようにする．筆者の経験では，鍼尖が腹部の筋層に当たると重い感覚がある．そこで少し運鍼すると，だるくて腫れぼったい感じがあり，続いて深く刺入すると痛みが

発生する．その痛みは外へ向かう放射状の刺痛が多いが，そのときは鍼尖が腹膜壁層に触れていることを示している．術者に硬い膜を刺している感覚があれば，それ以上刺入してはならない．

②本法の手法操作は高い技術が求められる．しかし筆者の経験では，鍼感が陰茎に放散しさえすれば，だいたい効果を得られる．

(5) 灸と指圧
★取穴★

主穴：関元，腎兪．

配穴：足三里，三陰交．

★治療方法★

主穴を主にし，考慮して配穴を加える．まず棒灸で各穴を5～10分ずつ，関元は5～15分，局部が発赤するまで回旋灸する．灸が終わったら両手の親指で腎兪を按圧し，小指球を使った滾動補法（小指の付け根で前後に揺らす）で5分間マッサージする．次に人差指で関元を按圧し，手掌で時計回りに5～15分間マッサージする．毎日か隔日に1回治療し，12～15日を1クールとして，各クール間は3～5日空ける．

★治療効果★

550例を治療し，臨床治癒512例，著効18例，有効9例，無効11例で，有効率98％だった．

★注意事項★

①本法は，患者の家族に教えれば，自分で治療できる．

②長期間の治療が必要である．

11．老化防止

老化を遅らせて長寿になることは，人類共通の夢である．人の寿命に

ついては，現在でも答えが出ていないが，多くの学者の研究によると，少なくとも100歳以上という．そのため早期の老化を予防し，遅らせることは，現代の予防医学の重要な課題の1つである．

中医学では，腎精の不足，命門の火の衰え，陽気不足などが老化の原因だとし，それによって気虚血少となり，陰陽バランスが崩れ，若くして歯がガタガタになったり，髪が抜けたり，目がかすんだり，耳が聞こえにくくなるなどの老化症状が発生すると考えている．鍼灸には，元陽を助け，気血を化生し，経絡を疎通し，陰陽バランスを調える作用がある．そこで古代の医家は，鍼灸を保健抗老，延年益寿の重要な方法であるとしてきた．

現代では，老化はさまざまな生理的，精神的，社会的要因が総合的に作用した結果だと考えられている．鍼灸で老化を遅らせることは，1つには老化や早死となる疾患，例えば脳卒中や冠動脈心臓病などを予防治療する面がある．もう1つは各種の穴位刺激法を使って身体の抵抗力を高め，身体の生理機能を調節し，健康で長寿になることで，それを不老長寿と呼び，本節の内容である．

(1) 耳穴圧丸
★取穴★
　主穴：縁中，皮質下，内分泌，心，三焦，耳神門．

　配穴：狭心症には胸と交感を加える．高血圧には肝，腎，降圧溝を加える．便秘には脾，大腸を加える．糖尿病には膵胆，肺，胃を加える．視力減退には肝，腎，眼を加える．聴力減退には腎，肝，内耳を加える．

★治療方法★
　主穴を主にし，毎回3〜4穴を取り，症状に基づいて配穴を加える．毎回一側の耳を取り，王不留行子を貼る．両耳を交互に使う．患者は毎日3〜4回，1回4〜5分ずつ貼った部位を按圧する．2〜3日に1回貼り替えて，30回を1クールとし，各クール間は1週間空ける．

★治療効果★

389 例を治療し，有効率は 86.9%だった．

★注意事項★

①耳穴は部位を教えれば，患者が自分で治療できる．

②本法は老人病に使うが，長期に治療しないと効果がない．

(2) ショウガ灸

★取穴★

　主穴：足三里．

★治療方法★

　両側とも取る．まず穴位を取り，ゲンチアナバイオレットでマーキングする．そのあと穴位に，それぞれ直径 1.5 cm，厚さ 2〜3 mm の円いショウガ片を置く．艾炷の底面直径は 1 cm，重さ 350 mg の円錐形とし，ショウガ片に載せて燃やす．皮膚を火傷しない程度に施灸し，灼熱感があれば，手で軽く周囲の皮膚を叩くか，ショウガ片を持ち上げる．各穴へ 7 壮ずつすえる．毎日 1 回施灸し，6 回施灸したら 1 日休む．3 カ月施灸を続けて 1 クールとする．

★治療効果★

　55〜78 歳の健康な老人 61 例に 3 カ月間ショウガ灸したところ，免疫機能を示す多くの指標が改善され，動脈硬化を防ぐ作用があっただけでなく，施灸したあと老人たちのインフルエンザ罹患回数が明らかに減少し，脾胃運化機能の失調による便秘や少食，および高齢者の気血陰陽の虚弱やバランス失調によって起こる精神疲労，頭がぼんやりする，夢ばかり見る，夜間の頻尿，耳鳴などの症状もすべて改善した．この方法は，脾胃を調理し，気血を補益して，経絡を疎通させ，老衰を予防する作用のあることを示している．

★注意事項★

①本法は簡単なので，施灸部位さえ指示すれば，患者の家族が毎日施

灸できる．

②本法は一般に健康な老人に使うが，他の症状を伴えば辨証配穴を加える．年齢に関わらず毎年2～3クール施灸するとよい．

(3) 隔薬餅灸
★取穴★

主穴は2組に分ける．①膻中，中脘，神闕，関元，足三里．②大椎，腎兪，脾兪．

★治療方法★

薬餅の作成：黄耆，当帰，補骨脂，淫羊藿，大黄，丹参など．

上記を粉末にし，120メッシュのふるいで濾す．使用する前に80％アルコールで均一に調整し，押さえて直径3 cm，厚さ8 mmの薬餅にして準備する．艾炷は，温灸用モグサ1.2gを円錐形にして使う．

2組の主穴は交互に使用し，各穴に3壮ずつすえる．隔日に1回治療して，24回を1クールとする．

★治療効果★

223例を治療し，著効56例，有効130例，無効37例で，有効率83.4％だった．

治療したあと，腰や膝のだるさ，寒がったり手足の冷え，疲れて脱力感，夜間の頻尿，物忘れや不眠などの症状がはっきりと改善され，精力がみなぎって，風邪もひかなくなった．

★注意事項★

①本法は1クールで264壮の艾炷をすえる．毎年2クールほど施灸するとよい．

②本法は，陽虚症状のはっきりした患者に適合する．また薬餅の代わりに附子餅を使ってもよい．附子餅は，附子粉2.5gに黄酒（紹興酒）2.5gを加え，押して直径2.5 cm，厚さ5 mmの薬餅を作って施灸する．

(4) 鍼灸

★取穴★

主穴：足三里.

配穴：気海, 関元.

★治療方法★

毎回1つの主穴を取り, 1つの配穴を加える. 毎日あるいは隔日に1回鍼灸する. 両側の足三里は30号1.5寸の毫鍼で, すばやく刺入したあと軽刺激し, ゆっくり入れて速く出す徐疾補瀉の法を使って1分ほど運鍼する. 身体が弱っていれば, 鍼のあと棒灸で3～5分雀啄灸をする. 関元と気海は交互に使用し, どちらも棒灸を使った回旋灸で3～5分温め, 穴位を発赤させる. 毎日あるいは隔日に1回鍼灸し, 15～30回を1クールとして, 各クール間は15日前後空ける.

★治療効果★

本法には一定の老化防止の作用があるが, 長期にわたって続けなければならない.

★注意事項★

①本法は鍼を併用しなければならない. 施灸だけでは効果が劣る.

②初期なら, 前述した方法で1クール治療したあと, 徐々に休止間隔を延ばし, 2クール治療したあとは週1回にする.

(5) 体鍼

★取穴★

主穴：健康長寿穴.

配穴：百会, 中脘, 関元, 中極, 水道, 内関, 足三里, 三陰交, 大椎, 陶道, 心兪, 膈兪, 肝兪, 脾兪, 腎兪.

健康長寿穴の位置：鼻の下で, 人中溝の上端.

★治療方法★

主穴は必ず取り, 考慮して配穴を3～4個加え, 配穴は順番に使用

する．健康長寿穴は28号1寸の毫鍼を使い，鼻中隔へ向けて斜刺し，すばやく捻転して，だるくて腫れぼったい鍼感を強く発生させる．他の穴位は教科書通りに刺鍼し，28号1.5寸の毫鍼を刺入して得気したら，少し小刻みに提挿捻転する．すべて15～20分留鍼する．隔日に1回治療し，20回を1クールとする．2クール目からは毎週2回治療し，徐々に減らして毎週1回にする．続けて半年ぐらい刺鍼してよい．

★治療効果★

著効－症状が完全に消え，よく眠れて食欲もあり，身体も丈夫で，頭の働きもよく，精力がみなぎっている．**進歩**－ほぼ症状が消え，よく眠れて食欲もあり，明らかに体力も増強し，頭の働きもよい．

24例を治療し，著効12例，進歩12例で，有効率100％だった．

★注意事項★

①健康長寿穴は新穴であるが，その穴位の正確な位置は明瞭でない．配穴が多すぎるが，臨床の参考として載せた．

②主穴に刺鍼するとき，強い鍼感が必要なので，身体の弱った者には適さない．

③背部と腹部の穴位，とりわけ背部穴では，深刺すると気胸が起きるので注意する．

12．小児の知能増進

小児の知能増進には2つの面がある．1つは，さまざまな脳炎，あるいは他の先天的または後天的な要因によって脳実質を損傷したものの治療で，各種の脳炎，重症の髄膜脳炎，脳発育不全などによる知能障害の治療を含んでいる．こうした知能障害は，程度により白痴，痴愚，魯鈍の3つに分けられるが，白痴が最も重症である．もう1つは，軽度脳機能不全症候群を治療して，知能を高めることである．軽度脳機能不全症

候群は，小児の多動症候群とも呼ばれる．これは最近になって注目されるようになった辺縁性の精神異常である．よく動き，注意が集中できず，知覚や運動に機能障害があり，知能が劣って学習に困難をきたすなどの症状がある．ほとんどは学齢期になってから分かり，6〜16歳の子供に多い．はっきりした原因が分からず，現代医学では適当な治療法がない．教育や訓練がいわれている．薬物治療などで一定の効果を上げているが，長期間服用すると副作用がある．

　鍼灸は，前述した2種類の知能障害に一定の効果がある．最初に述べたのは知能障害の治療であるが，20世紀の1950〜60年代に重視され始め，近年ではいくつかの有効な取穴と治療法が結論付けられている．全体からすると，重症の脳炎後遺症ならびに重度の脳発育不全による白痴型知能障害に対しては，鍼灸の効果は理想的なものといいがたいが，痴愚と魯鈍の知能障害，ならびに精神的ないくつかの主要症状に対する鍼灸治療の効果は，やはり他の治療法では代えられない作用がある．軽度脳機能不全症候群の鍼灸治療は，20世紀の1980年代中期から現在までおこなわれ，これに関する文献は多くないものの，多くの症例が観察されている．穴位刺激に関しては，穴位電気刺激と耳穴圧丸，体鍼と梅花鍼の併用など，組み合わせて使われる傾向がある．治療効果では，漢方薬や現代薬の治療群を対照群として観察したところ，鍼灸の治療効果が最もはっきりしていた．鍼灸治療の有効率は90%前後である．鍼灸は，操作が簡単で，経済的なうえに安全で，前途有望な治療法である．

(1) 体鍼

★取穴★

　主穴：四神鍼，智三鍼．
　配穴：動き回って静かにしていない陽証ならば，太衝，合谷，内関，労宮，湧泉を加える．静かにしていて動きが少なければ陰証なので，瘂門と通里を加える．病気が長引いて身体が弱っていれば，心兪，肺兪，

脾兪，肝兪，腎兪を加える．

四神鍼の位置：百会穴の前後左右それぞれ1.5寸．全部で4鍼．

智三鍼の位置：神庭へ1鍼，左右の本神へ1本ずつ．全部で3鍼．

★治療方法★

主穴は全部取り，配穴は症状によって加える．30号1.5寸のステンレス毫鍼を使い，頭部は1寸ぐらい平刺（横刺）し，四肢の穴位は決められた深さに直刺する．得気があれば30分留鍼し，留鍼中一般には平補平瀉するが，陰陽偏盛（陰証や陽証のこと）があれば証に基づいた補瀉手法で，10分ごとに運鍼する．最初の20日は毎日1回治療し，その後は隔日に1回治療して，4カ月を1クールとする．

★治療効果★

本法は主に知能の低い児童に用い，記憶力，計算力，理解力，言語能力を観察指標として総合的に判断する．**著効**－4項目のうち3項目が改善された．**有効**－4項目のうち2項目が改善された．**無効**－4項目すべてが，はっきり変化しなかった．

558例の児童を治療し，著効127例，有効314例，無効117例で，有効率79%だった．

★注意事項★

①本法は，主に脳病によって起きた知能障害を治療する．

②筆者の経験では，頭部の穴位は児童の状態によって，留鍼時間を2～3時間に延長したほうがよい．

(2) 頭鍼

★取穴★

主穴：顳三鍼，額五鍼．

配穴：四神聡，風池．

顳三鍼の位置：プテリオン（外眥の後方3.5 cmから上に2.5 cmの点）と頭頂結節を結ぶ線上にある．第1鍼：頭頂結節下縁の前方1 cmから

後ろに向けて3cm刺入する．第2鍼：耳尖の上1.5cmから後ろに向けて3cm刺入する．第3鍼：耳尖下2cmの後方2cmから後ろに向けて3cm刺入する．以上の3鍼は，水平線と15〜70度角で刺入する．作用：言語の感受性と記憶の保存を増強する．

額五鍼の位置：髪際の上2cmで，左右の大脳外側溝（シルビウス溝）表面の間（外眼角の後方3.5cmから1.5cm上と頭頂結節を結ぶ線）を，前から後ろに向けて扇状に3cmの長さで5本刺入する．作用：精神障害と知能低下．

★治療方法★

主穴は必ず取り，考慮して配穴を加える．主穴は28号1寸の毫鍼をすばやく切皮し，帽状腱膜下に達したら3cm刺入し，捻転も強刺激もせずに90〜120分ぐらい留鍼する．留鍼中は患者を自由に運動させる．配穴は1.5寸の毫鍼を使い，四神聡穴を百会へ向けて平刺（横刺）する．風池穴は同側の内眥へ向けて刺入し，得気させる．両穴とも30分留鍼する．1週間に2回治療し，10回を1クールとして，各クール間は5〜7日空け，さらに治療を続ける．

★治療効果★

89例を治療し，著効34例，有効41例，無効14例で，有効率84.3%だった．

★注意事項★

①本法の操作は，一般の頭鍼と異なる．まず速い捻転はしないが，帽状腱膜下へ鍼尖を到達させることが求められ，患者には一定の痛みがある．次に留鍼時間が長く，1.5〜2時間は必要である．

②本病は脳病後遺症で，軽度の知能障害のある患者に用いる．

(3) 体鍼と梅花鍼

★取穴★

主穴：内関，太衝，大椎，曲池，腎兪．

配穴：注意が集中できなければ百会，四神聡，大陵を加える．多動には定神，安眠，心兪を加える．落ち着かなければ神庭，膻中，照海を加える．

定神穴の位置：人中溝の下から1/3．

★治療方法★

毎回主穴から2～3穴，配穴から1～2穴を取る．鍼を刺入して得気があれば，小幅な提挿を組み合わせて捻転瀉法し，10～15分留鍼する．ジタバタする者には留鍼しない．もし効果がはっきり現れなかったら，疎密波を使って通電してもよい．電流の強さは子供が耐えられる程度で，通電時間は留鍼と同じにする．抜鍼後，梅花鍼で督脈と背部の膀胱経ラインに沿って，上から下に向かって皮膚が発赤するまで繰り返し叩刺する．こうした方法は毎日か隔日1回治療し，10回を1クールとして，各クール間は3～5日空ける．

★治療効果★

48例を治療し，著効39例，有効5例，無効4例で，有効率91.7％だった．

★注意事項★

①本法は，軽度脳機能不全症候群の児童に用いる．
②本法は3種の治療法を含んでいるので，2～3種を選んでもよい．
③梅花鍼は軽い手法で叩刺し，督脈を主にする．症状が重ければ，さらに背部両側の膀胱経ラインを加える．

(4) 総合療法

★取穴★

主穴は3組に分ける．①百会，内関，太衝，曲池，大椎．②耳穴の心，腎，縁中，皮質下，耳神門．③心兪，肝兪，腎兪．

配穴も3組に分ける．①四神聡，定神．②耳穴の腎上腺，交感．③身柱，胆兪，膏肓．

★治療方法★

主穴を主とし，考慮して配穴を加える．3組を同時に取る．①組は体鍼を使い，得気したあと瀉法し，年齢が大きければ電気鍼にする．60〜120回/分の連続波で，子供が耐えられる程度の電流にして20〜30分留鍼する．②組は毎回4〜5穴取り，380ガウスの磁石粒を一側の耳に貼る．左右の耳を交互に使い，毎日3回，1回に30秒から1分ほど，耳が発赤して発熱する程度に按圧する．③組は毎回3〜4穴取って抜罐し，10〜15分留罐する．

こうした方法で毎週2回治療し，10回を1クールとして，各クール間は5日空ける．

★治療効果★

260例を治療し，著効93例，有効125例，無効42例で，有効率83.8%だった．

★注意事項★

①本法は，軽度脳機能不全症候群の児童に用いる．

②本法の治療法は多いものの，症状が好転すれば徐々に減らし，後期には磁石粒の貼布を主にする．

13. 小児の拒食症

拒食症は小児に多い病気で，だいたい5歳以下の小児に多発し，1〜3歳で最も多い．主に胃腸の消化機能の乱れにより，食欲が減退したりなくなったりしたものである．多くは長期間の食欲不振，食事量の明らかな減少があり，ひどくなると食べない．長期間の拒食症は，子供が栄養不良となり，身体が衰弱して，抵抗力が低下するが，そんな状態になれば他の病気にもかかりやすい．もし小児の栄養状態や発育状態がよく，たまに食欲がなくなるだけならば，拒食症ではない．本病を起こす原因は多いが，小児の食事が不適切だったり，不規則な食事，生活環境の

変化，精神的緊張，親が子供に厳しすぎる，特に食事時に子供を刺激するなどがよく見られる．またある種の薬物を長期間服用したり，十二指腸潰瘍，肝炎，便秘などによっても起きる．近年では生活水準が向上し，ひとりっ子などの原因が加わって，飲食が不適切となり，特に好きなものだけを食べたり，偏食するなどで小児の拒食症発生率が急激に増加している．

　本病を鍼灸で治療するようになったのは，この20年のことである．治療では，刺鍼，穴位注射，灯火灸，耳穴圧丸などの方法がある．筆者の経験では，初期のうちに予防すれば，簡単な方法で顕著な効果があり，効き目が倍増する．本病を予防するポイントは，本病を引き起こすさまざまな不良要因をなくすことだが，特に食事方法を改めることである．

(1) 体鍼
★取穴★
　主穴：四縫．
　配穴：足三里．
★治療方法★
　毎回一側の中指四縫穴だけを取り，消毒したあと左手で穴位を固定し，右手に28号0.5寸の毫鍼を持って，すばやく点刺する．そのあと黄白色の粘液を少量絞り出し，消毒した乾綿で押さえる．症状が重ければ，足三里に30号1寸の毫鍼を刺し，得気したら抜鍼する．留鍼しない．これも毎回一側の穴位を取る．こうした方法は，すべて隔日1回治療して，両側の穴位を交互に使う．
★治療効果★
　36例を治療し，全員治癒した．一般に3回前後で効果が現れる．
★注意事項★
　①本法は，食事は決まった時間に決まった量だけ与える，偏食をさせない，間食を少なくして，よい食事環境を整えるなど，総合治療の一環

として用いる．生の食品や冷たい食品，脂っこい食物を控えさせ，無理やり食べさせたりしない．

②四縫穴は，一般に刺鍼して黄白色の液体を絞り出すだけでよい．

③本法は乳児など，幼い子供に適する．

(2) 耳穴圧丸

★取穴★

主穴：脾，胃．

配穴：耳神門，交感．

★治療方法★

一般に主穴だけを取るが，配穴を加えてもよい．毎回一側の耳穴を取り，王不留行子か磁石粒を貼り付け，家族が毎日2～3回，1回に30秒～1分ほど按圧する．両耳を交互に取り，2～3日に1回貼り替える．

★治療効果★

200例を治療し，治癒121例，著効35例，有効38例，無効6例で，有効率97％だった．

★注意事項★

①本法は，軽症の拒食症や拒食症の兆候が現れている小児に用いる．

②按圧するとき強すぎないようにする．強すざると耳の皮膚が破れて感染する．

(3) 灯火灸

★取穴★

主穴：耳背脾．

耳背脾の位置：耳輪脚が消える部分の耳裏側．

★治療方法★

まず左側の耳背部（耳の裏側）を軽く揉んで，局部を充血させる．穴位を消毒したあと，灯心草を1本取り，その端をゴマ油か植物油にし

ばらく浸し，引き上げて滴が垂れなくなったら点火する．点火した部分で耳背脾穴へ点灸し，パチッと音がすればよい．音がしなければ，もう1度施灸してもよいが，2回が限度である．効果がなければ1週間後，右側の耳背脾穴へ点灸する．

★治療効果★

100例を治療し，治癒96例（1回で治癒したもの68例，2回で治癒したもの28例），有効2例，無効2例で，有効率98%だった．

★注意事項★

①本法は，食事が不適切なために発生した小児拒食症を治療する．

②点灸したあとに絆創膏を貼り，子供が引っ掻いても感染しないようにするとよい．

3篇 予防篇

―― 病気を防ぐ

本篇では，さまざまな病気の鍼灸予防を紹介しているが，こうした病気は急性伝染性疾患ならびに慢性非伝染性疾患，少数の他疾患を含んでいる．そのうち相当多くの疾患で，すでに一定の臨床試験がなされ，鍼灸で確実に予防できると証明されている．鍼灸による予防は，治療と比較して病種が少なく，予防範囲も狭く，刺灸方法も単純なので，さらなる完成が求められる．

　読者に全面的に把握してもらうため，記載した疾患の鍼灸予防状況を大まかに説明し，また取り上げている方法についても評価し，参考となるようにした．入門篇で述べたように，現在では保健と予防が融合し，区別がなくなっている．読者が本篇を読むとき，特に慢性非伝染性疾患について読む場合，前に述べた健康篇と結びつけて理解されるとよい．

1章　内科疾患の予防

　内科疾患の予防は，内容が広い．それには伝染病も含まれるが，また脳卒中，狭心症，気管支炎，胆石など，現在でも発病率が高く，人体に対する被害が大きな慢性非伝染性疾患もある．とりわけ鍼灸は，ある種の社会的あるいは心理的要因による疾患にも予防作用がある．

1. インフルエンザ

　インフルエンザは，インフルエンザウイルスによる呼吸器系の急性伝染病である．本病は重症の全身中毒症状と，軽い気道症候が特徴である．発熱，頭痛，脱力感，全身の筋肉がだる痛いなどを症状とする．インフルエンザは主に飛沫感染し，強い伝染力があり，ただちに処置しなければ爆発的に流行したり大流行するので，インフルエンザの予防は非常に重要である．現在は主に隔離，体質の強化，漢方薬を含む薬物の使用などにより予防し，インフルエンザワクチンを接種したりする．

　20世紀の1950年代末から60年代にかけて，中国では多くの病院で鍼灸をインフルエンザの予防や制御に使用した．主にはインフルエンザが流行している期間や区域で，まだ発病していない人々を予防した．鍼灸は安価で簡単なため，個人の予防に適しているだけでなく，数百人から1000人に上る大規模な予防もできる．方法は毫鍼だけでなく，灸や梅花鍼の叩刺，そして耳穴圧丸などがあり，さらには新鮮なハッカ葉を揉んで団子にして穴位へ貼ったり，穴位をマッサージしてインフル

エンザを予防した．いずれも満足できる効果があり，ある程度は流行を抑えることができた．

さらに鍼灸と薬物の予防効果を比較するため，ある病院では2％アテブリン溶液の鼻腔噴霧，マンデル酸（杏仁酸）を喉に塗る方法，刺鍼法の3つをインフルエンザ予防法として対照観察した．インフルエンザの流行区域で1000例にも上る予防をした結果は，刺鍼法の予防効果がアテブリン溶液の鼻腔噴霧より優れ，マンデル酸（杏仁酸）より少し悪かった．また棒灸による温和灸とアテブリン溶液の鼻腔噴霧を比較し，それぞれ500例以上を観察したところ，やはり施灸によるインフルエンザ予防の効果がはっきりしていた．

近年では，ワクチンの接種が広まったが，インフルエンザウイルスは急に変異し，毎年流行する型が異なるので，ワクチンも毎年変えなければならず，もし流行する型のワクチンでなかったら予防できない．そうした意味からも，鍼灸によるインフルエンザ予防はかなり臨床価値が大きく，特に人口過疎地域の山村では意義がある．

(1) 体鍼

★取穴★

主穴：足三里，大椎．
配穴：内関，郄門，合谷，迎香．

★予防方法★

主穴は広い地域で，まったく症状のない人を予防するとき使用する．前駆症状があれば配穴に改めてよい．主穴は一般に足三里のみを取るが，効果がはっきりしなければ大椎を加える．足三里穴は深刺して得気があれば，中度の提挿に捻転を加え，だるく痺れるような鍼感を足背へ到達させ，1～2分運鍼したら抜鍼する．大椎は下へ向けて斜刺し，1寸ほど刺入して，局部にだるくて腫れぼったい感覚が発生したら，軽い瀉法で提挿を繰り返し，下向きに鍼感を放散させて，1分ほど運鍼したら

抜鍼する．配穴は必ず4穴を同時に使う．内関は0.5〜1寸に浅刺し，だるい腫れぼったさがあれば，軽い平補平瀉で3分運鍼する．郄門は1.5寸に深刺し，中度の平補平瀉で2分間運鍼する．合谷は1寸ほど刺入し，だるい腫れぼったさがあれば，中度の瀉法で2分ほど運鍼する．迎香は0.3〜0.5寸ほど刺入し，局部に腫れぼったさがあれば，軽い補法で3分ほど運鍼する．上述した主穴や配穴とも，1度だけ刺鍼する．もし流行がピークになったら，2カ月目にも刺鍼してよい．

★予防効果★

インフルエンザが流行している地域で，主穴を取って1908例の健康人に予防した．結果は，1度だけの刺鍼で，流感期に発病した人はいなかった．前駆症状のある245例は配穴を取って刺鍼し，17例が発病しただけで，有効率93.1%だった．

★注意事項★

①予防では，操作が簡単で把握しやすくなければならない．筆者の経験では，大椎へ抜罐しても優れた予防効果があった．方法は，中号のポンプ式抜罐かガラス抜罐を15分間吸着させる．毎日1回おこない，3〜5回続ける．

②大椎穴へ深く直刺すると，脊髄損傷の恐れがある．

(2) 梅花鍼

★取穴★

主穴：頸椎と胸椎1〜5．

配穴：鼻翼部，前頭部（額），側頭部（コメカミ）．

★予防方法★

主穴は必ず取り，状況に応じて配穴を加える．まず頸胸椎部分を按圧して，陽性反応物の有無を調べる．もしあれば，それから先に叩刺する．そのあと頸胸椎と両側部分を0.5〜1cm間隔で3行ずつ叩刺する．叩刺するときは，手首のスナップをきかせ，鍼尖と皮膚が垂直に接触する

よう，少し強めの刺激で，局部に痛痒い感じがある程度に繰り返し叩刺し，局部を発赤させる．額は３～４行に横刺して，軽刺激で局部を少し発赤させる．鼻翼部は迎香穴に相当するが，中刺激で叩刺し，少し発赤させる．コメカミは太陽穴を中心に，後ろへ向けて扇形に叩刺し，軽刺激で局部を少し発赤させる．すべての穴区で，叩刺する前に消毒しておく．刺激したあと，患者は身体が軽くなったような感じがする．毎日１回，流行期間内に，体質に合わせて１～３回刺激する．

★予防効果★

梅花鍼による叩刺は，効果が少し劣る．60人を予防したところ，流行期間中に３人が発病した．有効率95％だった．

★注意事項★

①本法は安全なので，鍼を恐がる人に適用する．

②本法は煩雑なうえ時間がかかるので，広い地域の予防は難しい．また叩刺法が未熟ならば，予防される人も痛いので治療を受けたがらない．

（3）棒灸

★取穴★

主穴：足三里，石門．

★予防方法★

毎朝の起床時に，棒灸で温和灸する．最初に足三里へ施灸し，左右交替で10分ずつ施灸し，さらに石門穴（臍下２寸）へ５分ほど施灸する．いずれも雀啄灸で，皮膚が発赤する程度に施灸する．毎日１回予防し，一般に３回施灸する．

★予防効果★

375例を予防し，23例が発病した．有効率93.9％だった．

★注意事項★

①流行地域では，予防者に教えて，自分で予防灸をさせる．

②足三里と石門では，施灸方法が異なる．

(4) 耳穴圧丸

★取穴★

主穴：肺，腎上腺．

配穴：口，外鼻．

★予防方法★

主穴を主にし，必要があれば1つの配穴を取る．流行期間には一側の耳穴を取り，王不留行子（王不留行の種）を貼り付ける．予防する人は毎日3～4回,自分で耳穴を按圧する．一般に1回だけ貼ればよいが，流行のピークになれば，2～3日後に反対側の耳穴へも,貼る．

★予防効果★

流行期間中に130例を観察した．12例が発病し,有効率90.8%だった．

★注意事項★

①耳穴圧丸は，筆者の経験によると，安全で簡単であり，予防者にも受け入れられやすく，自分で按圧できる．

②本法は，前駆症状が現れた予防者では効果が劣るので，棒灸か刺鍼を併用する．

2. サーズ（伝染性非典型肺炎）

サーズ（SARS：中国で非典と呼ばれる）は，未知のウイルスによって引き起こされる急性伝染性疾患である．2002年末，広東省の佛山,河原，広州などに，多数の変わった肺炎患者が出現した．患者に高熱とカラ咳が続き，肺のレントゲン写真は「白色肺炎」（両肺部に炎症性の瀰漫性滲出があり，陰影が肺全体に広がっている）を呈し，さまざまな抗生物質で治療しても効果がなく，強い伝染力がある．

2003年2月11日，中国が「非典型肺炎」と正式に命名した．そして世界保健機構（WHO）が非典を「SARS」と命名し,「重大な急性気

道症候群」と解釈して，サーズは新種の病原によって引き起こされるとした．その後サーズは，驚くような生存能力と伝染速度で中国の国内外に蔓延し，かなり死亡率も高く，世界中を震撼させた．そして地球規模の国家と医療従事者の努力により，数カ月のうちにサーズは効果的に鎮火した．2004年からは世界で時々発病している程度である．そしてサーズワクチンも急いで製作されている．

　漢方薬を利用したサーズの予防効果は，すでに世界で重視されている．ただし鍼灸のみを使って本病を予防治療した臨床報告はまだない．上海市鍼灸学会は，サーズが猛威を振るっていた2003年頃，全市の鍼灸専門家を組織して研究し，鍼灸やマッサージによるサーズ予防治療のプランを提案した．それを参考に載せる．

(1) 予防

　家庭や個人で使用したり，地域で広めるのに適する．

★取穴★

　①大椎，足三里．②風門，肺兪，神闕．

★予防方法★

　穴位は両側とも取り，①組穴と②組穴を交互に使用する．そのうち大椎，風門，肺兪は抜罐法を使い，毎回10～15分ほど吸着させる．足三里は棒灸を使い，各穴へ5～10分ほど施灸して局部を発赤させる．すべての穴位で，代灸膏（火を使わない温灸．使い捨てカイロのようなもの）を貼ってもよい．方法は75%アルコールで消毒し，温灸膏などを貼る．道具がなければ上述した穴位を毎回3～5分ずつ指圧する．

(2) 対症療法

　サーズやサーズと疑われる患者に用いる．

①発熱

★取穴★

大椎，曲池，少商．

★治療方法★

大椎と曲池には刺鍼して瀉法する．少商は点刺出血する．

②咳嗽や呼吸困難

★取穴★

定喘，魚際，内関．

★治療方法★

定喘は，刺鍼したあと抜罐を加える．魚際と内関は，刺鍼して平補平瀉する．

③白血球の減少

★取穴★

膈兪，足三里．

★治療方法★

刺鍼して，膈兪は平補平瀉，足三里は補法する．

(3) 回復のための養生

肺部病巣の吸収を促し，身体を回復させるために用いる．

★取穴★

①大椎，風門，肺兪，膏肓．②足三里，関元．

★治療方法★

①組穴は，主に肺部病巣の吸収に使用する．大椎穴は刺鍼するか，刺鍼したあと抜罐を加える．その他の穴位は，抜罐し，マッサージを併用する．②組穴は，健康回復に使う．足三里は刺鍼して補法．関元には棒灸で温灸する．2組の穴位を交替で使用する．

3. 一般の風邪

　一般の風邪は，急性の上気道感染の1つであり，主に鼻から入ったウイルスによって発病し，冷えたり疲労したり，身体が弱ったりなどで誘発される．クシャミ，鼻詰まり，鼻水，咽喉の痛み，頭痛などが主な症状で，全身の中毒症状はないが，何度も発病する．現在，毎月平均3回以上も風邪にかかり，毎回の罹病日数が5～7日，かつその状態が2年以上続いている高齢者や身体の弱い人が，予防対象となる．

　鍼灸は，健康人の体質を強め，風邪に対する抵抗力を高めるだけでなく，風邪のひき始めに病気を断ち，はっきりと罹病日数を短縮して，優れた予防効果がある．方法としては，鍼罐（刺鍼した上に抜罐する），灸だけでなく，穴位注射もある．

(1) 鍼罐
★取穴★
　主穴：大椎．
　配穴：印堂．
★予防方法★
　日常の予防だけならば大椎のみを取り，前駆症状があれば配穴を加える．1.5寸28号の毫鍼を下へ向けて1寸ほど斜刺し，患者に腫れぼったくて重い感じがあるか，下へ向かって放散するような鍼感があれば，少し捻転したあと，その上に中号か大号のガラス罐かポンプ式抜罐を吸着させ，10～15分留鍼と留罐する．隔日に1回治療し，3回続ける．
★予防効果★
　1年後の追跡調査結果を統計し，毎年2回以内の風邪を著効，3回以内を有効，4回以上を無効とした．
　55例を予防し，著効32例，有効20例，無効3例，有効率94.5％だった．

★注意事項★

①本法は予防に用いるが，前駆症状が現れたとき，すぐに本法を使っても優れた効果がある．

②家庭で，自分で予防するときは，抜罐のみを使うとよい．ただし毎週2～3回抜罐し，10～15回続けなければならない．体質が弱くて風邪にかかりやすければ，さらに抜罐の回数を増やしたほうがよく，毎年続けてもよい．

(2) 棒灸

★取穴★

主穴は2組に分ける．①風門，肺兪．②百会，復溜．

配穴：足三里．

★予防方法★

主穴だけを取るが，施灸後の効果がはっきりしなければ，足三里を加える．主穴は毎回1組を使い，2組を交互に用いる．各穴へ棒灸で10～15分ほど，局部が発赤するまで温和灸する．風邪の初期には毎日1回，連続7日間施灸する．予防なら3日に1回施灸して，7回続ける．

★予防効果★

67例を予防し，著効30例，有効31例，無効6例，有効率91%だった．初期の患者でも，罹病期間を縮めたり，ある種の症状を改善した．

★注意事項★

①本法は健康人の風邪予防に使うが，風邪の初期症状にも適用できる．

②本法は，予防者の家族がおこなってもよい．上述した時間にこだわらず，予防者の体質によって施灸時間を決めてよい．虚弱な体質ならば，毎週2回ずつおこない，毎年続ける．

③前に述べた抜罐法と交互に使用してもよい．

(3) 穴位敷貼

★取穴★

　主穴：大椎，風門．

　配穴：肺兪，定喘，膏肓．

★予防方法★

　敷薬の作成：生白芥子と細辛2，甘遂と玄胡索1の割合で焙り，粉末にしたあとショウガ汁でペースト状に調整し，直径2 cm，厚さ5 mmの餅にして，皮膚と接触する面には少量の人工麝香粉を付けて準備する．

　操作：主穴を主にし，配穴は順番に使う．新鮮な生ショウガを2 mmの厚さに切り，2×2 cmのショウガ片にして準備する．温灸用モグサで底面直径1 cmの円錐形艾炷を数壮作り，薬餅を貼り付ける前に，大椎と風門へ皮膚が発赤するまで3壮ずつショウガ灸をすえ，そのあとで穴位に薬餅を置き，4×4 cmの風湿膏（湿布）で貼り付ける．貼り付ける時間は年齢によって決めるが，15歳以下なら4〜6時間，15歳以上なら6〜24時間とする．毎年，夏季の三伏天（土用から10日ごと3回）に，午前11時より前に貼り付けるとよい．初伏天（土用），中伏天，末伏天に1回ずつ貼り付ける．

★予防効果★

　三伏天に1〜3年予防し，1年後に追跡調査して統計した．毎年2回以内の風邪を著効，5回以内を有効，6回以上を無効とした．

　80例を観察し，著効44例，有効27例，無効9例で，有効率88.8%だった．3年続けて三伏天に貼り付けた35例では，有効率が97.1%に達した．三伏天の貼り付けを続けることは，風邪をひきやすい人々にとって，効果的な予防法といえる．

★注意事項★

　①本法は，三伏灸防法とも呼ばれる．

　②薬を貼った穴位の皮膚に痛みを感じれば，時間が来る前に取り外してよい．局部に大きな水疱ができれば，消毒したシリンジ（注射針）で

水疱を破り，水分を抜いたあと，局部にゲンチアナバイオレットを塗る．

③予防している期間は，生の食品や冷たい食品，海産物は食べない．

4. 流行性脳脊髄膜炎

　流行性脳脊髄膜炎は，髄膜炎菌によって引き起こされた化膿性脳膜炎である．発熱，頭痛，嘔吐，出血斑および項頸部の硬直などが，主な症状である．本病は飛沫感染し，伝染源はキャリアである．一般に冬から発病し，春季の3～4月にピークとなって，夏には下降する．どんな年齢でも発病するが，15歳以下の児童に多い．現在の予防法は，早期隔離を含め，流行している時期は塩水で口をすすぐ，ニトロフラゾン液を鼻にたらす，スルファニルアミドを服用する，流行性脳脊髄膜炎ワクチンを接種するなどの方法がある．

　鍼灸による流行性脳脊髄膜炎の予防は，20世紀の中期から始まり，報告された症例数が多く，資料も信頼でき，効果も確実である．筆者が新疆で仕事をしていた期間も，刺鍼と生ニンニクの服用を併用して流行性脳脊髄膜炎を予防し，優れた効果があった．

(1) 鍼灸

★取穴★

　主穴：大椎，曲池．

　配穴：足三里．

★予防方法★

　一般には主穴のみを取るが，身体が弱っていたり，患者との接触が多ければ足三里を加える．大椎は1～1.5寸の毫鍼で，鍼尖を少し下向きに刺入し，最初に提挿して下へ伝わる鍼感があれば，次に中度の瀉法をする．鍼感が尾骨に感伝すれば理想的である．曲池は鍼尖を少し末

梢へ向けて1〜1.5寸に直刺し，提挿して手指に鍼感が達すればよく，やはり中度の瀉法をする．この2穴は1〜2分ほど運鍼を続け，2〜3分留鍼したら抜鍼する．足三里は棒灸で5〜15分ほど温和灸し，局部を発赤させる．鍼法は毎日1回おこなって3回続ける．灸法は，予防者が自分で操作すればよく，毎日か隔日に1回おこない，流行している期間は続ける．また生のニンニクを食べる．毎日3回，毎回1かけのニンニクを食べることを併用しても優れた効果がある．

★予防効果★

6097人に延べ20721回の予防をおこなったところ，1.1％だった流行性脳脊髄膜炎の発病率が，0.2％へと急激に下降した．筆者は1975年の春，大椎の鍼と足三里の灸，そしてニンニクを併用して200人以上を予防したが，1例の発病もなかった．

★注意事項★

①本法は簡単なので，広い地域を予防できる．髄膜炎の流行期間，本法は総合予防措置の1つとして使用できるし，単独に使ってもよい．

②大椎穴へ刺鍼しても，下向きに伝導する鍼感が現れなかったら，注意深く提挿して探す．強く提挿すると脊髄を損傷して半身不随となる．

5. 細菌性赤痢

細菌性赤痢は赤痢杆菌によって起きた急性腸管伝染病である．腹痛，下痢，裏急後重，膿血状の便を排泄するなどの症状と，全身中毒症状がある．細菌性赤痢は，よくある腸管伝染病で，夏と秋に多い．老若男女を問わず感染しやすいが，小児の感染する機会が成人より多いことから，小児の発病率が高く，流行期間では発病総数の半分以上を占めることがよくある．現在，細菌性赤痢の予防に使われる方法は，感染源を抑えて伝播する経路を断つこと，そして身体の抵抗力を高めることなどである．

近年ではワクチンによる予防が試みられているが，一定の副作用がある．

鍼灸による細菌性赤痢の予防は20世紀の1950年代から始まり，安価で，安全かつ簡単な方法とされた．鍼灸で身体の免疫機能を高めれば，病原菌の感染を効果的に抑えられる．鍼灸は成人の細菌性赤痢の予防だけでなく，小児の細菌性赤痢の予防にもはっきりした効果がある．

刺鍼と灸だけでなく，筆者は流行している地域で穴位注射を使ったが，やはり優れた予防効果があった．

(1) 灸
★取穴★

主穴：神闕．

配穴：滑肉門，大巨（両穴を合わせて「四隅」穴と呼ぶ）．

★予防方法★

一般に主穴のみを取るが，成人や流行のピーク時であれば両側の配穴を加える．神闕は隔塩灸を3～7壮すえるが，もし施灸時に腹の中がゴロゴロ鳴れば効果が高い．配穴は棒灸で雀啄灸する．各穴を10～15分施灸して，局部の皮膚を発赤させる．流行している期間に1～3回ほど施灸する．

★予防効果★

52例（うち小児は18例）を予防したところ，6例が発病した．発病したのは全員小児だった．

★注意事項★

①本法は簡単なので，成人が自分で予防するのに適する．

②小児では効果が劣るが，施灸時に暴れるためと思われる．

(2) 体鍼の1
★取穴★

主穴：曲池．

★予防方法★

両側とも取る．吸気時に切皮して刺入し，呼気時に止める．再び吸気したら刺入し，呼気で止める．ゆっくりと刺入し，だるく腫れぼったい感覚がはっきり現れたら，軽い瀉法で1～2分ほど運鍼して抜鍼する．一般に1～2回ほど予防すればよい．

★予防効果★

流行している地域で小児に刺鍼した171例では，2カ月内に発病したのが4例だったのに対し，対照群190例では，発病が11例だった．成人群172例では1人の発病もなかった．

★注意事項★

①本法は細菌性赤痢の予防に一定の効果があるが，注意して呼吸補瀉法を使わねばならない．

②本法は曲池1穴を取るだけなので，取穴が少なく，刺激も軽く，小児に適している．

(3) 体鍼の2

★取穴★

主穴：足三里，大腸兪，天枢．

★予防方法★

すべて両側を取り，3回に分けて刺鍼する．まず足三里を取って刺鍼し，3日後は大腸兪を取って刺鍼して，7日後に天枢を取る．すべて28号の毫鍼を使う．すばやく切皮し，得気したら中度の平補平瀉で1分運鍼し，抜鍼する．3回の刺鍼が1クールだが，一般に1クールのみ治療する．

流行がピークになれば，両側の足三里と天枢を同時に取ってもよい．足三里は軽刺激の補法，天枢は軽刺激の瀉法で，2分運鍼する．毎日1回，鍼予防は2～3回おこなう．

★予防効果★

240例を予防し，流行期間に1例も発病しなかった．
★注意事項★
①本法は使用する穴位も多く，予防する期間も長いので，確実な効果があり，成人に適用できる．
②筆者の意見では，3回の刺鍼の間隔日数にこだわる必要はない．

6．マラリア

マラリアはマラリア原虫によって引き起こされる伝染病である．間欠性の寒戦（寒けがして震える），高熱，発汗，そして脾臓肥大，貧血などが症状であり，三日熱が最も多い．季節を問わず発生するが，夏秋に多い．農村部の発病率が，都市部より高い．マラリアは主にハマダラ蚊が媒介し，マラリア患者と無症状キャリアが感染源である．現在の予防では，主に感染源を抑える（体内のマラリア原虫を駆除），蚊の駆除，防護（蚊を避ける，予防薬を用いるなど）などの措置がある．

鍼灸によるマラリアの予防は，『素問・刺瘧論』に記載があり，本病は発作が起きる前に刺鍼するという観点が示され，それは間欠期の予防手段の1つである．

現代鍼灸によるマラリア予防は，発作前に刺鍼するだけでなく，マラリアの多発地域や流行期間中に，感染しやすい人々に鍼灸を施し，身体の免疫能力を高めて予防する目的がある．現在，耳鍼，体鍼などで予防し，一定の効果がある．

(1) 耳鍼
★取穴★
主穴：腎上腺，内分泌，皮質下．
配穴：肝，脾．

★予防方法★

マラリア流行地域で罹患しやすい人には，一側の主穴を取って毫鍼を刺入し，30分留鍼する．留鍼中は1回捻転する．抜鍼したあと，反対側の耳穴に王不留行子を貼り付け，毎日3回，予防者に按圧させる．3日に1回予防し，全部で2回治療する．

発作前の予防：典型的な発作歴のある患者で，血液中にマラリア原虫がいれば，毎日か隔日に，発作の2～6時間前，両側の耳穴へ刺鍼する．そして発作の始まる1時間前まで留鍼する．または王不留行子を両側耳穴へ貼り付け，毎日2～3回，1回5～10分ずつ按圧する．

★予防効果★

マラリア流行地域で，本法を使って対照観察した．すると耳鍼群の年間発病率が1.2％なのに対し，予防しなかった群の発病率は8.5％で，両者には有意差（$P < 0.01$）があった．本法で発作の2～6時間前に予防し，発作の始まる1～2時間前まで留鍼した78例は，多くが1～2回で発作が治まった．

★注意事項★

①マラリアの予防は2つに分かれる．1つは発病していないケースの予防で，もう1つは発病した患者の発作を予防するものである．耳鍼法は発作前の予防にも用いるが，主眼はマラリア流行地域の発病しやすい人々に対する予防である．この方法は簡単で，効果も確実である．

②発病していない人は，一般に主穴のみを取ればよい．発作の予防には，考慮して配穴を加える．

(2) 体鍼

★取穴★

主穴：大椎．

配穴：間使，復溜，後谿．

★予防方法★

本法は間欠期の予防に用い，発作の2～3時間前におこなう．大椎のみを取り，1.5寸の深さに刺入し，痺れるような腫れぼったさか背筋を走るような感覚があればよい．刺入が深すぎないように注意し，もし患者に全身が電気に触れたような感覚があれば．すぐに浅い部位まで鍼を後退させる．発作の状態によって補瀉を決め，寒気がしてから発熱すれば先補後瀉，発熱してから寒気がすれば先瀉後補，寒気が強くて発熱が少なければ補を多くして瀉を少なく，発熱が多くて寒気が少なければ瀉を多くして補を少なく操作する．そのあと20～30分留鍼する．主穴の効果がはっきりしなければ，1～2穴の配穴を加える．配穴は30分留鍼し，5～10分ごとに中度の平補平瀉で1回運鍼する．

★予防効果★

　本法はマラリア患者を間欠期に予防するために用いる．156例を予防し，151例が治まり，無効5例，有効率96.8%だった．

★注意事項★

　①毫鍼刺法は，マラリア患者の間欠期の予防に用いると，その効果は耳鍼よりも優れている．留鍼中に捻転した者は，捻転しない者より効果が優れ，発作日を予測して発作日に刺鍼した者は，毎日刺鍼した者より優れた効果があった．

　②また瘧門穴（中指と薬指の分かれる陥凹部．手の甲で，第3指と第4指の中手指節関節前の凹み．患者に軽く拳を握らせて取る）という経外穴が発見された．それで22例を予防した者では，2～3年間の追跡調査により，マラリア原虫のいた者が全員発病しなかった．

7．エイズ

　エイズ（AIDS）は後天性免疫不全症候群であり，HIVウイルス感染による免疫疾患である．主に濃厚な接触や輸血によって，人々に広まっ

た．持続性の発熱，寝汗，脱力感，全身のリンパ節の腫れ，食欲不振，下痢，咳嗽，呼吸困難，咽喉の痛み，嚥下困難，出血（皮下や粘膜，消化管の出血），血便，血尿，体重減少などの症状があり，カポジ肉腫を起こすこともある．本病は青壮年に多い．本病のウイルスに感染すれば，人体の免疫細胞がほとんど破壊され尽くし，死亡率が極めて高く，完治させる治療法はない．

　本病が発見されてから20年あまりしかたっておらず，鍼灸による本病の予防でも模索段階である．現在の選穴では，免疫機能を調整したり，抵抗力を強める穴位が主であり，既知のものだけでなく，新たな機能を持った穴位も発見された．例えば日本の学者は築賓穴に毒を除く作用があると考えているが，エイズにも使える．穴位刺激法では，刺鍼だけでなく灸を重視しているが，灸法は身体の抵抗力を強めるからである．エイズは重病なうえ難治なので，漢方薬や現代薬を併用した総合治療を強調したい．現在の資料によると，鍼灸は一定の予防作用があるだけでなく，初期の患者に対しては症状を改善したり，延命したりする．当然，さらに多くの臨床によって実証されなければならない．

(1) 総合療法
★取穴★
　主穴：関元，気海，脾兪，腎兪，足三里，命門，三陰交，膏肓，神闕，大椎．
　配穴：外感発熱には曲池，合谷，肺兪，列缺を加える．衰弱には太白，太谿を加える．出血には膈兪，血海を加える．不眠には神門，内関を加える．痛みには耳穴の交感，耳神門，肺，肝，脾，腎を加える．
★予防方法★
　主穴は主に感染しやすい人々の予防に用いる．もし感染して症状が現れていたら，考慮して配穴を加える．穴位は優れたものを少なく選び，一般に毎回3～5穴を取る．予防には棒灸を使い，各穴へ10分ずつ温

和灸する．初期の治療ならば，鍼灸を併用する．患者を消耗させないため，留鍼時間は短くし，一般に20分を超えないほうがよい．早期の患者では補中寓瀉するが，それ以外はすべて補法する．主穴は刺鍼後に棒灸で回旋灸し，局部が発赤すればよい．患者が自分で施灸し，自分でできない背中は家族に回旋灸してもらうように指示する．耳鍼は痛みを止めるために使うが，留鍼は25分まで延長してよい．衰弱していたり慢性の下痢があれば，灸を主体にする．衰弱していれば主穴（命門，膏肓，足三里，関元）に灸をすえ，配穴は刺鍼する．下痢ならば関元，神闕，三陰交，気海に施灸する．

毎週2回鍼灸し，治療クールは関係ない．

★予防効果★

エイズ患者350人を鍼灸治療した．鍼灸には以下の効果がある．

①危険度の高い人々の群で，鍼灸には**感染を防止する作用**があった．

②**患者の心理状態を改善する**：鍼灸治療をしたあと，多くは精神状態が安定し，元気が出てきた．

③**薬物の副作用を抑える**：鍼灸治療と薬物療法を併用した患者には，ほとんど副作用が現れなかった．鍼灸はエイズ感染者に対して明らかに治療効果がある．

④**症状や状態を緩解させる**：鍼灸治療の期間，患者の疲労や息切れ，心悸などの症状が改善され，眠れるようになり，浮腫が軽くなって，下痢の回数が減り，体重が増加した．痛みがなくなったり，四肢末端の麻痺や無力感が緩解したなど．

★注意事項★

①本法にはエイズの予防と治療の両面性があるというのが，世界の医者の結論である．主穴は予防に用い，配穴は治療に使うので，選択して運用する．

②操作では，感染を重視する．術者は必ず消毒手袋をはめ，ディスポの滅菌鍼を使う．使用した鍼や手袋，穴位を拭いた綿花は，すべて容器

に密封し，別にして処理をする．

8．脳梗塞

　脳梗塞は脳卒中とも呼ばれ，脳血管の急性閉塞性や出血性病変によるもので，突発的な意識障害や肢体麻痺が特徴である．高齢者の主な死亡原因の1つであるばかりでなく，回復しにくい肢体麻痺などの後遺症が残り，患者の精神的圧力となり，家庭や社会にも重い負担がかかる．最近の中国60万例に及ぶ死亡検査結果によると，脳梗塞の占める割合が最大で19.7％にも達し，この10年間で毎年5％ずつ増加している．そのため本病の発生を防ぐことは，当面の重要課題の1つである．

　昔から鍼灸は，脳梗塞の治療と後遺症の回復だけに使われると人々に信じ込まれてきたが，脳梗塞を予防する効果もある．唐代には孫思邈が『千金要方』で「中風の防ぎ方は，耳前の動脈と風府へ刺鍼すると神のように効果がある」と指摘している．その後も多くの書籍にも記載され，とりわけ『鍼灸大成』に細かい記述がある．

　現代鍼灸を使った予防は20世紀の1950年代に報告があり，足三里と懸鐘へ瘢痕灸をしたところ，顕著な血圧降下作用があり，それによって脳梗塞が予防できるというものである．特に17年に及ぶ対照観察により，灸をした群では，灸をしない群よりも脳梗塞の再発率がはるかに低いことが証明された．最近ある施設で10年を期限として，同じ期間内に鍼灸治療と現代の薬物治療をした脳梗塞後遺症患者に既往調査（後向き研究）した．その生存率，病死率，特に再発率について観察・分析したところ，鍼灸で脳梗塞後遺症を治療した患者の再発率は，薬物治療群の再発率より顕著に低いことが分かった（$P < 0.05$）．これは鍼灸療法が，脳梗塞後遺症患者の再発を効果的に防ぐことを示している．

　鍼灸で脳梗塞を予防する方法には，灸（直接灸や棒灸），穴位注射，

体鍼などがある．

(1) 灸の1
★取穴★

主穴：足三里，懸鐘．

★予防方法★

古いモグサを取り，ひねって麦粒大の艾炷とし，上述した両側の穴位に直接灸する．艾炷に点火して，熱による痛みが約20秒続いたら，手で軽く穴位の周りを叩くか，親指で施灸部位近くを按圧し，痛みを軽減する．穴位に小さな水疱ができる程度に，全部で3～7壮すえる．灸痕には絆創膏か淡膏薬（灸瘡膏薬とも呼び，灸瘡を保護する．黄芩，黄連，白芷，金星草，乳香，淡竹葉，当帰，薄荷，川芎，葱白を等量ずつ，ゴマ油で煎じてカスを除き，鉛粉を入れて煮詰めたもの）を貼る．1日置いて再診し，灸瘡となっていなければ，再び施灸して灸瘡ができるようにする．灸瘡が治ったら再び施灸する．一般に1カ月に1回ほど灸で予防する．

★予防効果★

本法には確実に脳梗塞を予防する作用がある．17年に及ぶ追跡調査をした．54例は脳梗塞の兆候がある高血圧症患者であったが，そのうち5例だけに脳梗塞の発作が起きた．対照群12例の類似した患者（灸予防を受けてない）では4例が発病した．本法は全身の血管を拡張させ，血液粘度と高すぎる血圧を下げる．

★注意事項★

①直接灸は伝統的な灸による脳梗塞予防を使ったものだが，本法は『鍼灸資生経』に最初に記載されている．研究により，本法は脳梗塞の傾向のある高血圧症患者に適していることが分かった．

②本法の直接灸は，施灸時に苦痛を伴い，施灸後に瘢痕が残るので，それをあらかじめ患者に説明し，同意を得ておかなければならない．

(2) 灸の2

★取穴★

主穴は2組に分ける．①関元．②足三里，懸鐘，湧泉．

★予防方法★

①組は，日常の脳梗塞予防に使う．棒灸で15分ほど，局部の皮膚が発赤するまで雀啄式の熏灸（煙を使って温める方法）をする．毎年，立冬から施灸を始め，毎日1回で，100日を1クールとする．毎年1クール予防しなければならない．②組は，脳梗塞の兆候がある者に用いる．両側とも取り，各穴へ15分ずつ，皮膚が発赤するまで棒灸する．症状が消えるまで7日ごとに施灸する．

★予防効果★

臨床したあと追跡調査し，脳梗塞の予防に一定の効果があった．

★注意事項★

①棒灸は痛みもなく，灸瘡の苦痛もないので患者に受け入れられやすい．予防者が自分で操作できるので，日頃の脳梗塞予防に適している．

②本法は時間がかかるので，長期間続けねばならない．

(3) 体鍼

★取穴★

主穴：百会，四神聡，顳三鍼（率谷，曲鬢，浮白），風池，合谷，委中．

配穴：風府，曲池，内関，列缺，気海，足三里，陽陵泉，三陰交，華佗夾脊穴，太衝．

★予防方法★

主穴を主にし，考慮して配穴を加える．**百会，四神聡，顳三鍼**は，鍼尖を頭皮と30度角で切皮し，切皮したあと四神聡は百会方向へ刺入する．血圧が低すぎるときは，百会を経脈に沿わせて刺入し，血圧が高ければ経脈と逆に刺入，正常血圧ならば前後交互に刺入する．急激な力で搓鍼法（鍼を一方向に回転させること）して，局部に痺れる，腫れぼっ

たい，熱感などが発生したら，30分留鍼する．**風池**は2寸の毫鍼を使い，同側の眼球方向へ1.5寸刺入し，搓鍼法する．血圧が低ければ親指を前に突き出す搓転で鍼感を頭頂に到達させ，血圧が高ければ親指を後ろへ引く搓鍼法で鍼感を肩背部へ到達させ，正常血圧ならば平補平瀉で搓鍼法する．**風府**は2寸の毫鍼を使い，下顎方向へ1.5寸刺入して，小刻みな提挿捻転で，局部に痺れるような腫れぼったさを発生させる．**華佗夾脊穴**は2寸の毫鍼を使い，鍼尖を脊柱に向けて1.5寸斜刺し，小刻みな提挿捻転により，鍼感を周囲と前部に拡散させる．速刺法を使って留鍼しない．**委中**は神経幹刺激法を使って，下肢を3回跳動させる．**その他の穴位**は教科書通りに操作し，補瀉兼施する．隔日に1回治療し，15回を1クールとする．一般に2～3クール治療する．

★予防効果★

　本法を使った治療群を薬物治療群と比較した結果である．鍼灸治療群は，虚血性脳梗塞後遺症（脳塞栓）1～10年の間で1回目の再発率が8.8％，出血性脳梗塞後遺症（脳溢血）1～10年の間で1回目の再発率が20.6％であり，鍼灸治療群で観察した全体の症例は，再発率11.3％だった．薬物治療群は，虚血性脳梗塞後遺症1～10年の間で1回目の再発率が27％，出血性脳梗塞後遺症1～10年の間で1回目の再発率が39.16％であり，薬物治療群で観察した全体の症例は再発率29.5％だった．鍼灸による脳梗塞後遺症の再発予防効果は，明らかに薬物効果より優れていた（$P < 0.05$）．

★注意事項★

　①本法には脳梗塞の治療ならびに脳梗塞後遺症の再発を予防する効果がある．脳梗塞患者は再発するごとに，病状が前よりも重くなり，治療効果や予後も悪くなるので，死亡率や障害率が明らかに高くなる．鍼灸療法は脳梗塞後遺症患者の再発を防ぐ，効果的な予防措置である．

　②脳梗塞後遺症患者の再発には，さまざまな要因がある．例えば正常血圧の患者（服薬による正常値を含む）は，血圧の低い者より再発率が

高い．感情変化や天候変化，そして科学的な機能訓練と精神的ケアなども再発の要因となる．つまり脳梗塞後遺症患者は鍼灸だけでなく，よりよい精神状態が必要であり，さらに効果的なリハビリも併用しなければならない．

9．ショック

　ショックは，急性の循環機能の適応不全であり，生命活動を維持するための重要な器官へ効果的に血液が供給されないために起こった症候群である．主な症状は血圧降下であり，収縮期血圧が90 mmHg以下，収縮期と拡張期の血圧差が20 mmHgより小さく，心拍数の増加，脈が細く弱くなる，全身の力が脱ける，四肢が湿って冷たくなる，皮膚が紅潮したり，青白くなったり紫色になる，尿が減る，煩躁してもがく，反応が鈍る，意識がぼんやりするなどの症状があり，ひどければ昏睡状態となって，もし適切な処置をしなければ死亡する．そのためただちに効果的な予防措置をすることが非常に重要な意味を持つ．

　鍼灸を使ったショックの予防は，20世紀の1950年代に報告されている．50年以上も検証が繰り返され，鍼灸には次のような作用のあることが分かった．①鍼灸は4～30分の間に，徐々に血圧を上昇させる．②鍼灸の昇圧速度は，本人の日頃の血圧レベルと関係があり，本来の血圧が低いほど上昇に必要な時間が短くなり，収縮圧もはっきりと変化する．内臓機能に重大な障害がなければ，比較的長く効果が維持できる．③昇圧剤が無効なときでも，鍼灸を使えば昇圧でき，しかも両者は相乗作用がある．④刺鍼して血圧が上昇するとき，心臓拍出量が増加して呼吸が強くなり，尿量が増え，血糖値が上昇する．

　さまざまなショックの予防や治療に対する鍼灸の効果は満足できるものであり，現在の平均有効率は85%以上である．

ここで強調したいのは，現在でも鍼灸は，完全に他の措置の代替にはならないことである．そのため脈圧が非常に低くなり，四肢が冷たく，皮膚が蒼白となり，尿量減少などの症状が現れたら，微小循環と組織への血液供給が悪化していることを示しているので，すぐに輸血など他の治療法を併用したり，他の治療に改めたりしなければならない．

(1) 体鍼
★取穴★
　主穴：素髎，内関，湧泉．
　配穴：水溝，足三里，十宣，百会，合谷．
★治療方法★
　一般に主穴のみを取るが，それでも収縮期圧が 80 mmHg に達しなければ，考慮して配穴を加える．中刺激の平補平瀉をする．素髎は鼻尖の端から上に向けて 0.5 ～ 1 寸斜刺し，30 分ほど運鍼する．そのほかの穴位は 3 ～ 5 分間ほど捻転提挿し，間欠的に運鍼を続け，血圧が上昇したら 1 ～ 12 時間留鍼して，血圧が安定して症状が改善したら抜鍼する．留鍼中は間欠的に運鍼する．
★治療効果★
　著効－30 分以内に収縮期血圧が 80 mmHg 以上に上昇し，12 時間以内は安定を保っていたか，あるいは全身状態が改善されて，血圧が 1 ～ 2 時間以内に 80 mmHg 以上になった．有効－全身の状態ならびに血圧が改善されたが，2 時間以内では血圧上昇が 80 mmHg に達しない．無効－全身状態ならびに血圧が改善されない者．
　514 例を治療し，有効率 88.6 ～ 93.3％だった．
★注意事項★
　①本法は，さまざまなショックの予防や治療に適用するが，ショックの初期段階に優れた効果がある．
　②ショックは臨床各科の重症な疾病の併発症なので，鍼灸はショック

を予防する措置の1つにすぎない．そのためショックを鍼灸治療するだけでなく，全力を尽くしてショックの原因を探り，原発病を治療するか，病因に対して治療する．

③治療では，できるだけ患者を動かさないようにする．患者の衣服を緩め，仰向けに寝かせ，ショックのひどい者は頭部を低くする．

(2) 棒灸
★取穴★
主穴：百会，関元．
配穴：膻中，気海．
★治療方法★
最初に主穴に灸をすえ，効果がはっきりしなければ配穴を加える．まず百会に棒灸で雀啄法の熏灸をする．棒灸と皮膚の距離は患者が耐えられる程度とし，時間に関係なくすえる（一般に 15～30 分）．それで効果がなければ，さらに関元へ温和灸するが，これは暖かく感じるが焼けるような感じのない程度にする．汗をかいて脈が打つまで施灸する．先に刺鍼し，平補平瀉で 2～3 分運鍼したあと抜鍼し，さらに施灸してもよい．もし施灸を止めたあとで血圧が下がり始めたら，再び施灸する．
★治療効果★
67 例を治療して，有効率は 67.6～73% であった．
★注意事項★
①棒灸法は，感染性ショックと低血液量性ショックに対して優れた効果がある．

②ショックの病因に対する処理，ならびに一般の抗ショック治療もおこなう．

(3) 耳鍼
★取穴★

主穴：腎上腺，皮質下，昇圧点，心.
配穴：神門，肺，交感，肝.
昇圧点の位置：珠間切痕の直下.
★治療方法★
　主穴を主とし，毎回1～2穴を取り，効果がはっきりしなければ配穴を加える．耳を消毒し，耳の軟骨中部まで毫鍼で直刺すると，刺痛感や腫れぼったい感じがあるので，中度の強さ，50回/分の回転速度で2分間すばやく捻転する．そのあとパルスに繋いで連続刺激する．周波数と強さは適度に調節し，満足できる血圧になるまで刺激する．
★治療効果★
　50例を治療し，有効48例で，有効率96％だった．
★注意事項★
　①耳鍼も，やはり初期のショック患者の予防や治療に使う．
　②耳鍼は，鍼麻酔手術中のショックを予防するのに適している．

(4) 指圧
★取穴★
　主穴：内関，少商，合谷，足三里，水溝．
★治療方法★
　上述した穴位は全部取り，両側とも使う．各穴を中の強以上の強さで，患者の顔色が青紫や青黒から白に変わるまで，繰り返し指圧する．大汗をダラダラかき，口を開けてハアハア息をし，はっきりと呼吸するようになったら徐々に指圧の力を緩め，最後に各穴位を軽く揉む（少商穴を除く）．一般に1回だけ指圧する．
★治療効果★
　薬物や物理的原因でアレルギー性ショックとなった患者50例を治療し，全員に有効だった．
★注意事項★

①本法はアレルギー性ショックの初期に用いる．アレルギー性ショックでは，指圧すると同時に，適量の抗アレルギー薬などを投与するほか，輸液などでアシドーシスを是正する．ひどいアシドーシスは，鍼灸治療の昇圧効果に影響する．

②水溝穴の按圧では，強すぎず，長くしすぎずが基本で，多くとも4回とする．ここの筋肉は薄く，内出血しやすいので，回復に影響する．

10．冠動脈硬化症

冠動脈硬化症とは，冠状動脈アテローム硬化性心臓疾患である．本病は欧米諸国に多いが，最近では中国の発病率も右肩上がりで，頭脳労働者に多いだけでなく，肉体労働者の発病も少なくない．冠動脈硬化症を誘発する主な原因は，高脂血症，高血圧症，そして喫煙で，予防措置として食事の改善（高コレステロールの食品を控える），適度な運動，高い血脂や血圧を下げる，禁煙などがある．

20世紀の1980年代初期から，筆者は刺鍼を使った冠動脈硬化症予防を始めた．データによると，①心電図に異常があれば，冠動脈硬化症の危険性が2.5倍増加する．②血清コレステロールが240 mg / dl（6.2 mmol/L）以上であれば，冠動脈硬化症の危険性が3倍増加する．

筆者は，その2つを改善することによって予防し，よい効果を得た．冠動脈硬化症による突然死は，心室細動が原因であり，刺鍼は心室細動の発生を抑えたり減少させるので，冠動脈硬化症による突然死を予防する作用がある．

冠動脈硬化症の予防には，体鍼か耳鍼が多用される．

(1) 体鍼
★取穴★

主穴：内関．
配穴：足三里．

★治療方法★

一般には内関のみを取り，一側だけを選んで左右交互に使う．効果がはっきりしなければ足三里を加える．内関穴の刺法は，患者を仰臥位にし，28～30号の毫鍼を1～1.5寸刺入し，得気があれば，鍼尖を少し上（肩関節）へ向けて蒼亀探穴を使う．つまり鍼尖で上下左右を繰り返し探り，鍼感を伝導させる．乱暴な操作をしてはならず，軽快な手法を使い，鍼感が体幹へ感伝したら，平補平瀉の中刺激で2分ほど運鍼する．足三里も軽く補法する．いずれも20分留鍼し，留鍼中は5分に1回，2分ずつ運鍼する．隔日1回治療して，10回を1クールとし，2クール以上の予防が必要である．

★治療効果★

心電図に異常があり，冠動脈硬化症が疑われる55例に，内関1穴を取って予防治療した．その結果，かなりの者は心電図と症状が改善された．1年後の追跡調査でも状態が良かった．

★注意事項★

①毫鍼は，心電図に異常があり，冠動脈硬化症の疑われる者に用いる．
②本法は内関1穴を取るが，効果を上げるポイントは熟練した手法にある．

(2) 耳穴圧丸

★取穴★

主穴：心，交感，耳中．
配穴：耳神門，腎上腺．

★治療方法★

主穴を主にし，考慮して配穴を加え，王不留行子を貼り付けて按圧する．耳介の表裏へ，向かい合わせに貼って刺激を強める．そして毎回3

〜4回，1回に5〜10分按圧する．毎週2回貼り替えて，20回を1クールとし，2〜4クール予防する．

★治療効果★

心電図に軽い異常のある中年（年齢45歳以上）40例を予防し，35例が正常に回復した．有効率87.5％だった．

★注意事項★

①耳穴圧丸法は，日常の予防に用いる．40歳以上で血清脂質が高かったり，心電図に軽い異常の見られる中年に適する．また前述した体鍼で予防したあと，この方法に変更し，日常的にも予防するとよい．

②本法を使用するときは，必ず他の予防法も併用する．特に健康管理に注意しなければ，予防効果に影響する．

11. 気管支喘息

気管支喘息は，よく見られる発作性の肺部アレルギー性疾患である．突発性の呼吸困難，呼気が長くてやりにくい，胸部に締めつけられるような感じがある，患者は正座して両手で前胸部を支え，両肩を上げて汗をかき，煩躁不安（もがいて落ち着かない），喘鳴や咳痰などの症状がある．そのうち最も目立つ症状は呼吸困難である．喘息の多くは発作を繰り返し，1回の発作は数時間以上に及んで，大多数に典型的な呼吸困難と喘鳴を伴う．中国の都市部では発病率が0.5〜2％だが，農村は都市部より発病率が高く，児童が成人より多い．本病は発作を繰り返し，長引いて治りにくいことから，再発を予防することが本病を治療する主な措置の1つとなる．

喘息を誘発する要因は多いが，気候が重要な要因となる．中国の喘息患者は，秋冬に発病することが多いが，夏季に再発する人もある．中医理論に基づいて，「冬病夏治」と「夏病冬治」の予防法が鍼灸では採られる．

つまり冬に発病する患者は三伏天（大暑から10日ごとに3回）に鍼灸し，夏に発病する患者は三九天（大寒から9日ごとに3回）に鍼灸する．

現代鍼灸を使った喘息の再発予防は，20世紀の1960年代初期に最初の報告がある．それから40年以上，化膿灸，磁気治療，穴位敷薬，穴位注射，穴位埋線，穴位結紮，穴位挑治（挫刺），穴位割治など，多くの有効な方法が絶えず開発され続けたが，全体からすれば，やはり灸法（天灸を含む）が主である．効果は各予防法とも似たり寄ったりで，有効率80〜90％であるが，連続3年予防するとよい．近年では予防に対する観察方法が進歩し，例えば対照群を設けた比較により，緩解期に化膿灸で予防したほうが，発作期に化膿灸で治療するより，明らかに優れていることが分かった．

喘息に対する鍼灸治療の作用原理だが，主に身体の免疫機能（とりわけ非特異性免疫機能）を強化することにより再発を防止すると，現在認められている．おそらく鍼灸は，関係する経絡，神経，体液システムなどを使って，身体の防御機能を活性化し，アレルギー反応を抑え，気管支平滑筋の張力を緩め，喘息を鎮めているのだろう．

(1) 穴位敷貼（天灸）

★取穴★

主穴は2組に分ける．①大杼，肺兪，心兪．②風門，厥陰兪，膻中．

★予防方法★

薬物作成は，①**消喘膏**：白芥子30％，甘遂30％，細辛10％，乾姜10％，麻黄10％，延胡索10％を粉にして，新鮮なショウガ汁でペースト状に調整し，円いハトロン紙に広げる．ハトロン紙の直径は1cmとする．②**甘遂姜汁膏**：白芷，白芥子，甘遂，半夏を15gずつ．すべて粉にして等分に3包に分ける．毎回1包を取り，新鮮なショウガ汁で濃いペースト状に調整し，薬餅4つにして準備する．③新鮮な毛茛と天文草の葉を各3〜5枚ずつ取り，潰してペースト状にしたら，新鮮

なショウガ汁で調えて直径2.5 mmの薬餅を作る.

操作:一般に消喘膏を使うが,簡単に手に入るなら後者を使ってもよい.まず①組の穴位を正確に取穴したあと薬餅を貼り付け,周りに綿花を敷いて,上には消毒ガーゼを被せ,絆創膏で止める.貼ってから2～3時間すると,灼熱感や痛みが少し出てくるので,そうなれば薬餅を取り外す.そして水疱ができていたらゲンチアナバイオレットを塗って感染を防止する.9日後に②組へ貼り付ける.本法は主に喘息の急性発作予防に使い,3回貼って1クールとし,毎年1クールずつ治療する.冬季に喘息発作が起こるものは三伏天(大暑の日から10日ごとに3回)で,1伏に1回貼る.夏季に喘息の起こるものは,三九天(大寒の日から9日ごと)で,9日に1回貼る.

★予防効果★

4434例を観察し,発作予防の有効率は83.7～98%だった.

★注意事項★

①本法は,冬病は夏に予防し,夏病は冬に予防する.

②穴位敷貼は,薬物調整が煩雑である.しかし操作が簡単で,瘢痕も残りにくく,患者には喜ばれる.効果は化膿灸より少し劣るが,続けて貼っていれば効果も高くなる.

③貼ったところが水疱になっても掻破しない.感染を防ぐためワセリンガーゼを使わない.

(2) 化膿灸

★取穴★

主穴は3組に分ける.①天突,霊台,肺兪.②風門,大椎.③大杼,膻中.
配穴:身柱,膏肓,気海.

★予防方法★

本法の目的は発作を鎮めることではなく,発作が起こらないように予防することにあるので,一般に夏と冬の季節に1クールずつ灸治療する.

一般に主穴だけを使い，虚弱体質ならば配穴を加える．治療時は，患者を正座させて頭を低くし，背中を露出する．同身寸を使って正確に取穴し，まず大豆ぐらいの艾炷（少量の麝香を加えてもよい）を穴位に置いて点火する．施灸時に艾炷が皮膚を焼いて熱さに耐えられなければ，両手のひらで灸をすえている周りの皮膚を軽くパンパン叩いて痛みを軽減させる（あらかじめ1％プロカインを0.3 ml皮下注射し，局所麻酔してもよい）．4～5分するとモグサが燃え尽きるので，ガーゼに無菌蒸留水を含ませたものでモグサの灰を拭き取り，2壮目をすえる．施灸壮数は，腹背部が各9壮，胸部が各7壮とする．灸が終われば灸瘡膏か絆創膏を貼り，毎日1回取り替える．一般に毎日1穴に施灸し，4～5日を1クールとする．

★予防効果★

治癒－灸のあと症状が消え，3年たっても再発がない．著効－灸のあと2年間は，たまに発作が起こるが，症状は明らかに軽くなっている．有効－灸のあとで喘咳が以前より軽減し，発作回数も減った．無効－灸の前後で病状に変化がない．

1788例を予防したところ，有効率は66.9～94.4％だった．穴位が化膿した者は，満足できる治療効果があり，3年続けた患者の効果がよかった．289例を観察し，1年目，2年目，3年目の効果を比較したところ，3年間治療を続けた者の効果が最もよかった（$P < 0.05$）．

★注意事項★

①本法も，冬病は夏に予防し，夏病は冬に予防する方法を使う．

②本法は化膿灸なので，施灸時に痛みが伴い，施灸後にも瘢痕が残ることをあらかじめ患者に説明しておく．

③糖尿病には本法が使えない．

(3) 鍼罐

★取穴★

主穴：定喘，風門，肺兪．
配穴：腎兪，膏肓．
定喘穴の位置：大椎の傍ら0.5寸．

★予防方法★

一般に主穴のみを取り，病歴が長かったり効果が悪ければ，考慮して配穴を加える．まず刺鍼する．すばやく毫鍼で切皮したあと，軽く捻転しながら刺入する．成人の背兪穴なら0.5～0.7寸，小児なら0.2～0.3寸刺入する．定喘穴へ刺入するときは，鍼尖を脊柱へ向けて斜刺する．得気したら架火法で抜罐する．架火法は，鍼柄に95％アルコール綿花を縛り付け，点火したあと抜罐を被せる方法である．あるいは真空ポンプで抜罐し，15分留罐する．また最初に20分ほど留鍼し，留鍼中に捻転手法で1～2回平補平瀉してもよい．抜鍼したあと再び閃火法にて，風門穴と肺兪穴の間に抜罐し，10～15分留罐してもよい．留罐時間は，皮膚が発赤する程度とする．隔日1回おこない，穴位を取り替えながら10回を1クールとする．

★予防効果★

63例を予防した．そのうち留鍼と抜罐の併用は9例で，制御5例，有効3例，無効1例，有効率88.8％だった．抜鍼してから抜罐したものは54例あり，著効19例，有効28例，無効9例，有効率84.1％だった．

★注意事項★

①経験不足ならば鍼罐しないほうがよい．気胸を起こす危険がある．特に肺気腫の患者には使わない．

②小児には留鍼抜罐してはならない．一般に点刺のみで留鍼せず，そのあと中号か小号の抜罐を吸着させる．

12. 気管支炎の発作

慢性気管支炎は，人々の健康に重大な被害を及ぼす疾病である．咳嗽，咳痰，喘息の症状があり，それが慢性に繰り返すもので，咳，痰，喘，炎を特徴とする．中国では20世紀の1970年代，6000万人規模の一斉調査があり，それによると慢性気管支炎の罹病率は3.8％，50歳以上では15％を超えていた．そこで本病を防ぐことは，非常に重要になる．慢性気管支炎は，急性発作期と臨床緩解期に分けられる．冬病夏治，夏病冬治の予防原則に基づき，鍼灸は主に臨床緩解期に，急性発作を防止するために使用する．

20世紀の1950年代には，すでに鍼灸が慢性気管支炎の急性発作予防に常用されるようになった．70年代になり，中国では大規模な慢性気管支炎の予防治療が始まるにつれて，鍼灸による本病の予防治療が急速に推し進められ，発展した．この30年で，本病の鍼灸予防治療が深まりを見せた．ほとんどすべての穴位刺激法が本病に試されて，急性発作の予防には穴位貼敷（天灸）と直接灸が最も多用され，効果も最も確実だった．

鍼灸が慢性気管支炎の急性発作を予防するメカニズムは，さまざまな分野で研究され，すでに身体の細胞免疫と体液免疫機能を改善させ，患者の抵抗力を増強することが分かっている．

(1) 穴位敷貼の1
★取穴★

主穴は2組に分ける．①肺兪，心兪，膈兪，脾兪．②天突，神闕，膻中，霊台．

配穴：喘息には大椎，定喘．脾虚には足三里，豊隆．腎虚には腎兪，膏肓を加える．

定喘穴の位置：大椎の傍ら0.5寸．

★予防方法★

薬物作製は，①参龍白芥散：白芥子，細辛，甘遂，呉茱萸，蒼朮，青木香，

川芎, 雄黄, 丁香, 肉桂, 皀角を等量, 紅参 1/10 量. これを 10g ごとに薬用海龍（タツノオトシゴ）1 匹を加え, 粉にして密封保存する. 使うときに適量の麝香と冰片を加え, ショウガ汁を加えてペースト状にし, 直径 1cm くらいの円い餅を作る. ②白芥子, 細辛, 白芷, 甘遂, 軽粉を等量ずつ粉にし, ハチミツを加えて空豆大の薬餅にする.

　予防では毎回 1 組の穴位を取り, 2 組の穴位を交替で使い, 症状に基づいて配穴を加える. 薬物も 1 組を選ぶ. 参龍白芥散を使うときは, 患者を仰向けかうつ伏せに寝かせ, 各穴に 5 ～ 10 分抜罐（7 歳以下では神闕のみに抜罐し, 他は薬を貼るだけ）する. そのあと薬餅を貼り付けて絆創膏で固定し, 20 時間したら取り除くが, ひどく痒ければ 3 時間で取り去る. 冬季に発作が起きる患者は, 毎年, 大暑から 10 日の内に薬餅を貼り, それから 10 日ごとに貼り替え, 全部で 3 回貼る. 夏季に発作が起きる患者は, 毎年, 大寒から 9 日の内に薬餅を貼り, それから 9 日ごとに貼り替え, 全部で 3 回貼る. 1 年間に 3 回貼って 1 クールとし, 3 年以上は続けて治療する.

　②組の薬は日常使う. 毎回 1 穴（両側）取り, 先に 5 ～ 10 分抜罐し, そのあと生ショウガを穴位に塗り付けて, 局部が温かくなったら, その上に薬餅を載せて絆創膏で固定する. 24 ～ 48 時間貼り付ける. 3 ～ 4 日に 1 回貼って, 10 回を 1 クールとする. 各クール間は 7 ～ 10 日空ける.

★予防効果★

　制御－2 年以上観察を続け, 咳, 痰, 喘息などの症状が再発せず, 日常でも風邪をひかなくなるか, 少し風邪をひくくらいで, 肺にもラ音や喘鳴音がなく, 対症療法の薬を飲まなくなって体力が回復し, 正常に仕事を続けている. **著効**－咳, 痰, 喘息, 炎症などの程度や発作回数が, 2 年の観察でも治療前の 2/3 以上軽くなり, ほとんど対症療法の薬を使わなくなり, ときたま発作が始まっても 5 ～ 10 日対症療法をすれば治療前の状態に治まる. **有効**－咳嗽, 痰, 喘息, 炎症の程度, 発作回数や治まっている時間などが 2 年以上にわたって 1/3 ～ 1/2 に好転し, 薬

の使用量も半分に減るか，最後の1年は著効以上になった者．**無効**－病状の好転，発作回数や持続時間，薬の使用量の減少ともに1/3に満たなかった者，軽くなったりひどくなったりしながら，最後の1年に2カ月以上発作が続いた．

922例を治療し，有効率76.3～95.7％だった．そのうち503例が参龍白芥散を使用し，評価基準に当てはめると，制御312例，著効82例，有効65例，無効44例で，有効率91.2％だった．

★注意事項★

①本法は，冬病を夏に予防し，夏病を冬に予防する．つまり冬に急性発作が起きやすければ三伏天（大暑）に予防する．夏に急性発作が起さやすければ三九天（大寒）に予防する．

②本法は単純型慢性気管支炎に効果があり，喘息性慢性気管支炎には効果がなかった．

(2) 穴位敷貼の2

★取穴★

主穴：風門，肺兪，膏肓．

配穴：定喘，心兪，腎兪，天突，膻中，足三里．

★予防方法★

薬物の作製は，①白芥子，細辛，甘遂，洋金花を等量，その0.6％の人工麝香を加える．②白芥子2g，延胡索2g，生甘遂1g，生川烏1g，牙皂1g，桂枝1g，公丁香0.2g．以上を焙って乾かし，粉末にして細いふるいにかける．

①か②のうち，どちらか1種を用い，使うときにショウガ汁かゴマ油でペースト状にする．

毎年夏の大暑から10日ごとに3回貼る．毎回両側の穴位を2～4穴選び，患者を座位にして穴位を消毒し，まず28号1.5寸毫鍼を直刺する．背兪穴では背骨に向けて斜刺し，局部に痺れるようなだるさや腫

れぼったい感覚が発生したら，留鍼せずに抜鍼する．そのあと調整した薬を2～3g取り，絆創膏の中心に置いて穴位に貼り付ける．刺鍼せずに薬だけ貼り付けてもよい．2時間すると局部に焼けるような感覚や蟻走感があるので，そのとき薬を剥がす．もし局部が少し赤くなっていたり，水疱ができていればよいが，変化がなければ適当に貼り付ける時間を延長する．しかし24時間以内とする．

★予防効果★

4556例を治療し，制御1348例，著効2297例，有効352例，無効559例で，有効率87.7％だった．

★注意事項★

①本法は，主に冬季に発作の起きる患者に用いる．

②背部へ刺鍼するとき，深すぎれば気胸が起きる．特に膏肓は，少し皮膚を破るだけにする。薬物を貼ったあとの水疱が大きすぎれば，ゲンチアナバイオレットを塗り，消毒ガーゼで覆う．

(3) 化膿灸

★取穴★

主穴は3組に分ける．①肺兪,霊台,天突．②風門,大椎．③定喘,身柱,膻中．

配穴：膏肓．

★予防方法★

7月7日から9月8日までの時期に施灸する．毎年1組を取り，①②③と連続3年施灸する．1年目は両側の肺兪に7壮ずつ，霊台と天突に4壮ずつ．2年目は両側の風門に7壮ずつ，大椎に4壮．3年目には両側の定喘に7壮，身柱と膻中に4壮ずつすえる．身体が弱ければ，3年目に両側の膏肓へ4壮ずつ加える．施灸の前にニンニク汁を穴位へ塗り，その上に大豆ぐらいの大きさの艾炷を載せて点火する．施灸時に患者の痛みを和らげるため，穴位の周りを手のひらで軽く叩く．燃え尽

きたら艾炷を交換してすえるが，体質や病状を見て壮数を加減する．灸が終わったら消毒綿か生理食塩水を染み込ませた綿花で灰を拭き取り，淡膏薬か抜毒膏を貼る．1週間ぐらいで局部は無菌性の壊死を起こすが，変化がなかったら施灸を続けて灸痕を残し，生理食塩水で拭いて消毒ガーゼを被せると，1カ月ぐらいで癒合する．

★予防効果★

1087例を観察し，制御300例，著効393例，有効276例，無効118例で，有効率89.1％だった．

★注意事項★

①本法も，冬季に発作の起きる患者に用いる．

②本法は痛みを伴い，瘢痕も残るので，そのことを事前に患者へ告知し，同意を得てから治療する．

13. 胆石症

胆石症は，胆管系統のどこかに結石ができた病気である．そのうち胆嚢結石はコレステロール結石が主で，胆管結石はビリルビン結石が多い．胆石症の発病率は，かなり高い．西洋諸国では，剖検で結石の発見される者は5〜25％で，コレステロール結石が70〜80％を占める．アジアではビリルビン結石が多かった．この10年で，生活水準が上がるにつれて食事内容が変化し，アジアにおける胆嚢結石発病率が明らかに上昇傾向にある．そこで胆石症の予防が，人々に注目されている．一般的には，寄生虫の駆除，細菌感染を抑える，健康的な食事，運動の強化などがおこなわれている．

現在の鍼灸による胆石予防は，主に早期に使われている．つまり，手術で摘出したり薬物で溶解したりして排石に成功した患者に，鍼灸を使って再発しないようにする．また早期に発見された胆石症患者に，鍼

灸を使って進行しないようにする．筆者は近年，耳穴圧丸を使い，コレステロール結石を予防する効果を観察した．ここで重要なのは，穴位を按圧して胆石症を発見する方法が誕生したことである．この方法は簡単で，初期に発見でき，早期予防に一定の効果がある．

(1) 穴位圧痛診断法
★取穴★
　主穴：天宗．
★判定方法★
　被験者を座位か側臥位にする．まず天宗穴（肩甲骨の棘下窩中央）にマーキングし，両親指で均等に按圧する．もし左側は少しだるいだけなのに，右側は明らかにだるかったり，耐えがたい痛みがあれば＋（陽性）とする．痛くて声を上げれば２＋，痛みがひどくて冷汗が出れば３＋とする．それによって胆石の有無や程度を判断し，予防や治療をする．
★判定効果★
　35例を実験し，正解率100％だった．
★注意事項★
　①天宗穴の按圧は，胆石症を早期診断する簡単な方法の１つである．
　②現在，胆石と関係する４つの点がある．（イ）Boas胆嚢点（右肩甲骨上角）．（ロ）肩甲胆嚢点（右肩甲骨内下角中央部）．（ハ）胆石圧痛点（右肩甲骨外縁中央部）．（ニ）Manban－小野寺点（右肩甲骨下角下方）．以上も参照する．

(2) 鍼灸
★取穴★
　主穴：肝兪，脾兪，梁門，期門．
★予防方法★
　毎回２穴を取り，両側を使う．毫鍼を刺入して得気したら，中度の

平補平瀉法で2分刺激し，20分留鍼して，留鍼中は間欠的に刺激する．また電気鍼でもよく，音声電流で20分刺激する．抜鍼したあと棒灸で各穴へ3～5分ずつ，局部が発赤するまで温和灸する．隔日に1回治療して，10回を1クールとし，1クール治療したら毎週2回に改める．

★予防効果★

30例の患者を予防し，一定の予防効果が証明された．

★注意事項★

①本法は動物実験で，確実に結石を予防する作用が証明されている．
②本法は，ビリルビン結石を予防する．

(3) 耳穴圧丸

★取穴★

主穴：内分泌，耳神門，交感，胰胆，肝，肩．
配穴：十二指腸，脾．

★予防方法★

毎回一側の耳穴のみに貼る．主穴は全部取り，考慮して配穴を加える．王不留行子を耳介の表裏へ向かい合わせで貼る．患者に毎日3～4回，毎回各穴を5分ずつ(複数穴同時でもよい)按圧する．毎週2回貼り替え，半年ぐらい続ける．

★予防効果★

耳穴圧丸法は筆者の経験である．6年間の臨床により，本法は手術あるいは結石が排出されて消えた患者に対し，明らかに結石を防ぐ作用があると分かった．この方法を続けていて,現在まで再発した症例がない．また，直径が1 cm以上ある中型あるいは大型の胆嚢結石患者に本法を使えば，それ以上に結石が大きくなったり数が増えることはなく，結石を溶解して小さくする．もし小用量のウルソデスオキシコール酸（毎日150 mgを3回に分ける）を服用すれば，大用量のウルソデスオキシコール酸（毎日450～600 mgを服用）と比較して，その溶解作用に，あ

まり差がない．

★注意事項★

①本法は簡単なので，患者に受け入れられやすい．
②本法では，半年以上の治療が求められる．

14．老人性認知症

　老人性認知症は，慢性に進行する精神退行性の疾病である．初期には最近の記憶が減退し，性格が自分勝手で頑固になるなどの特徴があり，進行すると知能が全面的に低下し，寝たきりになったり，自分で身の周りのことができなくなる．中国では，主にアルツハイマー病（約50％），血管性認知症（多発性脳梗塞による認知症が約15％），前述した両者の併発（約25％），その他（約10％）となっている．西洋および中国の大都市，例えば上海などでは，本疾患が死亡原因の第4位となっている．現代医学でも，まだ有効な治療方法がない．
　中医学では老人性認知症を「癲疾」，「善忘」，「呆痴」，「神疑病」などとし，腎虚髄空が本で，痰阻血瘀を標と考えている．
　本疾患に対する鍼灸治療は，宋代の『扁鵲心書』に記載されているが，本当に重視されるようになったのは1990年代の初頭からである．治療では体鍼を採用したものが多く，頭面部を主穴としている．穴位注射にも優れた効果がある．多くの医者が，刺鍼と漢方薬を併用して治療効果を高めている．老人性認知症に対する鍼灸では，血管性認知症に信頼できる効果があるが，アルツハイマー病には効果がない．

(1) 電気鍼
★取穴★

　主穴：四神穴，神庭．

配穴：足三里，大椎．

四神穴の位置：百会穴から前後左右に 1.5 寸．

★治療方法★

主穴を主とし，考慮して配穴を加える．28 号か 30 号の 1.5 寸毫鍼を使う．頭部穴の四神穴と神庭は，百会に向けて 0.8〜1 寸に平刺（横刺）する．そして捻転して得気したら G6805 パルス器に繋ぎ，45 回／分の連続波にし，患者が耐えられる強さで 45 分電気鍼する．足三里は直刺，大椎は少し下へ向けて斜刺し，15 分ごとに提挿捻転で平補平瀉して，45 分留鍼する．毎週 1 回治療して 12 回を 1 クールとし，各クール間は 3 日空ける．一般に毎年 3 クール治療する．

★治療効果★

初期症状のある患者 48 例を予防し，正常に回復が 16 例，制御が 27 例，引き続き悪化しているが 5 例で，有効率 89.6％だった．この結果は西洋薬治療群より効果が優れていた．

★注意事項★

①本法は，主に早期の老人性血管性認知症（脳梗塞や動脈硬化症による認知症）の痴呆症状を制御したり予防する．その初期には，無関心となって作業能率が悪くなり，最近のことを忘れ，頭の回転が鈍く，注意力が散漫になるなどの症状がある．

②初期症状がはっきり現れていれば，頭部穴の電気鍼が終了したあと，さらに 3〜4 時間ほど留鍼する（配穴は電気鍼が終了した時点で抜鍼する）．

(2) 鍼灸

★取穴★

主穴：百会，四神聡．

配穴：足三里，命門．

★治療方法★

毎回，主穴は全部取り，配穴から1穴加える．1.5～2寸の毫鍼で透穴する．まず四神聡を取り，鍼尖を百会穴へ向けて平刺する．こうして鍼尖を百会穴に集中させたら30分留鍼し，10分ごとに運鍼する．同時に棒灸で百会と配穴へ15分ずつ雀啄灸する．毎週1回治療し，25回を1クールとして，毎年1クール治療する．

★治療効果★

65歳以上の老人104例を治療して追跡調査したところ，鍼灸は知能と記憶（長期と短期の記憶）をある程度改善した．

★注意事項★

①本法は血管性認知症の予防に用いる．
②予防する期間が長いため，患者は治療を続けなければならない．

(3) 体鍼

★取穴★

主穴：百会，風府，水溝．
配穴：曲池，神門，三陰交，太谿，太衝．

★治療方法★

主穴を主にし，考慮して配穴を加える．鍼を刺入して得気があれば，百会は前後左右に向けて沿皮刺で横刺し，鍼感を周囲に放散させる．風府は鍼尖を下顎へ向けてゆっくりと刺入し，捻転瀉法して，鍼感を頭頂へ到達させる．水溝は上向きに深く斜刺し，繰り返し提挿して鍼感を強める．曲池は提挿と捻転を併用して補法する．神門と太衝は平補平瀉，三陰交と太谿は提挿捻転の補法をする．上述した穴位は30分留鍼し，5～10分ごとに捻鍼する．毎日1回刺鍼し，10回を1クールとする．2クール目からは週に2～3回治療し，一般に4クール治療する．

★治療効果★

42例を治療し，著効14例，有効22例，無効6例で，有効率85.7％だった．刺鍼の前後でCCSE（認知能力スクリーニング検査）とFAQ（社会

機能質問用紙）によって比較し，極めて有意な差があった（P＜0.001）．
★注意事項★

①本法は，血管性認知症の予防治療に用い，知能の改善に顕著な作用がある．患者の病歴が短く，若いほど効果がよい．

②本法の主穴は，刺鍼して所定の鍼感がなければ効果が得られない．

15．癲癇

興奮性が高すぎる脳のニューロンが，急に過度の重複放電をし，脳の機能が突発的に一過性に乱れて，短時間の知覚障害，手足の震え，意識の喪失，運動障害や自律神経の異常などが起きた状態を，癲癇発作と呼ぶ．大発作，小発作，限局性発作と精神運動発作などに分けられ，間欠性，一過性，同一発作などの共通した特徴がある．

癲癇発作に対する鍼灸治療は，20世紀の1950年代初めにある．50年代末からは，ある施設で癲癇の脳波と刺鍼の関係から研究が進められた．特に最近の20年あまりで，さまざまな穴位刺激法が登場し，癲癇発作の持続時間を短くしたり，次の発作が起こるまでの間欠期を延長するなどの効果があった．特に癲癇発作を予防したり，発作回数を減らすのに一定の効果があった．使用される穴位刺激方法は，穴位埋線が最も普遍的である．現在の癲癇に対する有効率は80％前後である．

(1) 体鍼
★取穴★

　主穴：大椎，腰奇，水溝，後谿．

　配穴：百会，神門，豊隆，太衝．

　腰奇の位置·尾骨尖端の上2寸．第2第3仙骨稜の間下方．後部正中線．

★予防方法★

主穴を主とし，症状によって配穴から2～3穴選ぶ．大椎は26号の毫鍼を使い，上に30度角で1.5寸ぐらい斜刺し，患者に触電感があったら少し後退させて留鍼する．腰奇も1～1.2寸に深刺し，強く刺激する．主穴は15分留鍼し，配穴は留鍼しない．大椎と腰奇は抜鍼後に火罐する．毎日か隔日に1回治療する．

★予防効果★

著効－刺鍼して半年以上は発作がなかったり，発作が75％以上減少し，発作の持続時間も明らかに短くなった．**有効**－刺鍼後は発作が25％以上減少し，発作の持続時間も短くなった．**無効**－治療の前後であまり変化がなかったり，一度は好転しても再び治療前の状態に戻った．

149例を予防し，有効率65～88.9％だった．

★注意事項★

①本法は，癲癇の発作を予防するが，大発作に対する効果がよりはっきりしている．

②大椎と腰奇は，太い鍼で深刺しなければならないので，必ず経験豊富な操作者がおこなう．鍼感があればよく，特に大椎は乱暴な操作をすれば，脊髄を損傷して事故に繋がるので気をつける．

(2) 頭鍼

★取穴★

主穴：額中線，頂中線，頂旁1線，病巣対応区，癲癇区．

配穴：情感区，感覚区，胸腔区，枕上正中線．

病巣対応区の位置：脳波計によって異常部分を確定し，その頭皮部分から取穴する．前頭部，頭頂部，後頭部，側頭部が多い．

情感区の位置：運動区の前で，運動区と4.5 cm離れた平行線上．

癲癇区の位置：風池の内側1寸，さらに上へ1寸．僧帽筋の尽きるところ．

★予防方法★

主穴は毎回1区のみを取る．配穴は，精神運動性癲癇には情感区を加え，肢体の知覚異常には感覚区を加えるなどのように，症状に基づいて加えるか，治療効果によって1〜2区を加える．28号毫鍼を使って，必要な長さに刺入したら，すばやく大きく200回/分以上の速さで1分捻転し，30分留鍼する．留鍼中は10分ごとに同じ方法で運鍼する．またG6805パルス器を使い，50回/秒以上の密波で，患者が耐えられる強さにして30〜120分通電してもよい．

★予防効果★

228例を観察し，有効率67.7〜100％だった．そのうち98例を1〜6年にわたって追跡調査すると，著効65例，有効23例，無効10例で，有効率89.8％だった．

★注意事項★

①本法で使用する頭鍼穴区のうち，3つは新穴区なので注意する．

②筆者の経験では，刺入するとき鍼尖が骨膜へ触れるとよい．骨膜に触れると，患者に痛みがあるので，それをあらかじめ説明しておく．

(3) 芒鍼

★取穴★

主穴：神道から腰陽関の透刺，神道から人椎の透刺，腰奇から腰陽関の透刺．

配穴：額三鍼．昼に発作があれば申脈，夜に発作があれば照海，身体が虚していれば足三里と関元，不眠には神門と三陰交，痰が多ければ豊隆と膻中を加える．

★予防方法★

主穴および配穴の額三鍼はすべて取り，残りの穴位は症状によって選ぶ．背穴は0.6〜1.5尺の芒鍼を使って透刺する．額三鍼は両側の眉衝を取り，膀胱経に沿って2本を透刺する．この両眉衝を繋ぐ線を一辺とする正三角形の頂点から督脈経に沿って透刺する．他の穴位は教科書

通りに刺鍼する．刺鍼して得気があれば，背部の穴位は平補平瀉，中の速度で1分捻転する．ほかの穴位は証候に基づいて補法か瀉法し，30分留鍼する．毎日1回（毎週3回以上の癲癇が起きれば，毎日2回）予防し，15日を1クールとして，各クール間は3〜5日空ける．

★予防効果★

70例を予防し，治癒19例，著効22例，有効24例，無効5例で，有効率92.9％だった．

★注意事項★

①芒鍼は細長い鍼で，その操作には一定の経験が必要であり，慎重に透刺しないと胸に刺さって気胸が起きる．

②消毒に注意する．

16. 薬物毒性反応

薬物は身体に対して治療作用があるが，有害反応も引き起こす．そして薬物毒性反応は，ひどい有害反応であり，薬源病を生み出す主な原因である．それは人体に対する危害が大きく，中枢神経，造血システム，そして心臓血管システムを障害し，肝臓や腎臓を損傷する．近年では多くの化学合成薬物が満ち溢れ，薬物の毒性反応を防止したり軽減させることが，ますます重要課題となっている．

鍼灸による薬物毒性反応の予防は，中国では20世紀の1950年代に現れる．当時は主に，住血吸虫病の治療薬である酒石酸カリウムアンチモンの毒性反応を抑えるために鍼灸が使われ，優れた効果があった．近年では，鍼灸従事者が伝統的な刺鍼補瀉手法を用いて，化学療法である抗癌剤の毒性反応を抑えたりなど，うれしい兆しが見えている．鍼灸は薬源性の肝臓障害にも予防作用がある．

(1) 体鍼の1（アンチモン剤の毒性反応を予防するために用いる）
★取穴★
主穴：2組に分ける．①大椎，合谷，足三里．②中脘，内関，行間．
配穴：神庭，腎兪．

★予防方法★
一般には主穴のみを取り，2つの組を交互に使う．効果がはっきりしなければ配穴を加える．アンチモン剤を注射する10〜30分前に刺鍼する．28号の毫鍼を刺入し，得気があれば軽度か中度の刺激で平補平瀉し，2分ほど運鍼する．留鍼しないか5〜10分留鍼する．

★予防効果★
本法は，住血吸虫病の治療に使うアンチモン剤の毒性反応を予防する．頭暈，悪心，嘔吐，心悸，食欲不振，腹痛，発熱など，各種反応に優れた効果がある．対照群と比較すると，反応を大きく減少させるだけでなく，反応の発生も遅らせる．ほかにも主穴の①組は毒性反応を治療する作用もあり，1〜3回で症状が治まる．

★注意事項★
アンチモン剤は住血吸虫病の薬物として中国で使われていたが，20世紀1970年代からはプラジカンテルが使われるようになった．本法は予防の参考として載せた．

(2) 体鍼の2（抗癌剤の毒性反応を予防するために用いる）
★取穴★
主穴は2組に分ける．①大椎，足三里，内関．②身柱，三陰交．
配穴：行間，期門，天枢，気海．

★予防方法★
主穴の2組は，それぞれ投薬前ならびに投薬後2日目に刺鍼する．徐疾補瀉を使い，虚弱体質なら補法する．切皮したら，ゆっくりと力強い手法で鍼を地部（穴位の最も深部．骨の近くだったりもする）まで刺

入し，穴位を30秒ほど強く押さえ，すばやく皮下まで引き上げて抜鍼する．1回の操作時間は3〜4分で，一般に留鍼しない．配穴は患者の症状に合わせ，毎回2〜3穴取り，主穴と同じ操作をする．毎日1回治療する．

★予防効果★

本法は化学療法による白血球数低下を予防し，造血機能をはっきりと改善する効果がある．また胃腸機能に対しても優れた調節作用がある．

★注意事項★

①本法は，主に化学療法で使う抗癌剤の毒性反応を予防するのに使う．体質や症状によって補法や瀉法など，異なる手法を使う．

②白血球を許容範囲内に維持するため，主穴の①組は化学療法の前に使ってもよいし，化学療法と併用してもよい．

③予防期間だが，化学療法の治療クールが終了したあとも一定期間は続けたほうがよい．

(3) 耳鍼（抗癌剤の毒性反応を予防するために用いる）

★取穴★

主穴：腎上腺，耳神門．

配穴：腎，脾．

★予防方法★

まず主穴を取り，効果がはっきりしなければ配穴を加える．化学療法の期間は，毎日1回治療する．鍼を刺入し，捻転法を続ける．各穴を順番に5分ずつ捻転し，15〜20分留鍼する．

★予防効果★

本法は化学療法により白血球数が減少した癌患者20例を予防し，有効（白血球数が許容範囲内に維持できた）17例，無効3例で，有効率85％だった．耳鍼を使わなかった対照群より，明らかに優れていた．

★注意事項★

①本法は，化学療法の造血機能に対する影響を予防するために使う．
②長期に抗癌剤を使用している患者は，本法と「体鍼の2」を併用したほうが予防効果を高める．

17．あがり症

あがり症は，競技の前や競技中（試合やテストなど）に現れる一連の症状で，例えば心悸や気急（頻呼吸），めまい（頭暈），煩躁（落ち着かない），口乾（口が乾く），食欲不振，悪心や嘔吐，腹痛や下痢，あるいは便秘，生理不順，視野がぼやける，両手の震え，フクラハギの痙攣，思考力の減退，考えがまとまらない，血圧の急上昇などが発生し，ひどければ精神異常や失神，さらには突然死すら起きる．あがり症の予防は，現在一般に試験（試合）の20〜30日前から復習時間を減らしたり，睡眠時間を保持し，栄養を摂って緊張した心理状態を消し，心理，生理，社会の三者関係を協調させるなどが試みられているが，理想的な効果があるとはいいがたい．仮に試験（試合）前に鎮静剤などを使用しても，その副作用が試験や試合の成績に影響する．

20世紀の1980年代初頭，中国では鍼灸師が初めて「鍼灸を使ったあがり症の予防」を試みた．特に受験場でのあがり症に対してだが，満足できる効果があり，受験生の成績を一定程度は向上させた．鍼灸は受験時の心拍数など多方面にわたる調節作用を持つだけでなく，血中環状ヌクレオチドの産生に対しても影響を与え，それを正常値に近づける．

あがり症の予防や治療には，体鍼と耳鍼が常用されている．

(1) 耳穴圧丸（予防治療）
★取穴★
主穴：耳の裏側と前側の2組に分ける．①耳背穴－耳背心，耳背腎，

耳背肝，耳背肺，耳背脾．②耳前穴－耳神門，心，皮質下，交感，脾．
　配穴：肝，胃，大腸．

★予防方法★

　一般には主穴のみを取り，予防過程で症状が起きてきたら，症状に基づいて配穴を加える．一般に試験の1カ月前に施術し，黄荊子（タイワンニンジンボクの種．なければ王不留行子でもよい）を貼り付け，予防者自身に毎日3～5回，1回10～20分按圧させる．これとは別に睡眠20分前に1回按圧させる．按圧して局部が発赤，発熱すればよい．5日に1回貼り替える．

★予防効果★

　著効－耳を按圧して6日以内に症状が消え，毎晩6～8時間は眠れる．有効－耳を按圧して6日以内にはっきり症状が軽くなり，毎晩5時間以上は眠れる．無効－耳を按圧しても，はっきり諸症状が改善しない．

　582例を治療した結果，治癒371例，著効42例，有効150例，無効19例で，有効率96.7％だった．予防では86例を観察し，そのうち8人に軽い症状が現れ，発病率9.3％（何もしない対照群86例では，発病52例で，発病率60.5％），有効率90.7％だった．

★注意事項★

　①本法は精神が緊張したり，眠れないなどを主な症状とするあがり症に対して優れた効果がある．復習して試験を受けることにより発生する試験のあがり症の予防に適用する．

　②本法は簡単なため自分で操作できるが，試験の1カ月前から予防しなければならず，治療期間が長い．

(2) 耳穴円皮鍼

★取穴★

　主穴：皮質下，耳神門．

★予防方法★

耳穴はすべて取る．最初に耳穴探測器（テスター）で敏感点（良導点）を見つけ出し，部位に基づいて円皮鍼か皮内鍼を刺入する．そして予防者に毎日2〜3回，各穴を10〜20度ずつ按圧するように指示する．鍼は3〜5日で取り去り，必要があれば対側の耳穴を使う．

★予防効果★

200例を予防した．そのうち100例は探測器を使って敏感点を取穴し，残りの100例は按圧により取穴した．1〜3回予防し，制御99例，著効95例，無効6例で，有効率97％だった．

★注意事項★

①本法も主に試験のあがり症に用いるが，予防期間が短い．しかし専門家が操作しなければならない．

②耳穴ならびに鍼は，きちんと消毒しなければならない．

(3) 体鍼

★取穴★

主穴は2組に分ける．①百会．②四神聡，神門，内関，足三里．

★予防方法★

百会だけを取ってもよいし，2組とも取ってもよい．30号1.5寸の毫鍼を教科書通り刺入する．百会と四神聡は1.2寸に平刺し，得気したら軽刺激で，複式補瀉の補法をする．複式補瀉は，迎随，徐疾，提挿，九六，開闔などの単式手法を組み合わせたものである．頭の鍼は8時間留鍼する．一般に試験の前の晩に刺鍼し，明け方の起床前に抜鍼する．午後に試験や試合があれば，午前中に刺鍼して2時間留鍼すればよい．他の穴位は平補平瀉し，20分留鍼する．留鍼中は，暗示療法も併用するとよい．

★予防効果★

706例を予防した．そのうち596例は百会だけで予防し，試験の前の晩に8時間留鍼した．すると多くの被験者で睡眠が改善されただけ

でなく，試験時の心理状態も安定し，各人が各科で対照群より3.4点高く，しかも補法の鍼灸の効果がよかった．また明らかに緊張している者は留鍼したまま受験したが，多数の被験者は鍼が気になり，点数が上がらなかった．午前中に刺鍼して午後に受験した者は，やはり頭が冴えて，各人が各科で平均2.75点多かった．別の110例は，心理療法を併用して落ち着かせ，3〜7回治療したところ，107例で症状が全部消え，満足できる効果があった．

★注意事項★

①本法は1回だけ刺鍼するので，前の耳穴より実用的である．
②本法は試験のあがり症だけでなく，他の競技のあがり症にも適する．

(4) 電気鍼

★取穴★

主穴：百会，印堂，足三里．
配穴：神門，三陰交，内関，心兪，四神聡．

★予防方法★

百会穴は前から後ろへ向けて，柔らかくゆっくりした手法で頭皮へ沿皮刺し，被験者が痛みを感じないようにする．印堂は上から下へ向けて1.5寸刺入し，だるい，痺れる，腫れぼったい得気が前頭部へ拡散すればよい．そのあと陽極を百会，陰極を印堂に繋いで，G6805パルス器に接続し，被験者が耐えられる電流で10〜15分通電する．抜鍼したら足三里へ刺鍼し，軽提重按（軽く引いて重く押す）の手法で鍼感を経絡の上下に30秒伝導させたら抜鍼する．留鍼しない．配穴は，不眠，夢ばかり見る，目が覚めやすいという症状ならば，神門と三陰交を取る．心悸や焦燥感には内関と心兪を取る．集中できなければ，梅花鍼で四神聡を軽く叩刺する．配穴はすべて留鍼せず，得気すればよい．毎日1回治療し，10日を1クールとする．

★予防効果★

治癒－5〜7回予防して，自覚症状が消え，試験で正常な力が出せ，試験終了後に試験内容が思い出せた．**著効**－7〜10回予防し，ほぼ自覚症状が消え，試験でもだいたい正常な力が出せ，試験終了後に試験内容がほぼ思い出せた．

57例を治療した．治癒42例（73.7％），著効12例で，著効以上は94.7％だった．

★注意事項★

①本法は試験のあがり症に用いる．受験生は頭を酷使し，長期に精神が抑圧され，学習の負担が大きいので，心脳脾腎などの臓腑機能が失調する．

②操作時には強い刺激を避け，被験者が心地よく感じる程度とする．

2章　外科疾患の予防

1. 輸液輸血反応

　輸液輸血反応で激しいのは，発熱とアレルギー反応である．発熱反応は，輸血や輸液の1～2時間後に起こることが多く，急に寒けがして震え，高熱（39～40℃）となり，皮膚が紅潮して，頭痛，悪心嘔吐を伴い，ひどいときは譫妄や昏睡状態になる．アレルギー反応は，皮膚が痒くなり，限局性あるいは広範囲のジンマシンが起きたり，血管神経性浮腫や気管支痙攣が起こり，アレルギー性ショックが起こることもある．

　輸液輸血反応の鍼灸予防は，20世紀の1970年代初めに報告があり，耳鍼を主としている．予防治療では予防に重点があるが，特に発熱反応の予防である．鍼灸は輸液輸血反応の予防にはっきりした効果があり，中国の重要な西洋医学の書である黄家駟ら主編の『外科学』には，耳鍼が発熱反応の予防法として収録されている．

　鍼灸による輸液輸血反応の予防は，応急処置の1つにすぎないので，発熱物質のない技術で厳しく保存液を調整し，採血や輸血，輸液の用具を徹底的に洗ったり消毒して，アレルギー歴のある血液提供者をできるだけ避ければ，根本的に予防できる．

(1) 耳穴圧丸
★取穴★
　主穴：耳神門，腎上腺，肺．
　配穴：発熱反応には交感と皮質下．アレルギー反応には内分泌と風溪

（蕁麻疹区）．

★予防方法★

　主穴は必ず取り，輸液や輸血中に現れる反応の兆候によって配穴を1～2穴加える．輸液や輸血する10～15分前に王不留行子か380ガウスの磁石粒を耳穴へ貼り付ける．そして粒を5～15分ほど圧迫刺激する（間欠刺激でよい）．輸血や輸液を受ける者が，耳穴を按圧し，頭の片側半分にだるい痺れ感，あるいは重く腫れぼったい感じが発生し，耳介が紅潮して熱くなったら輸液や輸血をすることができる．

★予防効果★

　輸液と輸血反応960例を予防した結果，有効率95～99％だった．対照群（薬物予防群）は反応の起きなかった者が56.4％だったので，薬物と比較すると耳穴圧丸が優れていた．

★注意事項★

　①耳穴圧丸は簡単で，輸液や手術の邪魔にならず，患者にも受け入れられやすいので，最初に選択すべき方法である．

　②圧丸での注意だが，強く按圧したり按摩したり，按圧する時間が長すぎると，皮膚が破れて化膿する恐れがある．

(2) 体鍼

★取穴★

　主穴：曲池，血海．
　配穴：内関，足三里．

★予防方法★

　輸血や輸液する半身と反対側の肢体へ刺鍼する．主穴だけを取り，注入する前に刺鍼して，得気があれば中刺激の瀉法で2～3分運鍼してから輸注を開始する．主穴の効果が悪かったり，反応の前兆が現れたら，配穴の内関を加えて強刺激の瀉法をし，足三里へ軽刺激の補法をする．すべて輸注が終わるまで留鍼する．

★予防効果★

輸液輸血反応43例（うち前駆症状のあるもの30例）を予防し，有効率93％だった．

★注意事項★

①本法は，輸液や輸血する前に予防する，最初に使うべきルーチンな方法となっているが，耳穴の効果が悪い状況で用いてもよい．

②筆者の経験では，輸液輸血反応歴のある患者は，本法で予防しておくとよい．

(3) 灸

★取穴★

主穴：命門．

★予防方法★

患者が輸液中に寒けがし，寒戦するなどの前兆が現れれば，すぐに命門穴へ施灸する．方法は，術者が棒灸を持って穴位の周囲5cmを旋回させ，灼熱感はあるが火傷しない程度に局部を2〜3分温める．施灸時間は長くとも10分以内とする．

★予防効果★

54例を予防し，5分を限度に効果を観察した結果，著効（体温が37.5℃以下となり，すべての症状が消えた）45例，有効（体温が38℃以内となり，主な症状が消えた）6例，無効3例で，有効率94.4％だった．

★注意事項★

①本法は，輸液中に前兆が現れたとき使用する．

②施灸で予防すると同時に，輸液速度を70〜40滴/分に下げる．もし全身反応がひどければ輸液を中止する．

2. 外科感染

　ここでは主に外科の化膿性感染について述べる．こうした感染は黄色ブドウ球菌，連鎖球菌，大腸菌などの化膿性病原菌によって引き起こされる．局部症状としては赤く腫れて熱痛があり，機能障害があるのが特徴である．全身症状では，発熱，頭痛，悪心や嘔吐，脈拍が速くなる，白血球数の増加などがあり，重症ではショックが現れる．

　鍼灸による外科感染の予防は，この20年あまりで始まった．1万例を超える観察により，鍼灸は術後の感染に対し，優れた予防作用のあることが分かった．また刺鍼した翌日には末梢血液中の好酸球の数値が上昇を始め，3～4日目にピークとなることも分かった．刺鍼は白血球数にも，はっきりとした調節作用がある．鍼灸の外科感染を予防する作用メカニズムは，各種細菌に抵抗する体内の能動要因を発動させ，それによって細菌の生長と繁殖を抑えて，身体の代謝機能を促す．

(1) 体鍼の1（さまざまな外科手術の術後感染予防に用いる）
★取穴★
　①**上肢**
　主穴：曲池，合谷．
　配穴：手三里，内関．
　②**下肢**
　主穴：足三里，陽陵泉，三陰交．
　配穴：髀関，風市．
　③**体幹**
　主穴：脊柱点，委中．
　配穴：環跳，秩辺．
　脊柱点の位置：後谿穴の直後0.2寸．
★予防方法★

外科手術が終わったら，ただちに刺鍼して予防する．手術部位によって穴位を取る．一般に主穴を取り，状態によって配穴を加える．28号1〜2.5寸の毫鍼（部位によって鍼の長さを変える）で切皮し，鍼を刺入して得気があれば，中刺激で平補平瀉し，鍼感を周囲に放散させる．そのあと20分留鍼して，留鍼中に1回運鍼する．毎日1回治療し，傷口が癒合するまで治療を続ける．

★予防効果★

　1015例を予防し，有効率96.3〜97％だった．

★注意事項★

　①本法は，さまざまな外科手術（普通の外科や骨折など）の術後感染予防に用いる．

　②予防対象は，身体の調節機能が極度に低下していなければ，どんな患者にでも採用してよい．上述した方法は，無菌手術だけでなく，一般の手術や外科感染でも，優れた予防作用がある．

　③予防する時期だが，最初の刺鍼は術後すぐに救命室か手術室で実施する．そのあと病状に基づいて，当日か翌日に引き続いて刺鍼する．手遅れになると効果に影響しやすい．

(2) 体鍼の2（産婦人科手術中の感染予防に用いる）

★取穴★

　主穴：足三里，八髎（上髎・次髎・中髎・下髎），曲池．

★予防方法★

　手術室内では，手術前に足三里へ刺鍼し，1.5〜2寸刺入する．強刺激の補法（層に分けて刺入し，1回で皮下まで引き上げる）により1〜2分運鍼したあと抜鍼する．八髎穴は28号毫鍼を使い，下髎から切皮して仙骨に密着させ，中髎→次髎→上髎と透刺し，中度の補法をしたあと抜鍼する．翌日からは，曲池穴へ午前と午後に1回ずつ刺鍼する．刺入したあとの手法は，やはり前と同じ三進一退の法を使う．軽刺激か

中刺激で刺激し，抜鍼したあと鍼孔を按圧する．一般に3〜7日治療を続ける．

★予防効果★

　6000例近くを予防し，有効率99.4％だった．臨床検査によると，刺鍼して24時間後に白血球が増加した．それは好中球が主だが，多くは2〜3倍に増加して，2〜3日後から徐々に下がり始める．細菌培養すると，もともとあった鎖球菌球と大腸菌の生長が抑えられていた．また帝王切開した患者は，刺鍼によって乳汁の分泌が増える．さらに非月経期の膣スミア検査（顕微鏡のプレパラート作製．ガラスに挟まれた標本）では，多量の角質細胞が見られるが，これは刺鍼により全身が調整されるため，予防できることを示している．

★注意事項★

　①本法は主に，産婦人科手術の感染を予防する．
　②本法は分層補瀉を使うので，その技術を習得しておかねばならない．
　③その他の注意事項は前と同じ．

3. 手術後の腹部膨隆

　術後の腹部膨隆は，手術後に多い症状の1つである．腹部を手術したあとに多いが，腹部以外の大手術でも発生し，特に寝たきりで動けない患者に起こる．症状は腹脹してスッキリせず，肛門からオナラが出ないなどである．腹部膨隆がひどいと，さまざまな病気を誘発する．

　鍼灸は，はっきりした治療効果だけでなく，一定の予防作用もある．

(1) 体鍼
★取穴★
　主穴：足三里，天枢．

★予防方法★

手術の当日に刺鍼する．両側の穴位を取り，得気したら軽く瀉法で刺激して，15～20分留鍼する．毎日1回治療して，オナラが出るまで続ける．

★予防効果★

術後の腹脹96例を予防し，有効率95.8％だった．

★注意事項★

①本法の予防効果は，産婦人科の術後の腹脹を観察したものだが，他の手術による腹脹にも適用できる．

②天枢穴は深刺しないようにする．腹膜へ当たればよい．腸に刺さると腹膜炎が起きる恐れがある．

4. しもやけ（凍瘡）

凍瘡は，冬季に多い疾患である．局部に多形滲出性紅斑や水疱が現れ，ひどければ潰瘍となって痒みや痛みを伴い，暖まると症状がひどくなる．凍瘡は一般に低温（気温が3～5℃）と湿った環境で発生し，個人の耐寒能力と関係がある．患者の多くは「しもやけ体質」で，毎年冬になると同じ場所で発病する．凍瘡の多くは露出した部位に発生し，やはり容貌を損なう疾患である．凍瘡の発生率は高く，あとで分かる場合が多く，1度発作が起きると再発しやすいので，凍瘡の予防治療は一般人にとって意義が大きい．

凍瘡に対する鍼灸の臨床報告は，1958年に始まった．鍼灸による凍瘡の予防は，20世紀の1960年代中期に報告され，施灸を主にしていた．この20年は，やはり刺鍼や灸が穴位刺激方法の中心であったものの，操作方法が大きく改善され，そのため治療効果も若干向上した．

(1) 施灸の1

★取穴★

　主穴：阿是穴.

　阿是穴の位置：凍瘡発作部位（以下同様）.

★予防方法★

　凍瘡が好発する季節に阿是穴を取り，棒灸で適度な距離を保って回旋灸する．内側から外側へ回旋し，皮膚が熱いが火傷しない程度に温める．毎回10～15分施灸し，そのあと親指で阿是穴を3～5分ほど繰り返しマッサージする．毎日1回施灸し，一般に2～3回治療すればよい．

★予防効果★

　54例を予防し，冬季に凍瘡が起きなかったのが34例，軽い凍瘡が起きたのが14例，同じように凍瘡になったのが6例で，有効率88.9％だった．初期の赤く腫れ始めたばかりでも効果があり，多くは1～2週間で腫れが消え，半数は治療して2～3年内に再発しなかった．

★注意事項★

　①本法は凍瘡の予防に用いるが，使うときは対象と時期に注意する．予防対象は過去に発病した患者で，冬に入る時期に施灸する．病巣部が小さければ雀啄灸でもよい．

　②棒灸は，患者が自分で操作できる．本法で予防するときは，患部を暖かくし，漢方薬に浸してもよい．

(2) 施灸の2

★取穴★

　主穴：阿是穴.

★治療方法★

　凍瘡の大きさに合わせて，2 mmの厚さにスライスしたショウガ片を瘡面に載せる．さらにモグサで小指の先ほどの艾炷を作り，ショウガ片の上に置いて施灸する．患者が焼灼痛を感じたら，術者は少しショウガ

片を移動させてもよい（瘡面から離さないよう注意する）．各部位に3〜5壮すえる．毎日1回治療して，5回を1クールとする．

★治療効果★

58例を治療し，治癒52例，有効4例，無効2例で，有効率96.6％だった．

★注意事項★

①本法の操作は，他の方法に比較して少し煩雑である．しかし本法は病歴の長い，病巣面積の大きな患者にも適用できる．

②本法は凍瘡の予防にも使える．

(3) 体鍼の1

★取穴★

主穴：阿是穴．

配穴：手背は陽池と陽谷．手指は三間から後谿へ透刺．足は崑崙，解谿，通谷，公孫．耳は耳凍穴．

耳凍穴の位置：耳介根部で，外耳道口と対応する部分．

★予防方法★

主穴は必ず取り，凍瘡の好発部位に基づいて，相応する部位から配穴を選んで刺鍼する．体鍼は，すべて中度の平補平瀉をし，陽池や陽谷では手背へ，三間では手指へ，崑崙や解谿では足背へと鍼感が伝導すれば，さらに効果がある．2〜3分運鍼して刺激し，5〜15分留鍼する．耳穴は三稜鍼(消毒に注意する)で点刺出血する．刺鍼は隔日1回おこない，3回前後治療する．

★予防効果★

120例を予防した．冬季に凍瘡が起きなかった者39例，軽く起きた者72例，やはり発生した者9例で，有効率92.5％だった．

★注意事項★

①本法も予防する方法であり，注意点は灸法と同じである．

②前述した灸法と併用すると，さらに予防効果が高まる．

(4) 体鍼の2
★取穴★

主穴：阿是穴，周囲の経穴．

★治療方法★

まず穴区を消毒し，凍瘡周囲の穴位を浅刺する．さらに凍瘡周囲の皮膚（凍瘡の境目から約2 mm 離れた健康な皮膚）から凍瘡を取り囲むように，28号1寸の毫鍼をゆっくりと皮内へ刺入し，すぐに抜鍼する．出血させてはいけない．そのあと凍瘡の縁に2〜5 mm 間隔で1本ずつ，凍瘡を取り囲むように浅刺する．さらにその内側2.5〜5 mm の病巣部へも，ぐるりと刺鍼するが，刺鍼点は互い違いにし，平行にしない．このように徐々に凍瘡の中心へ向けて囲刺するので，だんだんと刺鍼点も減ってゆく．最後に残った中心には太い毫鍼を1本点刺して出血させる．隔日に1回治療して，治療クールは数えない．

★治療効果★

295例の患者を治療し，全員が治癒した．

★注意事項★

①本法は凍瘡の治療に使うが，決められたように刺鍼する必要があり，細かい部分を正確におこなう．

②本法は，すでに潰瘍となって破れた創面には適さない．

(5) 刺血
★取穴★

主穴：阿是穴．

★治療方法★

赤み，腫れ，膨れ，痛みの最も顕著な部位を選ぶ．患部を消毒し，すばやく三稜鍼で3〜5カ所を点刺して，血を3〜5滴出す．毎日か隔

日に1回治療し，6回を1クールとする．一般に1クールだけ治療すればよい．

★治療効果★

50例を治療し，全員が3〜6回で完治して，治癒率100％だった．

★注意事項★

①本法は，初期の実熱を主とした凍瘡治療に適用し，潰瘍となって破れた創面には使わない．消毒に注意する．

②筆者の経験では，刺血したあと棒灸を使い，毎回5〜10分ほど病巣にはっきりとした熱感が出るまで雀啄灸すれば，治療期間を短縮し，効果を高める．

3章　産婦人科疾患の予防

1. 人工妊娠中絶の総合反応

　人工妊娠中絶の総合反応とは，人工妊娠中絶手術の過程で，心臓血管システムや全身に発生する一連の有害反応である．心拍の乱れ，血圧低下，顔面蒼白，大汗をダラダラかく，頭暈，胸悶（胸苦しさ）などで，重症では失神したりヒキツケが起きたりする．特に心臓病のある妊婦の人工妊娠中絶では，心臓停止が起きやすい．そのため人工妊娠中絶の総合反応を予防すること，とりわけ心臓疾患のある妊婦に人工妊娠中絶手術をするときは非常に重要である．

　20世紀の1970年からは，刺鍼により人工妊娠中絶の総合反応を予防することにおいて，優れた効果があった．ほとんどが体鍼と電気鍼で予防しているが，選穴は異なる．刺鍼は一般の人工妊娠中絶の総合反応も予防できるが，心臓病患者の人工妊娠中絶の総合反応にもはっきりした予防作用がある．

(1) 体鍼の1
★取穴★
　主穴：内関から三陽絡の透刺．
　配穴：足三里．
★予防方法★
　一般に主穴のみを取る．手術の5分前に，28号3寸の毫鍼を内関へ切皮し，45度角で捻転しながら三陽絡へ透刺する．三陽絡穴に鍼尖が

触れるが，皮膚を貫かない深さに刺入し，得気したら留鍼する．手術開始前，手術中，手術後に，それぞれ中刺激の平補平瀉で1分運鍼するが，捻転角度は180度以内とする．効果が悪ければ足三里へも刺鍼し，得気があれば，やはり平補平瀉で1～3分運鍼して，留鍼しない．

★予防効果★

本法は，優れた予防効果がある．以前に刺鍼群と非刺鍼群，各150例ずつで比較したところ，血液動態（血圧，脈拍）はいうまでもなく，全身反応の各観察指標（腹痛，腹脹，腰のだるさ，悪心，胸悶，頭暈，痙攣，意識喪失）など，すべてにおいて刺鍼群の効果が優れていた．

★注意事項★

①本法は一般の人工妊娠中絶の総合反応予防に用いる．使用する穴位は上下肢であり，手術に影響しない．また主穴は1鍼で2穴を透刺するため，妊婦に多く刺鍼することによる違和感と精神的緊張を軽減する．当然，刺鍼者の操作には熟練が必要である．

②刺鍼だけでなく，手術では局部の強い刺激を軽減させるよう注意しなければならない．刺鍼効果だけでは不十分なとき，0.5～1mgのアトロピンを筋肉注射か静脈注射し，迷走神経の反射などを遮断する．

(2) 体鍼の2

★取穴★

主穴：中極，関元．

★予防方法★

主穴は全部取る．まず婦人科で双合診で検査し，妊娠80日以内であれば中極，80日以上ならば関元を取り，1～1.2寸に刺鍼して，得気があれば留鍼する．子宮頸部が広がり始め，吸引と搔破が終わるまで，軽刺激か中刺激の平補平瀉で運鍼を続ける．手術が終了したあとも10～20分留鍼を続ける．早く抜鍼しすぎると人工妊娠中絶の総合反応が起きる．

★予防効果★

各種心臓疾患のある妊婦100例に人工妊娠中絶したときの反応率は3％であり，反応が現れても症状が軽く，すべての症例で他の薬物を使用することなく，全員安全に手術が終わった．そして刺鍼せずに人工妊娠中絶した263例の妊婦は，何も予防措置を講じなかったが，その人工妊娠中絶の総合反応の発生率は12.5％であり，刺鍼群と比較すると顕著な有意差があった（$P < 0.025$）．これにより鍼灸に確実な効果のあることが証明された．

★注意事項★

①本法は，主に心臓病患者の人工妊娠中絶の総合反応を予防する．

②両穴の刺入深度は体型によって決め，筋膜層へ鍼尖が達すればよい．腹膜を貫かないよう注意する．腸に刺さると腹膜炎が起きる恐れがある．

(3) 電気鍼

★取穴★

主穴：水溝，承漿．

★予防方法★

主穴は全部取る．手術前に30号1寸の毫鍼を15度角で刺入する．水溝穴は鍼尖を上へ向けて，承漿穴は下へ向けて刺入し，パルス器に接続して50回/秒のパルス密度，被験者が耐えられる電流で15～30分通電する．子宮内を吸引除去するときは，適当に電流を強くする．胎児の吸引が終わったら電気鍼を止める．

★予防効果★

106例を予防し，1例も人工妊娠中絶の総合反応が発生しなかった．

★注意事項★

①本法も一般の人工妊娠中絶の総合反応予防に適用する．

②本法で用いる穴位，特に水溝穴へ刺鍼するときは痛いので，それを事前に予防者へ説明する．

(4) 体鍼と耳圧（薬物を使って中絶したあとの膣出血を予防する）

★取穴★

主穴は2組に分ける．①合谷，三陰交，足三里．②耳穴の子宮，耳神門，耳中，内分泌，腎，肝，交感．

★予防方法★

主穴は全部取る．体穴は両側を，耳穴は一側を取る．体穴は30号のステンレス毫鍼を刺鍼して得気があれば，合谷と足三里は提揷に小さな捻転を加えた補法，三陰交には瀉法をする．刺鍼したら少し強めの刺激量で運鍼し，10～30分留鍼する．1度だけ刺鍼する．刺鍼したあとは耳介を75％アルコールで消毒し，耳穴へ王不留行子を貼り付け，手で3分ほど按圧する．均等な刺激量で，耳介の小血管が充血して耳が熱くなったり，少し痛い程度に按圧する．そして患者には，当日の観察期間，30分ごとに按圧するよう指示する．帰宅したあとは毎日自分で3～5回按圧させ，5日後に王不留行子を取り外させる．

★予防効果★

薬物を使って中絶した200例を観察した．そのうち本法の治療群は99例で，対照群は101例だった．その結果，膣からの出血量，とりわけ後期の不規則な出血量は，治療群では対照群より明らかに少なかった．これは本法が，薬物中絶したあとの膣出血にもはっきりした予防効果のあることを示している．

★注意事項★

①本法は，薬物を使って中絶したあとの膣出血予防に用いる．

②本法で効果がなければ，益母草冲剤（湯に溶かして服用）か生化湯を併用して治療する．

2. 習慣性流産

　妊娠して20週にもならないのに，胎児の体重が500gに満たず，妊娠が中断するものを流産と呼ぶ．習慣性流産とは，流産が3回以上続くものをいう．膣からの出血や，発作性の腹痛が主な症状である．

　中医学では習慣性流産を「滑胎」と呼ぶ．本疾患に対する鍼灸治療は，『鍼灸資生経』や『類経図翼』などの古医籍に記載されている．現代の報告で最も早いのは20世紀の1960年代で，足三里へプロゲステロンを注射して，習慣性流産の切迫流産を予防した．現在では，鍼灸は予防目的で使われるようになり，妊娠したあとで流産しやすい月に鍼灸して流産を予防する．もう1つは妊娠中に流産の前駆症状が現れたとき，妊娠月に基づいて，それに対応する経穴で治療することである．習慣性流産は現代の難問の1つなので，さらに予防法則の探求が求められる．

(1) 体鍼の1
★取穴★
　主穴は2組に分ける．①中極，帰来，足三里．②曲骨，関元，三陰交．
　配穴：内関．

★予防方法★
　2組の主穴は，妊娠5カ月以内であれば①組へ刺鍼する．妊娠5カ月以上で，胎位が骨盤まで下がっていれば②組へ刺鍼する．腹痛が激しければ内関を加える．下腹部の穴位は，刺鍼して得気したら補法する．下肢の穴位は平補平瀉する．いずれも15〜30分留鍼する．毎日1回治療し，15回を1クールとする．

★予防効果★
　7例を予防した．そのうち4例が習慣性流産（1〜3回流産している）だが，全員が成功した．5例を追跡調査すると，全員が月が満ちて順調に出産していた．

★注意事項★

①本法の刺鍼操作では，軽い手法がよい．

②本法の予防症例数は多くないが，効果が確実なので，さらなる追試が望まれる．

(2) 体鍼の2
★取穴★

主穴は9組に分ける．①太衝，曲泉．②陽陵泉，帯脈．③神門，少海．④陽池，支溝．⑤陰陵泉，地機．⑥足三里，天枢．⑦尺沢，太淵．⑧曲池，臂臑．⑨太谿，石関．

★予防方法★

前述した9組の穴位は，妊娠月または流産しやすい月に基づいて，異なる組穴を使う．例えば妊娠1カ月だったり，1カ月目に流産しやすければ①組．妊娠2カ月だったり，2カ月目に流産しやすければ②組というように，月に応じた組穴を取る．予防性の鍼灸では流産しやすい月の組穴を取り，隔日に1回治療して10回を1クールとし，3クール予防する．治療性の鍼灸は，妊娠で流産の前駆症状が現れたら，妊娠月と対応する組穴へ刺鍼し，隔日に1回で治療クールを数えず，症状が治まったら治療を停止し，引き続き観察する．これらは全部軽い手法の補法を使い，30分留鍼する．

★予防効果★

558例を予防したところ，86～93.4％の有効率だった．

★注意事項★

①本法は『済陰綱目』に転載された「胎は十二経に属す」という学説に基づいた予防法だが，多くの臨床例により確実な効果があることが分かっているので，最初に選択すべき方法である．だが本法は煩雑である．

②本法の予防クールは長いので，妊婦に予防を続けさせなければならない．本法は妊娠期全体に及ぶ刺鍼なので，「妊婦には禁鍼」という説

が必ずしも絶対でないことを証明している．

(3) 灸頭鍼
★取穴★

主穴：百会．

配穴：足三里，外関，行間，三陰交，血海，関元．

★予防方法★

主穴は必ず取り，配穴は状態によって交替で使う．太さ20号ぐらいの銀と銅からできた銀鍼を使う．百会は前に向けて横刺し，捻転手法で運鍼して得気したら留鍼する．次に鍼柄へ3寸に切った棒灸を挿して点火する．配穴は28号のステンレス毫鍼を使う．足三里，外関，三陰交，血海，関元などの穴位では，直刺して提挿手法する．行間は上へ向けて斜刺し，得気したら少し強刺激する．隔日1回予防し，クールを数えない．

★予防効果★

41例を予防した．そのうち27例は34〜40週の出産で，胎児の体重は2600〜3800gだった．4例の妊婦は31〜33週の早産で，10例は無効だった．有効率は75.6％だった．

★注意事項★

①本法は銀と銅の合金で作った特殊な太い銀鍼が必要である．百会へ刺鍼するとき入りにくく，痛みを伴うので，予防者に協力してもらわねばならない．灸頭鍼では，下に厚紙を敷き，モグサの火が落ちて頭髪や皮膚を焼かないようにする．

②配穴へ刺鍼するときは，軽い刺激がよい．

3．逆児（胎位異常）

胎位異常とは，一般に妊娠30週以降，胎児の子宮内における位置が

不正なものを指し，腹壁が緩んだ妊婦や経産婦に多い．殿位，横位，後頭後位，顔位などがあるが，殿位が多く，横位が母子ともに最も危険である．胎位異常は程度の差こそあれ，出産に困難や危険をもたらすので，早期に矯正することが難産を予防するのに重要な意義がある．

　鍼灸を使って胎位異常を矯正し，難産を予防する方法は，『類経図翼』などの古医籍にも記載されている．とりわけ灸法は分娩中の胎児矯正に用いる．現代における鍼灸を使った逆児の矯正は，20世紀の1950年代に始まる．60年からは，至陰穴へ施灸して逆児を矯正した臨床報告が大量に登場する．そして80年代には，体鍼，耳鍼，レーザーの穴位照射，電気鍼などが加わって，効果もよかった．しかし全体からすれば灸法が最も多く使われ，穴位も至陰が最も理想的である．鍼灸は一般に妊娠29〜40週の各種胎位異常の妊婦に用いられ，その有効率は85〜95％であり，矯正したあとの再発率は約10％である．ただし再び治療すれば，やはり頭位となる．海外の報告では，胎位異常が自然に矯正される確率が60％だという．つまり鍼灸の治療効果は信頼性が高く，いかなる不良反応もないことを表している．

(1) 施灸の1
★取穴★
　主穴：至陰．
　配穴：隠白，三陰交．
★矯正方法★
　一般には両側の至陰穴のみを取り，効果が悪ければ配穴を加えたり，1〜2個の配穴に改める．長さ30cm,直径1.2cmの棒灸2本に点火し，術者は両手に1本ずつ棒灸を持って，両側の穴位に温和灸する．火と穴位は2〜3cm離し，焼けるような痛みはないが，はっきり暖かい程度とする．毎回10〜15分施灸する．矯正効果を高めるため申の刻（午後4時前後）に治療するとよい．治療前に妊婦を空腹にし，排便と排

尿させたあと，全身の力を抜いて意識を下腹部に集中させる．施灸前に両側の至陰穴を指先で十数回按圧し，これを5分ごとに繰り返して，局部に腫れぼったい痛みを発生させる．そのあと棒灸で温和灸する．熱感が経絡に沿って上行し，胎児が動く感じがあればよい．毎日1回施灸し，4回続けて1クールとする．

★矯正効果★

2353例を矯正し，成功率は77.1～90.3％だった．ほとんどは1クール内で成功した．横位の成功率が最も高く，殿位と続き，足位が最も効果が悪かった．ある程度の再発率があるが，再発した妊婦も施灸を続ければ，ほとんどの患者で胎位が矯正される．

★注意事項★

①灸法（無瘢痕灸を含む）は，主に妊娠29～40週の各種胎位異常の妊婦に用いられる．本法は簡単なので，最初に選ぶべき方法である．

②施灸するときは，妊婦は腰掛けて，椅子に足を載せ，腹帯を緩める．また仰臥位で，両足を伸ばしてもよい．そして妊婦には施灸した夜，眠るときに腹帯を解き，胎児の背と対側を向いて横になるよう指導する．灸治療したあとは毎日再診し，胎位異常が治ったら施灸を止めるが，検査は続けなければならない．施灸のポイントは，熱が妊婦の筋内に浸透し，熱感が経絡に沿って伝導することである．

③現在まで，棒灸による熏灸が，胎児と妊婦に対して悪影響を及ぼすことはなかった．灸も妊婦に対して禁忌症ではない．

(2) 施灸の2

★取穴★

　　主穴：至陰．

★矯正方法★

両側とも取る．モグサを麦粒大の円錐形にし，至陰穴へ直接載せて点火する．局部が熱くて耐えられなくなれば，そこで別の艾炷と替える．

各穴に毎回4～5壮ずつすえる．毎日1回矯正（水疱があれば，その場所を避ける）し，3回を1クールとする．

★矯正効果★

402例を矯正した結果，成功341例，無効61例で，有効率84.8％だった．横位の妊娠の効果が，左仙骨前位や右仙骨前位と比較して有意に高く，妊娠32～35週のほうが，40週以上に比べて効果が高かった．

★注意事項★

①本法は無瘢痕灸であるが，もし局部に小さな水疱ができれば，ゲンチアナバイオレットを塗って消毒ガーゼで包帯し，感染を防ぐ．

②その他の注意事項は前と同じ．

(3) 体鍼

★取穴★

主穴：至陰．

★矯正方法★

妊婦は膝を曲げた仰臥位になり，腹帯を緩めたら，1寸の毫鍼を体幹に向けて穴位に0.2～0.3寸刺入し，平補平瀉したあと30～60分留鍼する．あるいは刺鍼のあと，棒灸を鍼柄に挿して灸頭鍼する．または抜鍼したあと，眠る前に自分で10～15分ほど棒灸で施灸する．あるいはパルス器に接続して，連続波の密波を使って30分通電する．電流の強さは妊婦が耐えられる程度にする．毎日1回矯正し，3回を1クールとする．

★矯正効果★

451例を矯正し，有効409例，無効42例で，有効率90.7％だった．

★注意事項★

①本法は，刺鍼，電気鍼と灸頭鍼の3法がある．臨床では効果や症状に合わせて，いずれか1つを選ぶ．

②至陰へ刺鍼するときは痛いので，それを事前に妊婦へ告げておく．

(4) 耳穴圧丸
★取穴★
　主穴：子宮，転胎穴，交感，皮質下．
　配穴：腹，肝，脾，腎．
　転胎穴の位置：子宮穴の下方．
★矯正方法★
　主穴は前の2穴を取ってもよいし，全部取ってもよい．効果がはっきりしなければ，考慮して配穴を選ぶ．例えば子宮穴か転胎穴を使うのであれば，子宮穴は両側ともに取り，転胎穴は右側のみを使う．すべての主穴を使うのであれば，毎回一側を取り，両耳を交互に使う．王不留行子を貼って按圧するが，種を貼る前に必ず探索棒か耳穴探測器を使い，選択した穴区から敏感点を丹念に捜す．そして種を貼ったら，貼り付けた種の部位を，妊婦が朝，昼，晩と，毎穴100回ずつ按圧するよう指示する．耳穴圧丸は4日貼って1クールとする．もし胎位が矯正されなければ，耳穴の種を貼り替えて治療を続ける．
★矯正効果★
　493例を矯正し，多くは3日以内に矯正され，成功率83.2％だった．耳穴圧丸法の矯正効果は，膝胸位による矯正法に比較して有意に優れていることが，比較対照試験によって明らかになった．
★注意事項★
　①耳穴圧丸は，単独で使用してもよいし，至陰の棒灸と併用してもよい．特に施灸で矯正されなかった妊婦は，耳穴を併用するとよい．
　②耳穴を按圧するときは姿勢が大切である．例えば横位ならば椅子に腰掛ける．殿位ならば尻を上げて頭を低くした仰臥位になり，下肢を曲げて，尻を20〜30 cm 持ち上げるか，平らに寝る．また胎児の位置矯正は，空腹時におこなわねばならない．

(5) 穴位敷貼

★取穴★

主穴：至陰.

★矯正方法★

生のヒネショウガをペースト状に潰し，眠る前に両側の至陰穴へ貼って，小さなビニール袋を被せて乾燥しないようにする．毎晩1回取り替えて，7日を1クールとする．

★矯正効果★

239例を観察し，有効185例，無効54例で，有効率77.4％だった．

★注意事項★

①本法は簡単で，自分で操作できる．ビニール袋をしっかり留めないと，睡眠中にはずれる．

②本法の効果は，前の方法より劣る．もし矯正されなければ，すぐに他の方法に改める．

(6) 穴位レーザー照射

★取穴★

主穴：至陰.

配穴：会陰.

★矯正方法★

まず主穴のみを取り，ヘリウム－ネオンレーザーを照射する．出力2～6 mW，波長632.8 nm（ナノメートル．6328 Å）とする．照射口と穴位は30 cm離し，光斑直径3 mmで，両側の穴位へ同時に毎回10～20分照射する．毎日1回矯正し，3回を1クールとする．もし3回矯正して無効だったら会陰を加え，同じ方法で矯正する．

★矯正効果★

1242例を矯正した．そのうち1000例は，妊娠して28～39週の殿位妊婦で，矯正された者673例，有効率67.3％だった．残りの242

例は，会陰穴を加えて4回治療し，矯正された者230例で，有効率95.04％だった．

★注意事項★

①治療前に妊婦は，排尿して膀胱を空にし，椅子に腰掛けて腹帯を緩め，靴と靴下を脱ぐ．

②本法は多症例を観察しているので，効果は確実である．至陰のみの成功率は高くないので，会陰を加えるだけでなく，前述した方法を併用するとよい．

4. 分娩陣痛

分娩は本来自然な生理プロセスであるが，産婦の恐れと緊張から，いくつかの外部刺激がすべて産婦に痛みを引き起こす．精神的に緊張の激しい産婦は，出産プロセスで鎮痛や麻酔をしないと制御できない．そのため分娩陣痛の予防には，一定の意義がある．現在は精神的ケアと薬物予防がある．

鍼灸による分娩陣痛の予防は，20世紀の1950年代に臨床で使われた．臨床観察により鍼灸は，分娩陣痛の予防に優れた効果があるだけでなく，分娩促進作用もあり，産婦と胎児に悪影響がない．中国以外では鎮痛剤を使って出産時の痛みを抑えているが，鎮痛剤は正常な子宮収縮や胎児の安全に影響するので，鍼灸の予防法は日本やアメリカなどで広まっている．

鍼灸によって分娩陣痛を予防するメカニズムは，現在でも分かっていない．おそらく経絡や神経の調節作用が関係しているのだろう．あるいは体内から放出される化学物質が，疼痛域値を上げるためかもしれない．

鍼灸で分娩陣痛を予防する方法には，体鍼，電気鍼などがある．

(1) 電気鍼

★取穴★

　主穴：次髎.

　配穴：三陰交，足三里，合谷.

★予防方法★

　主穴から取る．28号の毫鍼を後仙骨孔から深刺し，提挿捻転して得気させ，できるだけ鍼感を下腹部へ伝導させる．そのあとパルス器に繋ぎ，出力電圧3〜5V，4000回/分のパルス密度で，30〜40分通電する．電流の強さは症状によって定める．効果が悪ければ配穴を加える．

★予防効果★

　250例を予防し，有効227例，無効23例で，有効率90.8%だった．

★注意事項★

　①主に陣痛の初期に用いて，痛みの増加を予防する．

　②本法の難点は，毫鍼を後仙骨孔へ刺入することにある．特に太った者へは難しい．そこで刺鍼する前に，位置を特定しておくとよい．

(2) 体鍼

★取穴★

　主穴：三陰交，足三里，合谷.

　配穴：次髎，曲骨，帰来.

★予防方法★

　主穴を主にし，考慮して配穴を加える．いずれも刺鍼して得気があれば，中刺激で瀉法か平補平瀉し，20分留鍼して，5〜10分ごとに運鍼する．

★予防効果★

　72例を予防し，有効68例，無効4例で，有効率94.4%だった．

★注意事項★

　①体鍼法は，症状が現れたとき，陣痛の発生を予防するため用いる．

②筆者の体験では，本法のポイントは三陰交と合谷の鍼法を把握することにある．鍼感は人によって異なるが，全体的に少し強めに運鍼する．

(3) 総合療法

★取穴★

　主穴：足三里，承山，三陰交，合谷．

　配穴：曲骨，維道，気海，内関．

★予防方法★

　段階によって異なる取穴と操作をする．一般に出産が始まってから予防する．もし不快感があれば，足三里を指圧するか刺鍼（円皮鍼でもよい）する．子宮口が開いたら承山を指圧し，腰仙部がだるくならないように予防し，三陰交と合谷へ刺鍼して子宮を収縮させる．曲骨へ指圧するか刺鍼し，恥骨上部の疼痛発生を防ぐ．娩出期には維道へ刺鍼し，会陰のつっぱったような腫れぼったさを防ぐ．もし痛みが起きたら，曲骨，三陰交，合谷，維道の各穴へ棒灸で温和灸する．胎盤娩出期には気海へ刺鍼し，胎盤の排出を促し，出血を防止する．産婦が嘔吐すれば，内関へ刺鍼する．上述した刺鍼は，一般に留鍼しないが，分娩陣痛が発生したときは15〜30分留鍼してよい．

★予防効果★

　32例を観察したところ，4例だけに分娩陣痛が発生した．これは分娩陣痛を予防する一定の効果のあることを示している．

★注意事項★

　①総合療法は，異なる娩出プロセスにおいて予防するので，きちんと操作マニュアルに基づいて施術する．

　②本法は取穴が煩雑で，操作も面倒なのが欠点である．ただし本法は，出産プロセスを短縮し，分娩中に発生する他の症状も抑えられる．

5. 分娩後出血

　分娩後出血は，産婦が正常に出産し，出産して24時間以内の出血量が400ml以上あるものである．この症状は必ず分娩3期（後産期）に発生し，産婦人科に多い重症の併発症である．出血のため抵抗力が低下し，産褥感染の誘因となる．また産後の短期間に大量に失血するため，ショックとなったり，産婦の命が危険になったりする．中国における分娩後出血の発生率は2～5％であり，分娩後出血を予防することが，産婦人科に従事する者の重要な責務である．

　鍼灸を使った分娩後出血の予防は，1959年に最初の報告がある．その後も隔塩灸や耳鍼などが続々と登場し，どれも満足できる効果がある．

(1) 灸
★取穴★
　主穴：神闕．

★予防方法★
　出産の3～5分後（少しでも出血があれば，すぐにおこなう），あるいは胎盤が排出されたらただちに施灸する．神闕へ2gの精製塩（なければ粗塩でもよい）を平らに詰める．臍全体に詰めたら上にショウガ片を置き，底面直径1cm，高さ5cmの艾炷をショウガ片の上に載せ，15分施灸する．もし産婦が熱くて耐えられなければ，ショウガ片を適当に移動させる．

★予防効果★
　本法を使った大多数の予防者は，3～5分後に子宮が収縮し始め，膣からの出血が減少し，予防作用があった．対照群を設けて観察したところ，対照群（灸法を使わない）では分娩後出血によりショックを起こした者17.9％に対し，施灸予防群では4.4％だけだった．別の群7名は全員に出血傾向があったが，出産した直後に施灸を始め，まったく薬物

を使用しなかったのにも関わらず，いずれも出血量が100 ml以下で，5名は50 mlにも満たなかった．

★注意事項★

①灸法は，出産後に出血の前兆がある者に用いる．施灸するタイミングを把握し，施灸する時間も15分にこだわる必要はなく，状況を見て決めればよい．

②直接施灸すると塩が弾けるので，それを防ぐため施灸する前に薄いショウガ片を載せる．

6. 生理痛（月経困難症）

生理痛は，女性が月経期や月経前後に，下腹部が急性で発作的に痛むものである．月経期が始まると痛みが徐々にひどくなったり，すぐに痛みが激しくなり，発作的に下腹と腰仙部に仙痛が起き，重症なら顔面蒼白，冷汗，全身がだるい，四肢厥冷（手足が冷たくなる），めまいがして失神するなどの症状となる．生理痛も続発性と原発性があり，鍼灸は主に原発性の生理痛に用いる．

現代で生理痛を鍼灸で予防した報告は，1951年が最初である．20世紀の1980年代からは，生理痛の鍼灸予防報告が激増し，有効な穴位が選別され，穴位刺激法も多様化し，症例数の蓄積でも大きく発展した．大量の臨床治療により，生理痛が発生する1週間前か，月経の始まる3日前に鍼灸で予防すれば，満足できる効果があると分かった．体鍼，耳鍼，腕踝鍼，梅花鍼などの方法があるので，状況に基づいて選択する．

(1) 鍼灸

★取穴★

主穴：三陰交，承漿．

配穴：関元，中極.

★予防方法★

主穴の1穴のみを使うが，効果が悪ければ主穴を全部取るか，配穴を1穴加える．三陰交は1〜1.2寸ほど直刺し，得気したら中刺激の平補平瀉で1〜2分運鍼したあと抜鍼する．承漿は28号1寸の毫鍼で，下へ向けて0.5寸斜刺し，患者に鍼感があれば，快速に3分ほど提挿捻転したあと抜鍼する．配穴は棒灸を使う．局部が暖かいが熱くない程度に火を離し，毎回15分ほど温和灸する．月経の始まる前に鍼灸し，毎日1回予防して，連続3回治療する．

★予防効果★

治癒－予防して症状が完全に消え，1年の追跡調査でも再発がない．**著効**－だいたい症状が消えたが，月経期になると腹部に少し不快感がある．**有効**－症状が軽減したが，1年以内に再発した．**無効**－改善が見られない．

178例を予防し，治癒101例，著効34例，有効27例，無効16例で，有効率91％だった．

★注意事項★

①本法は，生理痛の重い者を予防するために用いる．

②予防したあと，月経が始まって痛みがなければ，一般に鍼灸を終える．しかし痛みがあるようならば，この方法を継続する．予防効果を安定させるため，病歴が長くて症状の重い生理痛患者は，刺鍼して症状がなくなったとしても，月経の前ごとに1回の予防をし，それを4〜5回続けることを筆者は提案する．

(2) 耳穴圧丸

★取穴★

主穴：子宮，内分泌，腎上腺，降圧溝，皮質下，交感．

配穴：腎，耳神門．

★予防方法★

両側の主穴から2〜3穴を取り，選んだ耳穴へ王不留行子を絆創膏で貼り付ける．毎回一側の耳を使い，両耳を交互に使う．そして患者に毎日いつでもよいから按圧させる．1日の按圧回数は10回ぐらいで，毎回2〜3分按圧する．耳穴が発熱し，発赤すれば，さらに効果がよい．予防したあとに生理痛の兆候が現れたら配穴を加える．毎週2〜3回貼り替える．

★予防効果★

1080例を予防し，治癒891例，著効159例，有効24例，無効6例で，有効率99.4％だった．

★注意事項★

①本法は主に，病歴が短く，症状の軽い者に用いる．

②予防を始めるタイミングと治療クールは，鍼灸法と同じである．筆者の経験では，効果を高めるために，日頃から長期に貼り付けて予防してもよい．

(3) 梅花鍼

★取穴★

主穴：腰仙部，三陰交．

配穴：行間，公孫，隠白．

★予防方法★

主穴はすべて取る．皮膚を消毒したあと梅花鍼を用いて，手首のスナップを使って弾刺する．中くらいの強さで叩刺するが，穏やかで正確に，皮膚と垂直に鍼を落とさねばならない．毎分70〜90回の速さで叩刺する．叩刺した皮膚が発赤したり丘疹となるが，出血しない程度に叩刺する．最初に第1〜5腰椎の両側を3行ずつ，各行を1cmほど離して叩刺する．次に仙骨の両側に沿って，同じように3行ずつ叩刺する．最後に両側の三陰交の穴区を20〜40回ずつ叩刺する．配穴は予防効

果に基づいて加える．生理痛の1週間前か，月経の始まる3日前から予防を始め，毎日1回治療し，3回を1クールとして，3クール（3カ月）観察する．

★予防効果★

106例を予防し，治癒30例，著効39例，有効25例，無効12例で，有効率88.7％だった．

★注意事項★

①本法は各種生理痛の予防に用い，一定の長期効果もある．ただし本法は，熟練した梅花鍼の弾刺技術が求められ，未熟であれば痛い．

②梅花鍼の叩刺は痛いので，それを事前に患者へ説明する．きちんと消毒し，梅花鍼で叩刺した当日は入浴しない．

(4) 穴位敷貼（天灸と同じ）

★取穴★

主穴：中極，関元．

配穴：三陰交．

★予防方法★

敷薬の製作：斑蝥と白芥子20gずつを粉末にし，50％ジメチルスルホキシドで軟膏状に調整する．

主穴は毎回1穴を取り，交互に使用する．効果が悪ければ配穴に改める．予防は月経の5日前に1回目を貼り，月経が始まるか腹痛を感じ始めたら2回目を貼る．2つの月経周期を1クールとする．貼布時は，麦粒大の薬膏を絆創膏に載せて貼る．一般に3時間で薬膏を取り去るが，そのとき水疱ができていて，それがだんだんと大きくなり，2～3日すると乾燥してカサブタになる．

★予防効果★

82例を予防し，1クール終わったあとの結果は，著効56例，有効8例，無効18例で，有効率78％だった．

★注意事項★

①本法は，冷灸や天灸と呼ばれる方法である．貼り付ける膏薬は刺激性が強いので，貼る時間は長すぎるとよくないが，予防者の体質に基づいて決める．もし予防者の局部に痛痒いような感覚がはっきりあれば，3時間の貼布時間を待つ必要はなく，すぐに取り去る．

②もし水疱が大きければ，消毒ガーゼで覆う．こすって水疱が破れたら，ゲンチアナバイオレットを塗って感染を防ぐ．本法では瘢痕が残らない．

4章　小児科疾患の予防

1. 急性灰白髄炎

　急性灰白髄炎は，ポリオウイルスによって起きる急性伝染病である．非対称的な筋肉群の下位運動ニューロン麻痺が主な症状であり，知覚障害はない．重症ならば延髄が損傷され，呼吸筋と咀嚼筋が麻痺したり，呼吸中枢が麻痺し，生命の危険がある．本病は一般に地域的に流行するが，次第に大流行することもあり，夏季に多い．本病は児童に対する危害が最も大きく，その予防は常に重視されてきた．20世紀の1960年以降は，中国でポリオワクチン接種が始まり，ほぼ本病が治まった．しかし地域によっては発生することもある．

　20世紀の1950年代末，山東省で4000人あまりに，鍼灸によって急性灰白髄炎を予防する大規模な臨床観察がおこなわれ，はっきりした効果があった．こうした状況を考えると，鍼灸は予防接種の補助として使用できる．

(1) 体鍼
★取穴★
　主穴：大椎，委中，足三里，曲池，風池．
★予防方法★
　流行している地域で，児童を対象におこなう．毎回3～4穴を取り，両側とも刺鍼し，得気があれば軽刺激で30秒から1分運鍼して抜鍼する．毎日1回予防し，3回連続で刺鍼したあと，3日間休憩し，再び毎

日1回の刺鍼を3回続ける．週に1回でもよいが，3回刺鍼する．
★予防効果★

　2つの地域で4000例以上を予防し，流行期に速やかに発病率が低下し，確かな効果があった．そのうち1つの流行地域では，予防する前に多くの児童が発病していた．2244例を予防し，そのうち感染者と濃厚に接触した者が96例，一般の接触が164例あり，4カ月間観察した結果，1例の発病もなかった．特に濃密な接触をした児童も，鍼灸したあとは発病しなかった．

★注意事項★

　①筆者は，大椎，足三里，曲池を使った予防が，効果が優れていると考えている．

　②鍼は，予防接種の補助療法にしかすぎない．

2. 流行性耳下腺炎（おたふく風邪）

　流行性耳下腺炎は，流行性耳下腺炎ウイルスによって引き起こされた急性の気道伝染病であり，耳下腺の非化膿性腫大と疼痛を特徴とし，発熱を伴って，各種の腺組織や臓器に蔓延する．本病は児童に好発するが，成人でも発病する．一年中発病するが，春季と冬季がピークとなり，流行したり散発したりする．児童の集団組織や群衆の集まるところで，爆発的に流行する．現在は隔離による予防が多いが，流行性耳下腺炎の生ワクチンや薬物（漢方薬を含む）による予防もおこなわれている．

　鍼灸を使った流行性耳下腺炎の予防は，中国では20世紀の1960年代から始まった．刺鍼を主にしているが，百乃定（Panadin：異種蛋白が主成分）などの薬物を耳穴注射して予防した症例もある．近年では耳穴圧丸法を使い，広い地域で予防して，優れた効果があった．そのため本病に対する鍼灸の予防効果は確実なものとなり，上海医科大学が編纂

した『実用内科学（第8版）』にも収録されている．

(1) 体鍼
★取穴★
　主穴：合谷，頬車．
★予防方法★
　一般には合谷のみを取り，必要があれば頬車を加える．両側とも取穴する．合谷は0.8寸ほど刺入し，頬車は0.5寸刺入して，だるく痺れるような得気があれば，軽く平補平瀉で1分運鍼して抜鍼する．刺鍼は1日に1〜2回すればよい．
★予防効果★
　1000例あまりを予防し，はっきりした効果のあることが証明された．
★注意事項★
　①一般的には，合谷穴へ1度刺鍼すればよい．もし大規模な流行ならば，両穴とも取って毎日2回治療する．
　②本法は簡単なので，広い地域の予防に適している．
　③刺鍼して予防するだけでなく，ルーチンな予防もおこなう．

(2) 耳穴圧丸
★取穴★
　主穴：腮腺（平喘），耳尖．
★予防方法★
　一般には一側の腮腺穴だけを取り，王不留行子を貼り付け，毎日2回，1回50度ずつ按圧し，7日を1クールとする．もし第二世代耳下腺炎が発生していれば，この方法を7日続けたあと，もう一側の腮腺穴に貼り替えて7日間治療する．もし流行がピークになり，濃厚に接触して，感染しやすい人の中にいれば，消毒した三稜鍼で耳尖穴を点刺し，血を1〜2滴ほど出す．

★予防効果★

5年で2000例を観察した．流行期間の感染地域で予防した結果，予防率98.9％だった．そして第二世代耳下腺炎121例の予防では，1人も発病しなかった．同じ幼稚園で予防しなかった者に比べ，明らかに効果があった．

★注意事項★

①本法は操作が簡単である．特に耳穴圧丸と点刺を併用した効果は絶大で，児童にも受け入れられやすい．大規模な予防に適している．

②耳穴刺血では消毒に注意し，ディスポの26号0.5寸毫鍼を使用する．

3．麻疹（はしか）

麻疹は急性のウイルス性伝染病である．発熱，結膜炎，重度の上気道粘膜炎，そして皮膚に暗紅色斑状丘疹が出現するのが特徴である．本病の伝染力は極めて強く，人口密集地では流行しやすく，年中見られるが，冬の終わりと春の初めに多い．本病は，乳幼児の健康と生命を大きく脅かすので，予防が重要である．主な予防法は，身体の免疫力（能動免疫と受動免疫）を強めたり，患者を隔離したり，感染経路を断ったりする．麻疹弱毒生ワクチンが大都市や農村で普及するようになって，現在では大流行がほぼ治まっている．

中国では1954年に，鍼灸を利用した麻疹予防が成功し，20世紀の1960年代には広く応用されていた．方法は毫鍼のほか，灯心草や圓利鍼による点刺などがある．

刺鍼には，はっきり免疫能力を高める作用がある．筆者は，鍼灸は安価で簡単な補助予防法だと考える．

(1) 体鍼と灯火灸
　★取穴★
　　主穴：合谷，足三里．
　★予防方法★
　まず合谷へ0.3寸の深さに浅刺し，少し捻転して抜鍼する．そのあと足三里へ施灸するが，穴位をマーキュロクロムかゲンチアナバイオレットで標記し，左手で腿を握り，右手に灯心草を持って，油を先端に少し付け，点火したらすぐに穴位へ接触させ，「パチッ」と音がすればよい．小児が驚かないように，穴位の周囲を軽く手のひらで叩いてもよい．両側とも取り，灸の火は細いほうがよく，一般に1度だけ鍼灸する．
　★予防効果★
　299例を予防し，有効率93.6％だった．漢方薬を使った予防に比較して有効率が高かった．
　★注意事項★
　①刺鍼と灯火灸の併用は，最初に選択すべき方法である．対象が児童なので，刺入は浅く，手法はすばやく操作する．灯火灸では熟練した操作が求められる．
　②鍼灸（以下の方法を含む）は，まだ感染していない児童が対象となるが，予防接種していても虚弱体質だったり，接種していない者に適している．すでに感染して潜伏期の患者では効果が劣る．

(2) 圓利鍼
　★取穴★
　　主穴：大杼，風門，肺兪．
　　配穴：合谷，大椎．
　★予防方法★
　圓利鍼で点刺する．多くは主穴のみを取る．脊柱の両側に全部で6穴あり，上から下の順序で点刺する．刺入する深さは3～4mm，軽刺

激して留鍼しない．連続3日点刺する．もし満足できる効果がなければ，同じ方法で配穴も点刺する．

★予防効果★

115例を予防した．すでに10例は潜伏期であり，4例は症状の現れる前に連続刺鍼したが発疹が出た．残りの101例は流行期間中に最後まで発病しなかった．

★注意事項★

①深すぎる点刺は悪く，血が出ればよい．2回目の点刺では，最初の点刺点を避ける．

②きちんと消毒する．

(3) 体鍼

★取穴★

主穴：大椎，内関から外関の透刺．

★予防方法★

2穴とも取る．大椎は，予防者を机に向かわせて刺鍼する．垂直に0.5寸刺入し，腫れぼったい感じがあれば，中刺激の平補平瀉で30秒から1分運鍼して抜鍼する．さらに内関から刺入して外関まで透刺し（反対側の皮膚を貫いてはならない），前と同じ手法で，中刺激を使って運鍼し，抜鍼する．両者とも留鍼しない．流行期間中は3〜5日ごとに刺鍼するとよい．

★予防効果★

体鍼には優れた予防作用がある．漢方薬の予防を対照群として比較した結果，刺鍼群では1例の発病もなかった．しかし対照群32例では，2カ月のうち26例が感染して発疹が現れた．

★注意事項★

①本法は，主に予防の補助として使う．免疫能力を高めることにポイントがある．未接種の狭い地域の予防に適用する．

②本法は透鍼を使うので鍼感が強い．そこで予防する児童の協力が必要である．

5章　目や鼻，喉の疾患の予防

1. 急性結膜炎

　急性結膜炎は，中国で「紅眼」とか「火眼」と呼ばれ，春秋の季節に多い伝染性眼病である．本病は細菌の感染によって起こり，結膜の充血と粘液膿性分泌物が主な特徴である．本病は主に接触感染するので，隔離，そして発病した眼の分泌物に接触した物品を消毒するなどが，主な予防方法である．

　鍼灸は本病を予防する新しい方法である．20世紀の1970年代初め，耳穴へ落花生油を注射して本病を予防し，成功している．近年では耳穴刺血が使われ，やはり顕著な効果があった．

(1) 耳鍼
★取穴★

　主穴：肝，眼，目$_1$，目$_2$．

★予防方法★

　肝穴は必ず取り，眼および目$_1$，目$_2$は順番に取穴する．一側は刺鍼して15～20分留鍼し，反対側の耳には王不留行子を貼り付ける．流行がピークになったら2～3回刺鍼する．もし条件が許すならば，純粋な落花生油を高圧滅菌して濾過し，各耳穴へ0.1 mlずつ注入する．

★予防効果★

　落花生油を穴位注射して予防した658例では，発病率が3.8%だったが，何も予防しなかった249例の発病率は23.7%に達した．これによ

り耳穴注射は確かな予防作用のあることが証明された．

★注意事項★

①落花生油を薬液として穴位注射するときは，特別慎重にしたほうがよい．そうでないと事故が起きやすい．

②筆者は，一般的な状況ならば耳穴圧丸を主にすべきだと考えている．もし穴位注射が必要であれば，国家が承認している清熱解毒などの注射薬液を使用すべきである．

(2) 耳穴刺血

★取穴★

主穴：圧痛点．

配穴：体穴の太陽，攢竹．

圧痛点の位置：圧痛点は，耳垂の眼区付近にある．

★予防方法★

一般に主穴を取り，消毒した三稜鍼を使って圧痛の最も強い部位に点刺し，黒い血を数滴ほど絞り出す．流行のピーク時や，効果が悪い時は，配穴にも点刺する．毎日1回点刺して，1～3回予防すればよい．

★予防効果★

流行地区で60例を予防し，1例も発病しなかった．

★注意事項★

①この方法は簡単なので，広い地域の予防に適している．

②使用する鍼は，きちんと消毒する．

2. 青少年の近視

ここで述べるのは仮性近視のことである．その原因は，読書するとき眼の健康に不注意で，目の調節力を使いすぎ，毛様筋が痙攣するためで

ある．発病率が高く，増加傾向にあることから，青少年の近視予防は学校保健の重点となっている．現在，眼に悪い読書姿勢を矯正したり，読書時の光を調整したり，眼の健康体操などを推し進めたりしている．

　鍼灸を使って青少年の近視を予防し，その進行を抑えることには重要な意義がある．鍼灸による青少年の近視予防の現代報告は，20世紀の1950〜60年代に見られる．多くの臨床治療によって，鍼灸は有効であり，安価なうえ簡単で，推し広めやすく，青少年に受け入れられやすいことが確かめられている．鍼灸は正常視力者の予防になり，また軽度の近視なら予防や治療に使える．具体的には毫鍼，耳穴圧丸，梅花鍼などがある．青少年の近視を予防する方法は非常に多いが，ここでは簡便で効果があったり，臨床で効果が実証済みの方法を選んで記載する．

(1) 体鍼
★取穴★
　主穴：翳明，承泣．
　翳明穴の位置：耳の後下方で，乳様突起下の凹み．
★治療方法★
　主穴のうち1穴を選び，両側とも刺鍼する．翳明は1寸刺入して，だるく腫れぼったい，痺れるなどの鍼感が現れたら，少し捻転提挿して10〜15分留鍼し，5分ごとに軽刺激で運鍼する．承泣穴は30号1.5寸の毫鍼を使い，30度角で睛明方向へ斜刺し，眼の周囲にだるい腫れぼったさがあったり涙が流れたら，軽く3〜5回捻転し，10〜15分留鍼する．いずれも毎日1回刺鍼し，5回を1クールとする．
★治療効果★
　鍼灸は正常視力を保持できるだけでなく，視力を上げる作用もある．例えば翳明で予防した233例は，視力が低下した者はおらず，改善した者が88.4〜91％だった．承泣で予防した1100例は，89.5％の有効率だった．

★注意事項★

①予防の対象者は,視力が低下していない者か,軽度の視力低下(視力が1.0に満たない)のある者とする(以下同様).

②承泣を操作するときは,血管を破らないようにやさしく刺入する.出血すれば眼の周囲が黒くなる.もし出血したら,最初は冷やし,出血が止まったら温めて吸収を促す.

(2) 梅花鍼

★取穴★

主穴:正光$_1$,正光$_2$.

配穴:睛明,承泣.

正光$_1$の位置:眼窩上縁の外側から3/4と内側から1/4の交点.

正光$_2$の位置:眼窩上縁の外側から1/4と内側から3/4の交点.

★治療方法★

主穴を主とし,効果がはっきりしなければ配穴から1つ加える.梅花鍼を消毒し,正光$_1$と正光$_2$を0.5〜1.2 cmの範囲で均一に50〜100回叩刺する.睛明と承泣穴は,それぞれ2分ずつ叩刺する.毎日か隔日1回治療し,10〜15回を1クールとして,各クール間は半月空ける.

★治療効果★

536眼を予防し,有効率92.4%だった.

★注意事項★

①本法の叩刺では,軽い弾刺法によって局部が発赤すればよい.

②本法は家族に教えて,家庭で長期に予防するとよい.そのときは毎週2〜3回予防し,治療クールを数えない.

(3) 耳穴圧丸

★取穴★

主穴:目$_1$,目$_2$,眼.

配穴：肝，腎．

★治療方法★

一般には主穴のみを取る．もし視力が少し低下していれば，配穴を加えて王不留行子を一側の耳に貼り，両耳交互に使用する．耳介の内側と外側の同じ位置に貼り，予防者が毎日3～5回，毎回各穴を2分ずつ按圧する．複数穴を同時に按圧してもよい．毎週2回貼り替える．

★治療効果★

123例を予防し，有効率83％だった．

★注意事項★

①耳穴圧丸法は，青少年に嫌がられず，効果もあるので，日常に自分で予防する方法になる．

②眼の健康にも注意しなければ効果が現れない．もし眼の体操も併用すれば，さらに効果がある．

3. 老人性白内障

老人性白内障は，45歳以上で，局部あるいは全身にはっきりした原因もないのに，両眼同時にあるいは前後して眼の水晶体が混濁する疾病である．中国の盲人率は年齢とともに倍増し，67％の盲人は50歳以上である．そして老人が失明する主な原因が，老人性白内障である．そのため老人性白内障の予防は，重要な社会的意義がある．

老人性白内障は，初発期，未成熟期，成熟期，過熟期の4段階に分けられる．鍼灸は初発期に使われる．そのときの視力は，まだはっきりと低下してはおらず，散瞳試験で水晶体の混濁が発見される．各地の文献資料と筆者の臨床観察では，鍼灸は老人性白内障の進行を防ぐだけでなく，ある程度症状を改善する．

老人性白内障を予防する鍼灸には，体鍼，穴位敷貼，電気鍼などがある．

(1) 穴位圧丸

★取穴★

　主穴の体穴は2組に分ける：①上明，絲竹空，球後．②攢竹，承泣，瞳子髎．

　配穴：耳穴の肝，腎，眼，目$_1$，目$_2$．

　上明穴の位置：眼窩上縁で，眼窩壁の中点．

★予防方法★

　すべてに穴位圧丸法を使う．主穴は毎回1組を使い，両側とも取る．耳穴は3～4穴を選び，一側のみを取って，両耳交互に使う．毎週2回貼り替える．主穴は傷湿膏（サロンパスのようなもの）を8mm四方に切り，1粒の黄荊子（なければ小粒の緑豆で代用する）を中央に置き，各穴に1枚ずつ貼る．配穴には，王不留行子を貼り付けて按圧する．そして患者に毎日3～4回按圧させる．眼周囲の穴位を重点に，毎回各穴を3～5分，耳穴なら2～3分按圧する．貼圧は15回を1クールとする．

★予防効果★

　穴位圧丸法は，筆者の臨床をまとめた方法である．本法は老人性白内障の進行を防ぐだけでなく，視力を向上させたりもする．

★注意事項★

　①この方法は簡単で，損傷，痛み，副作用もなく，長期に使用できるし，普及させられる．患者が按圧するとき，一定の刺激の強さならびに刺激する時間が必要である．

　②本法の欠点は，顔にサロンパスのようなものを貼るので，美観を損なうことである．そこで膚色の絆創膏で貼り付けてもよい．

(2) 体鍼

★取穴★

　主穴は2組に分ける：①球後，上睛明．②新明$_1$，天柱．

配穴：光明，腎兪，肝兪．

上睛明穴の位置：睛明穴の上 0.5 寸．

新明₁穴の位置：翳風の斜め上 0.5 寸．耳垂後ろの折れシワの中点．

★予防方法★

　主穴は毎回 1 組を取り，交互に使用する．配穴は考慮して 1 〜 2 穴を取る．球後と上睛明は，30 〜 32 号の毫鍼で直刺する．すばやく切皮し，ゆっくりと鍼を刺入し，少しでも弾力のあるものに当たったら，すぐに鍼の方向を変えて血管を破らないようにする．血管を破ると，眼部に内出血が起きて腫れる．鍼は 1.5 寸の深さに刺入し，眼球全体にだるい腫れぼったさを発生させる．新明₁穴は，28 号 2 寸の毫鍼を皮膚と 60 度角で切皮し，前上方へ向けて珠間切痕の後ろへ入れる．耳垂を少し前外側へ引っ張り，鍼体と人体の縦軸が 45 度角を成すようにゆっくりと刺入し，下顎骨関節突起の浅層へ刺入したあと，繰り返し納得できる鍼感を探す．眼球に鍼感が伝導すれば最もよい．そのあと中刺激の補法で 1 分運鍼したあと抜鍼する．天柱は同側の眼球へ少し向けて 1.2 寸刺入し，眼球にだるくて腫れぼったい感覚を発生させる．これらの穴位には留鍼しない．毎週 1 回治療し，治療クールを数えない．

★予防効果★

　66.3 〜 90％の有効率だった．水晶体の混濁度は改善しないが，視力は向上し，白内障の進行を抑える．1 年後の追跡調査をした者では，やはり良好な視力を保っていた．

★注意事項★

　①本法も軽度の老人性白内障に用いる．

　②新明₁穴の操作方法は難しく，手法を把握しにくい．また上睛明や球後は眼区の穴位なので，乱暴に刺鍼すると内出血するのが欠点である．

4. アレルギー性鼻炎（花粉症）

　アレルギー性鼻炎は，発作的に鼻が痒い，鼻詰まり，クシャミ，透明な鼻水，鼻粘膜の浮腫や蒼白，鼻甲介の腫れなどが主な症状である．ここではアレルギー性鼻炎の発作を抑えることを目的とする．

　アレルギー性鼻炎の鍼灸予防報告は，1957年が最初である．20世紀の1950年代から80年代にかけて，多くの臨床資料が発表され，この20年あまりで大きく進展した．刺鍼だけでなく，穴位敷貼，指鍼（指圧），穴位レーザー照射，灸法，耳穴圧丸，穴位注射，耳鍼など，さまざまな穴位刺激が用いられたが，すべての穴位刺激方法の中で，穴位敷貼が最も広く使われ，確実な効果があった．鍼灸は発作を予防するだけでなく，症例によっては治癒することもある．

(1) 穴位敷貼（冷灸の1）
★取穴★
　主穴は3組に分ける．①大杼，膏肓．②風門，脾兪．③肺兪，腎兪．
★治療方法★
　敷薬の製作：白芥子50％，細辛30％，甘遂20％の重量比率で薬物を取り，粉末にしてショウガ汁で練って，直径1cmの薬餅を作る．

　毎年，初伏，二伏，三伏天（大暑から10日ごと）に治療する．毎回1組の穴位を選んで薬餅を貼るが，貼るときに少量の麝香粉を薬餅底にふり，4cm四方の枡剤膏を使って穴位に貼る．1～3時間ほど貼る．患者が熱くて耐えられなくなれば，早めに薬餅を取り去ったほうがよい．小児なら30分も貼ればよい．前述した3組の穴位群は順番で使用して，3回を1クールとし，毎年1クール予防治療する．

★治療効果★
　臨床治癒—薬を貼ったあと，症状，徴候ともほぼ消え，1年観察しても再発がない．**有効**—薬を貼ったあと，症状と徴候が軽減したり，発作

回数が減った．**無効**－症状と徴候に改善が見られない．

1556例を予防し，臨床治癒418例，有効1005例，無効133例で，有効率91.5％だった．

★注意事項★

①患者によっては貼った部分が水疱となるが，それにはゲンチアナバイオレットを塗り，消毒ガーゼで覆えばよい．水疱は自然に吸収され，瘢痕は残らない．

②本法は，妊婦および明らかな実熱証であれば使わない．

(2) 穴位敷貼（冷灸の2）

★取穴★

主穴：印堂．

配穴：内関．

★予防方法★

敷薬の製作：斑蝥（南方産のカンタリス：Mylabris phalevata Pallasかマメハンミョウ：Mylabris cichori Linnaeus．日本のツチハンミョウでもよい）．生の頭と羽を取り去って粉末にする．また炒めてふっくらさせてから粉末にし，ふるいにかけてもよい．瓶に詰めて準備する．

一般に印堂だけを取るが，効果が悪ければ内関に変更してもよい．患者は上を向いて椅子に腰掛けるか，仰臥位になり，穴位を消毒して乾かす．1 ㎠の四角い絆創膏の中央に，ハサミで大豆大の穴を開け，その絆創膏の穴を穴位に貼る．次に適量の斑蝥粉に水とハチミツ，酢を加えてペースト状にし（水っぽすぎると，ほかへ流れるので悪い），絆創膏の穴から露出した皮膚に塗る．また乾燥した斑蝥粉を穴へ直接入れてもよい．そのあと1cm角の絆創膏を，前に貼った絆創膏の上に重ね貼りする．24時間したら取り外す．毎週1回予防する．

★予防効果★

数百例を治療し，すべて優れた効果があった．そのうち予防効果を統

計した 263 例では，有効率が 95.1 〜 97.1％だった．
★注意事項★

①本法で使用する敷薬の刺激性は前のものより強いので，特に注意する．斑蝥は劇薬で，強力な発疱作用があるため，貼り付ける面積を大きくしない．とりわけ印堂へ貼るとき，誤って眼に入れてはならない．

②貼ったあとで水疱ができたら，小さければ処置する必要はないが，大きければ消毒した鍼で穴を開け，ゲンチアナバイオレットを塗る．

(3) 鍼灸
★取穴★

主穴：印堂，迎香，鼻通．

配穴：百会，合谷，風池．

鼻通穴の位置：鼻骨下の陥凹中で，鼻唇溝の上端．鼻穿，上迎香の別名がある．

★治療方法★

主穴を主とし，考慮して配穴を 1 〜 2 穴加える．主穴は毎回 2 穴を取るが，印堂は必ず取り，もう 1 穴は交互に取る．印堂は 30 号 1.5 寸の毫鍼を使い，提捏法（皮膚を摘み上げて刺鍼する）で切皮し，0.2 寸刺入して得気したら，鍼尖を下に向け，ゆっくりと皮下に 1 寸ほど刺入したあと，捻転と提挿を併用して運鍼し，鍼感を鼻尖まで，内部は鼻腔まで到達させる．迎香と鼻通は，それぞれ 1.5 寸と 1 寸の 30 号毫鍼を使う．最初に 0.2 寸刺入し，得気したら鍼尖を印堂へ向けて沿皮刺で透刺し，鼻腔に腫れぼったい感覚を発生させる．20 分留鍼して，5 分ごとに運鍼する．百会は棒灸で 15 〜 20 分ほど雀啄灸する．他の配穴は，得気したら平補平瀉し，そのあとパルス器に接続して，連続波で患者の耐えられる強さにし，30 分通電する．毎週 1 〜 2 回予防して，10 日を 1 クールとする．

★治療効果★

160例を予防し，臨床治癒105例，著効28例，有効23例，無効4例で，有効率97.5％だった．

★注意事項★

①筆者の経験では，本法のポイントは記載された鍼感が得られるかどうかにある．特に迎香と鼻通では，鍼感が効果に影響する．

②2クール目からは毎週1回でよく，灸法のみを使えばよい．

(4) 指鍼（指圧）

★取穴★

主穴は2組に分ける．①鼻通，迎香．②合谷，少商．

★治療方法★

毎回1組を取り，2組を交互に使う．①組の操作は，患者を仰臥位にし，術者は患者の右側に立ち，患者の皮膚に脱脂綿を敷き，皮膚を傷付けないようにしたら，右手親指の橈側縁で穴位を指圧する．指圧するときは親指を垂直に伸ばし，他の指は自然に湾曲させ，半分拳を握るような状態で，徐々に垂直に力を入れ，局部にだるいとか腫れぼったい得気感を発生させる．②組穴の操作は，両手親指の腹（または先端）に脱脂綿を敷き，穴位を指圧するが，ゆっくりと力を入れて圧迫し，患者にだるくて腫れぼったい得気を発生させる．各穴位は5分ずつ指圧する．毎日1回治療して，10回を1クールとし，1カ月治療を休止して，治療効果を安定させるため，さらに5回ほど治療する．

★治療効果★

600例を治療し，臨床治癒440例，有効149例，無効11例で，有効率98.2％だった．

★注意事項★

①指圧するときは，手法に注意する．一般には片手親指の先端で指圧する．最初は軽く圧し，徐々に加圧してゆく．操作中は，適度に指先を振動させ，最後は徐々に減圧して治療を終える．

②指圧する前に，爪を切って皮膚を損傷しないようにする．

③本法は簡単なので，家庭で予防できる．

(5) 耳穴圧丸
★取穴★

主穴：内鼻，外鼻．

配穴：肺，腎上腺，内分泌．

★治療方法★

主穴は必ず取り，考慮して配穴から1～2穴加える．耳介をアルコール消毒し，王不留行子あるいは380ガウスの磁石粒を7×7 mmの絆創膏に載せて貼り付ける．毎回一側の耳へ貼り，貼ったあとすぐに按圧して耳介を充血させる．そして患者には，毎日3回以上，適当な力加減で，1回30度ずつ按圧するよう指示する．3～4日に1回貼り替え，両耳を交互に使い，4回を1クールとし，各クール間は3日休む．一般に2クール予防する．

★治療効果★

122例を予防し，臨床治癒64例，有効54例，無効4例で，有効率96.7％だった．

★注意事項★

①本法は，耳鍼療法としても使える．そのときは30分留鍼する．効果は似たようなものである．

②本法は，他の予防法の補助療法とすることができる．

③家庭で使うのに適している．

(6) 灸
★取穴★

主穴は2組に分ける．①大椎，肺兪．②足三里，三陰交，合谷，曲池．

配穴：脾虚には脾兪，腎虚には腎兪を加える．

★治療方法★

　主穴は毎回1組を取り，2組を交互に使う．そのうち①組穴は両側を取り，②組穴は一側を取る．症状に合わせて配穴を加える．棒灸を使う．患者を仰臥位にし，両手を広げ，両眼を少し閉じ，全身をリラックスさせて自然に呼吸させる．術者は点火した棒灸を穴位に近づけて温め，また棒灸を上下に移動させる．火と皮膚の距離は，患者が耐えられる程度に離し，心地よく感じるぐらいがよい．30～45分施灸したら局部が発赤する．1クール目は3日に1回施灸し,全部で4回施灸する．2クール目からは週に1回施灸し，やはり4回施灸する．一般に2クール予防する．

★治療効果★

　59例を予防し，治癒8例，有効47例，無効4例で，有効率93.2%だった．

★注意事項★

　①本法は病歴が長く，体質の弱い人に適する．
　②本法は，安全で簡単なため，家庭でも予防できる．

5. 急性扁桃炎

　急性扁桃炎は，口蓋扁桃の急性非特異炎症である．発熱，咽喉の痛み，扁桃の充血と腫れ，全身のだるさ，頭痛，悪心嘔吐などが症状である．急性扁桃炎は伝染性があり，通常は散発するが，爆発的に流行することもある．本病は再発を繰り返す．現在の予防法としては，体質の強化，誘発要因を避ける，扁桃の切除などがある．

　鍼灸を使った扁桃炎の予防は20世紀の1990年代にあり，日本では多く研究されていたが，電気鍼を主にしている．

(1) 電気鍼

★取穴★

　主穴：合谷，孔最．

★予防方法★

　28～30号のステンレス毫鍼を1～2cmに浅刺し，得気させる．そのあとパルス器に接続し，60回/分のパルス密度で，強さは通電局部の筋肉収縮が観察されるか触知できる程度とする．通電時間は年齢によって決めるが，一般に20～30分とする．この方法は発作のない間欠期におこない，毎週1回，連続3週おこなって，全部で3回予防する．

★予防効果★

　本法は日本で広く応用されており，慢性扁桃炎（習慣性アンギナ）を予防する．扁桃炎発作歴のある学生239例を本法で予防し，1年を期限に追跡調査（質問調査票）したところ，再発回数が減少した者は半数以上に達した．本法は予防作用があるだけでなく，急性発作の扁桃炎では優れた治療効果もあった．

★注意事項★

　①本法は取穴が少なく，次の予防治療までの間隔も長く，治療回数の少ないことがメリットであり，広く応用するのに適している．

　②その効果については，さらなる検証が求められる．

(2) 刺血

★取穴★

　主穴：耳輪$_4$と耳輪$_6$，耳背静脈．

　配穴：体穴の少商．

★予防方法★

　主穴から毎回1穴を取る．2つの穴位を単独で使ってもよいし，交互に用いてもよい．効果がはっきりしなければ配穴に改める．まず耳輪から耳輪$_4$と耳輪$_6$，はっきりした耳背静脈を探し，三稜鍼か太い毫鍼

（毫鍼は小児のみ）で刺し破って，2〜3滴ほど出血させる．少商も刺血し，血を3滴ほど絞り出す．発作のない間欠期に予防する．毎週1回おこなって，全部で2〜3回予防する．

★予防効果★

121例を予防し，有効89例で，有効率73.6％だった．

★注意事項★

①本法ではきちんと消毒する．

②刺血では，正確に取穴し，すばやい動作で操作する．

訳者あとがき

　2007年、張仁先生から『針灸・保健防病』という本が送られてきた。懐かしい『難病針灸』のような大きさである。まず保健編があり、一章に禁煙、禁酒、禁麻薬がある。二章に美容が続き、三章が健康維持で、次が病気の予防で終わっている。この本を見たとき、先生の本が以前は「疾病治療」ばかりだったのに、現在は「美容や健康維持、予防」へと様変わりしたものだと思った。

　ハゲや白髪、ニキビ、ソバカス、肝斑などのシミ、老人斑。そしてダイエットなど、感染症から美容へと、中国も日本の後を追いかけてきている感じだ。中国では美容整形なども多いようだ。食生活が豊かになり、肥満や高脂血症、高コレステロールが問題になって、ダイエットのエアロビックDVDが流行る。

　私が留学していた80年代は、中国は貧しく、食糧事情も悪くて配給制だったので、痩せた人ばかりで肥満などなかった。配給制の食糧では、肥満など考えられない。90cmあった私のウエストも、70cmまで縮んでしまった。現在の中国は飽食の時代に突入し、日本と同じような状況になっている。本書を読むと、病気の重点が感染症から慢性疾患へ移行してきたなとわかる。

　そこで、三和書籍の高橋社長に日本語訳の出版を勧めてみた。おりしも日本では「美容鍼灸」のブーム。私の治療所でも「美容鍼をやってくれないか」と言われる始末。そして本書の内容は、禁煙、禁酒、禁麻薬、さらに美容、健康維持、病気の予防である。内容を書名にするため『美容と健康の鍼灸』にしようと主張した。シワやタルミを消すだけでは、真の美容とは言えない。健康な身体であってこそ、美しく感じるスタイルを保つことが出来、便秘がないからこそ美しい素肌が保てるのである。だから美しくなるためには、まず健康でなければならない。高脂肪、高

血圧、高血糖の3高では、健康的美人とは言えない。

　本書が出る前から、中国には平頭火鍼が出回っており、それを使って私はイボを消したり、シミを消したりしてきた。一回の治療でホクロやシミが消え、喜んでもらえた。実験の結果、色の黒い人は、シミの部分が白っぽくなって、普通の色に戻るまで1年ぐらいかかるが、色の白い人は、一回の治療で1カ月後には消えている。どこにシミやホクロがあったのか判別できなくなっている。だけど生まれたときからあるアザやホクロには効かなかった。私は、こうした美容分野に鍼灸を持ち込む気はないが、やはり大きなイボが顔にあったり、アザがある中高生には、イボやアザ消しの鍼も必要だと思う。

　最後に、初校の校正を手伝ってくれた佐藤くん、そして再校の校正を手伝ってくれた馬場くんに感謝し、また張仁先生の『針灸・保健防病』日本語訳を快く出版して下さった高橋社長に心からの感謝を申し上げます。

2009年1月
淺野　周

【編著者】張　仁

上海市中医文献館館長，上海市中医薬科技情報研究所所長，『中医文献雑誌』編集長，主任医師．1983年，陝西中医学院研究生卒業，修士学位獲得．
三回ほどヨーロッパで学術講演をおこなう．北京，上海，重慶，台湾，東京などの地で『急症針灸（急病の鍼灸治療）』，『難病針灸（難病の鍼灸治療）』，『難病辨治』，『中国針刺麻酔発展史』など30部以上の中医鍼灸著作を出版し，国内外で発表した論文は70編以上．

【訳者】淺野　周

中国医学翻訳家 鍼灸師（北京堂鍼灸）
翻訳書『全訳経絡学』『全訳中医基礎理論』『全訳鍼灸治療学』（たにぐち書店）『鍼灸学釈難』（源草社）『急病の鍼灸治療』『難病の鍼灸治療』『刺血療法（共著）』（緑書房）『完訳 鍼灸大成』『刺鍼事故』『最新鍼灸治療165病』（三和書籍）『全訳・鍼灸治療学』，『全訳・鍼法灸法学』，『全訳・鍼灸医籍選』（たにぐち書店）

略歴
1985年 学生時代に三寸三番を使った大腰筋刺鍼を開発
1987年 明治東洋医学院鍼灸科卒
1990年 北京中医学院針推系進修生修了
1990年 北京堂を開業
1998年 北京堂ホームページを開設。治療法を公開
三寸鍼を使った大腰筋刺鍼で知られている。
胃下垂を治せる鍼灸師として有名。

美容と健康の鍼灸

2009年2月25日　第1版第1刷発行

編著者　張　仁
訳　者　淺野　周
　　　　©2009 S.Asano
発行者　高橋　考
発　行　三和書籍

〒112-0013　東京都文京区音羽2-2-2
電話 03-5395-4630　FAX 03-5395-4632
http://www.sanwa-co.com/
sanwa@sanwa-co.com
印刷／製本　日本ハイコム株式会社

乱丁，落丁本はお取替えいたします。定価はカバーに表示しています。
本書の一部または全部を無断で複写，複製転載することを禁じます。

ISBN978-4-86251-054-9 C3047

三和書籍の好評図書

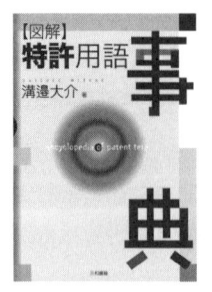

【図解】
特許用語事典

溝邉大介 著
B6判 188頁 並製 定価：2,500円＋税

特許や実用新案の出願に必要な明細書等に用いられる技術用語や特許申請に特有の専門用語など、特許関連の基礎知識を分類し、収録。図解やトピック別で、見やすく、やさしく解説した事典。

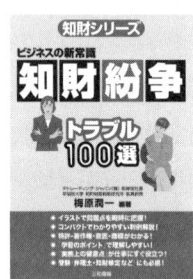

ビジネスの新常識
知財紛争 トラブル100選

IPトレーディング・ジャパン(株)取締役社長
早稲田大学 知的財産戦略研究所 客員教授　梅原潤一 編著
A5判 256頁 並製 定価：2,400円＋税

イラストで問題点を瞬時に把握でき、「学習のポイント」や「実務上の留意点」で、理解を高めることができる。知的財産関連試験やビジネスにすぐ活用できる一冊。

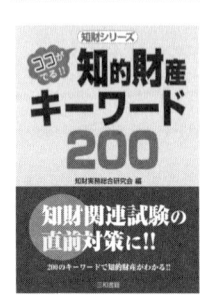

ココがでる！
知的財産キーワード200

知財実務総合研究会 著
B6判 136頁 並製 定価：1,300円＋税

知的財産を学ぶ上で大切な専門用語を200に厳選！
ビジネスシーンやプライベートでも活用しやすい、コンパクト・サイズで知的財産をやさしく解説。

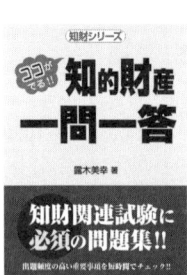

ココがでる！
知的財産一問一答

露木美幸 著
B6判 168頁 並製 定価：1,500円＋税

出題頻度の高い重要事項を網羅。『［完全図解］知的財産管理技能検定2級3級テキスト』（三和書籍）および問題集と並行してご使用いただくとより効果的。試験の直前対策として、知識の整理に役立つ一冊。

三和書籍の好評図書

本書を読まずして安保理論は語れない！

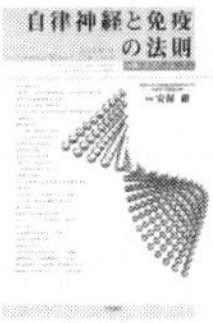

自律神経と免疫の法則 ——体調と免疫のメカニズム

新潟大学教授 **安保 徹** 著

B5／並製／250ページ／本体6,500円+税

好評発売中

Contents
1.気圧と疾患（虫垂炎）／2.白血球膜上に発現する自律神経レセプターと白血球の生体リズム／
3.感染による白血球の変化、そして体調／4.神経、内分泌、免疫系の連携の本体／5.新生児に生理的に出現する顆粒球増多と黄疸の真の意味／6.胃潰瘍発症のメカニズム／7.妊娠免疫の本体／8.ストレス反応の男女差そして寿命／9.アレルギー疾患になぜかかる／10.癌誘発の体調と免疫状態／11.東洋医学との関連／12.骨形成と免疫の深い関係／13.免疫システムと女性ホルモン／14.自己免疫疾患の発症メカニズム／15.担癌患者とNK細胞／16.ストレス、胸腺萎縮、回復時の自己反応性T細胞の産生／17.副腎の働き／18.ステロイドホルモン剤の副作用の新しい事実／19.リンパ球はなぜ副交感神経支配を受けたか／20.傷負け体質のメカニズム／21.臓器再生、免疫、自律神経の同調／22.尿中カテコールアミン値と顆粒球そして血小板／23.老人の免疫力／24.内分泌攪乱物質の免疫系への影響／25.妊娠前の免疫状態と不妊／26.免疫系の年内リズム／27.アトピー性皮膚炎患者のためのステロイド離脱／28.腰痛、関節痛、そして慢性関節リウマチの治療／29.再び、胃潰瘍、アトピー性皮膚炎、慢性関節リウマチについて／30.膠原病、自己免疫病に対するステロイド治療の検証

鍼灸学術の集大成、空前絶後の作品！

完訳 鍼灸大成 東洋医学古典

上・下巻（上巻…一～五巻、下巻…六～十巻）
四六判・上製・約一四〇〇頁 上下巻：定価二五,〇〇〇円（税込）

楊継洲 著
浅野周 訳

推薦 水嶋クリニック 水嶋丈雄

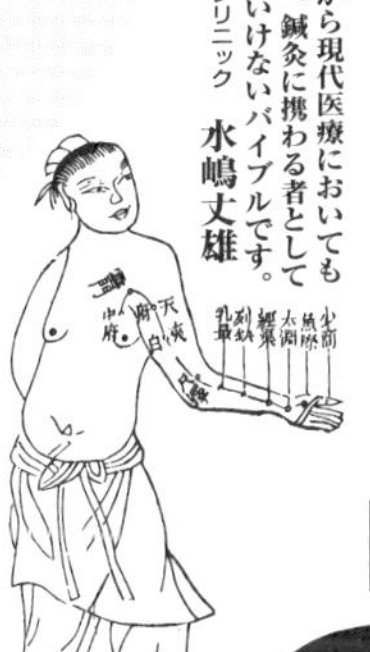

本書は明代末期に完成した鍼灸書の集大成で、後にも先にも、これを上回る本はないといわれている空前絶後の作品です。明代末（一六〇一年）に刊行されて以来、清代に28回、民国時代に14回、現代中国や台湾になってから何回も刊行されており、六～八年に一度は新版が出されるという大ベストセラー本です。

▼『鍼灸大成』は古典でありながら現代医療においてもまったく遜色がない内容です。鍼灸に携わる者として必ず目を通しておかなければいけないバイブルです。

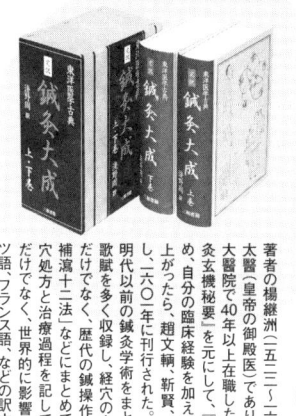

著者の楊継洲（一五二二～一六一九）は浙江衢県人、祖父は大醫（皇帝の御殿医）であり、楊継洲自身も在職した大醫院で40年以上在職した。『鍼灸大成』は、家伝の『衛生鍼灸玄機秘要』を元にして、趙文炳、新賢、黄鎮庵らが整理、資金援助し、一六〇一年に刊行された。
明代以前の鍼灸学術をまとめた本書は、とりわけ鍼灸賦を多く収録し、経穴の名称や位置、図を加えているだけでなく、歴代の鍼操作手法をはっきりさせ、「楊氏補瀉十二法」などにまとめてまた、さらに各種疾患の配穴処方と治療過程を記している。『鍼灸大成』は、中国だけでなく、世界的に影響を与え、現在では英語、ドイツ語、フランス語、などの訳本がある。

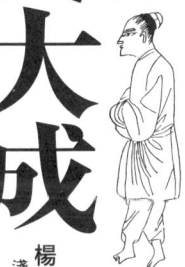

好評発売中

三和書籍の好評図書

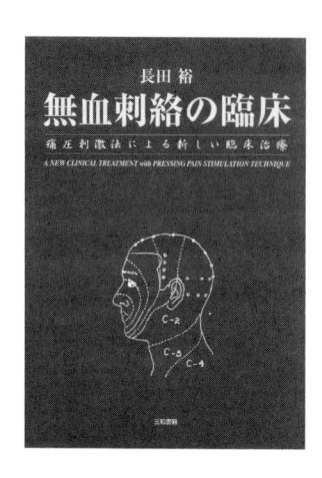

無血刺絡の臨床
＜痛圧刺激法による新しい臨床治療＞

長田　裕著
B5判　上製本　307頁　11,000円+税

本書は「白血球の自律神経支配の法則」を生み出した福田・安保理論から生まれた新しい治療法である「無血刺絡」の治療法を解説している。薬を使わず、鍼のかわりに刺抜きセッシを用いて皮膚を刺激する。鍼治療の本治法を元に、東洋医学の経絡経穴と西洋医学のデルマトームとを結びつけ融合させた新しい髄節刺激理論による新治療体系。

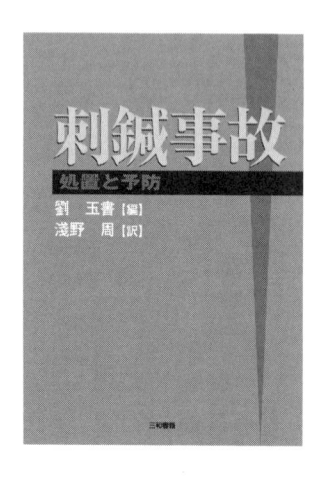

刺鍼事故
＜処置と予防＞

劉玉書[編]、淺野周[訳]
A5判　並製　406頁　3,400円+税

誤刺のさまざまな事例をあげながら、事故の予防や誤刺を起こしてしまったときの処置の仕方を図入りで詳しく説明。鍼灸医療関係者の必読本！「事故を起こすと必ず後悔します。そして、どうしたら事故を起こさなくて効果を挙げられるか研究します。事故を起こさないことを願って、この本を翻訳しました」

（訳者あとがきより一部抜粋）

三和書籍の好評図書

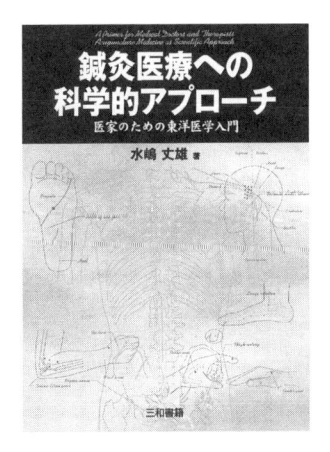

鍼灸医療への科学的アプローチ
<医家のための東洋医学入門>

水嶋丈雄著
B5判　上製本　120頁　3,800円+税

本書は、これまで明らかにされてこなかった鍼灸治療の科学的な治療根拠を自律神経にもとめ、鍼灸の基礎的な理論や著者の豊富な臨床経験にもとづいた実際の治療方法を詳述している。現代医療と伝統医療、両者の融合によって開かれた新たな可能性を探る意欲作!

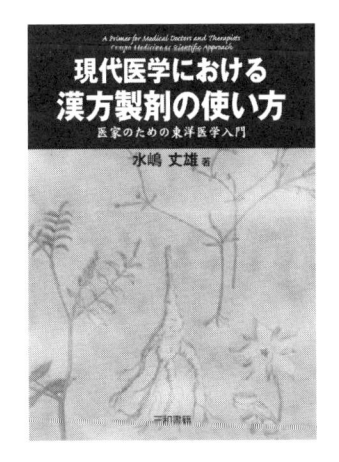

現代医学における漢方製剤の使い方
<医家のための東洋医学入門>

水嶋丈雄著
B5判　上製本　164頁　3,800円+税

現代医学では治療がうまくいかない病態について、漢方製剤を使おうと漢方医学を志す医師が増えてきている。本書はそのような医家のために、科学的な考え方によって漢方製剤の使用法をまとめたものである。
漢方理論を学ぶ際には、是非とも手元に置いていただきたい必読書である。

三和書籍の好評図書

最新鍼灸治療165病
―― 現代中国臨床の指南書 ――

張仁 編著　淺野 周訳
A5判　並製本　602頁　6,200円+税

腎症候性出血熱、ライム病、トゥレット症候群など近年になって治療が試みられてきた病気への鍼灸方法を紹介。心臓・脳血管、ウイルス性、免疫性、遺伝性、老人性など西洋医学では有効な治療法がない各種疾患、また美容性疾患にも言及。鍼灸実務に携わる方、研究者の必携書!

【目次】

第1章　内科疾患

第2章　外科疾患

第3章　婦人科疾患

第4章　小児科疾患

第5章　耳鼻咽喉・眼科疾患

第6章　皮膚科疾患

第7章　保健

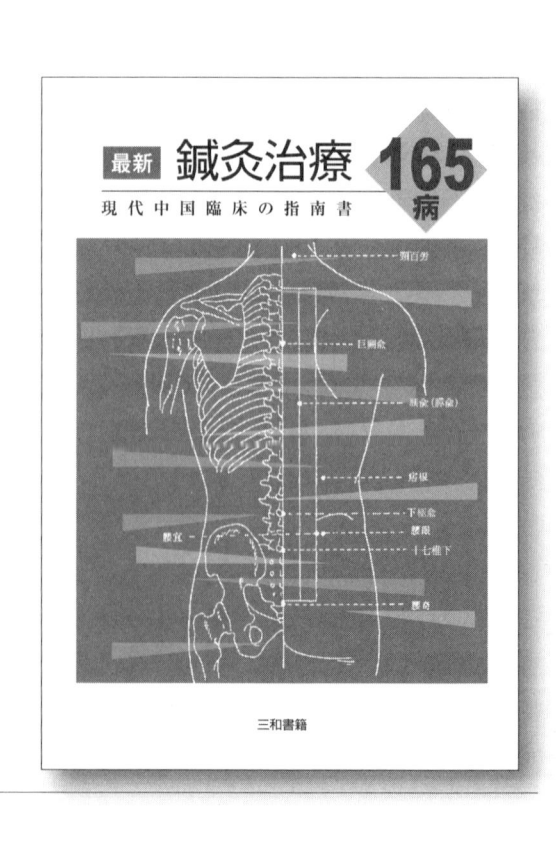